성과 건강

이종우 I 엄혜정 공저

정 문 각

머리말

사람은 끊임없이 변화되기를 꿈꾸지만 변화의 방법을 모르거나 변화를 위한 정보가 없어 쉽게 절망하곤 한다. 지난 13년간 대학생 성교육 및 상담 경험과 가족치료 및 전문 상담가로서의 경험을 각각 가진 우리 두 사람이 느낀 것은 많은 남학생들은 잘못된 성 정보를 가지고 있고 많은 여학생들은 거의 성정보가 없거나 관심이 없다는 것이다. 또한 자신의 성행동이 한 생명의 탄생과 밀접히 관련되어 있으며, 자신을 포함한 그 작은 생명이 매우 존귀하고 소중하다는 생각을 깊이 못하는 학생들이 많다는 것이다. 심지어는 어릴적 경험한 자신의 상처가 현재의 잘못된 성관념과 갈등을 유발시키고 있다는 것이다. 이러한 피드백을 통해 청소년들의 귀한 한 생명 한 생명에게 가능한 한 성관련 정보를 체계적으로 모아 제공할 필요가 있다는 것을 절실하게 느꼈다. 성상담을 중심으로 한 성교육 전반에 대한 의견을 서로 조율하여 본 책을 집필하는 데 반영하였으며, 우리가 가진 정보와 경험을 통해 성에 관한 정보를 "신비" · "행복" · "안전" · "건강"으로 체계화시켜 정리하였다.

성교육과 상담에서 가장 중요하게 다가오는 부분은 자신의 생명을 소중하게 여기는 마음이었다. 우리 모두가 "생명" 그 자체를 귀하고 소중하게 여길 때 모든 문제의 실마리가 풀린다는 것이다. 이러한 부분을 "제1부 신비한 성"에서 최대한 다루고자 하였다. 우리 자신의 성적 특징에 대한 구체적인 정보를 "제1장 성의 해부학"에서 제공하였고, 각기 고유의 특성을 가진 남성과 여성의 결합을 통해 한 생명이 탄생되는 과정에 대한 정보를 "제2장 생명의 탄생"에서 제공하였다. 또한 각 생명의 성이 결정되는 과정도 매우 복잡하고 신비한 과정임을 "제3장 성의 결정"을 통해 알게 하였다.

이러한 귀한 생명으로 또 다른 닮은꼴을 찾아 결혼하고 새 생명을 잉태하기 위한 상호작용을 "제2부 행복한 성"에서 다룸으로써 한 생명으로 태어나서 또 다른 한 생명을 만나고 다시 또 한 생명을 탄생시키는 과정을 그렸다. 자신의 또 다른 닮은꼴인 배우자를 만나 결혼하는 것이 "행복"의 문을 여는 순간이며, 이러한 과정에서 발생하는 많은 사건들과 우리들이 갖추어야 할 태도에 대한 정보를 "제4장 배우자 찾기와 결혼"에서 제공하였으며, 더 나아가 또 다른 작은 닮은꼴인 자녀의 탄생을 위한 상호작용인 사랑과 성반응에 대한 정보를 "제5장 사랑과 성반응"에서 제공하였다.

다음으로 성과 관련한 사회적 문제인 피임, 음란물, 성도착, 성폭력, 낙태를 "생명"이라는 키워드를 중심으로 "제3부 안전한 성"에서 다루었다. 새롭게 개발된 피임법에 대한 최근의 자료를 가능한 한 최대로 수집하여 "제6장 피임"에 정리하였다. 우리 사회에 만연한 음란물이 어떻게 우리에게 접근되며 우리에게 어떤 영향을 끼치는지를 실제적인 자료를 통해 정리하고 많은 음란물의 대상이 되고 있는 성도착증에 대한 올바른 이해를 위해 "제7장 음란물과 성도착증"에 정리된 정보를 제공하였다. 또한 한 생명을 곤란하게 만들며 심지어는 생명도 앗아갈 수 있는 성폭력과 낙태에 대한 정보를 실제 사례와 상황을 통해 "제8장 성폭력과 낙태"에 정리하였다.

이제 마지막으로 성과 관련한 몸과 마음의 질병을 "제4부 건강한 성"에서 다룸으로써 건강한 개인으로 건강한 가정을 더 나아가 건강한 사회를 꿈꾸도록 구성하였다. 우리 사회에 급속하게 퍼지고 있는 성병이 나 아닌 다른 사람의 문제가 아님을 알도록 성병의 원인부터 전염경로까지 체계적으로 "제9장 성병"에 잘 정리하였다. 또한 우리의 삶 속에서 변해가는 성행동의 양상과 이러한 성행동의 표현에 문제가 생겨 발생하는 다양한 성기능장애를 "제10장 성행동과 성기능장애"에 정리하였다.

성과 관련하여 발생할 수 있는 모든 주제를 최대한 다루고자 하였으며, 가능한 한 객관적 정보를 제공하고자 노력하였다. 또한 지제근 의학용어사전(아카데미아, 2006)을 기반으로 의생명관련 용어를 통일하였다. 따라서 본 책은 성교육을 하고자 하는 대학 교수님과 초·중·고등학교 선생님, 청소년 자녀를 둔 부모님, 건강가정지원센터의 성교육 및 상담 전문가, 청소년상담소의 성상담 전문가, 성에 관련한 객관적 정보를 얻고자 하는 일반인과 청소년들에게 조금이나마 도움이 되리라 기대한다. 이제는 성교육이 가정에서 사회에서 교육기관에서 서로 상호작용하며 동시에 이루어져야 올바른 성교육이 이루어질 수 있다. 나름대로의 작은 정성을 모았으며, 혼란스러운 한국의 성문화가 긍정적으로 성숙되는데 기여되기를 꿈꾸어 본다. 아직도 부족한 부분이 많이 있음을 고백하며, 앞으로도 끊임없이 더욱 개선하여 부족한 부분을 보완할 것을 약속드린다.

감사의 글

개인적으로는 참으로 중요하고 의미있는 시기에 본 책이 마무리되도록 인도하신 하나님께 감사드립니다. 하나님 안에서 우리 부부가 만나 동일한 꿈을 꾸게 하심을 감사드리며, 이제 동역자로서 첫 결과물이 나오게 되어 너무나도 기쁘고 행복합니다. 아울러 사랑하는 우리들의 아들 승진이와 우진이에게 이 책을 사랑의 선물로 바치며, 사랑하는 양가 부모님, 형님, 동생들에게 본 지면을 빌어 감사와 사랑의 마음을 전합니다. 마지막으로 하늘나라에 먼저 가신 사랑하는 큰 형님께도 감사와 사랑의 마음을 전합니다.

정해(丁亥)년
비전의 새해를 맞이하면서
이종우, 엄혜정

차 례

제 I 부 신비한 성

제 II 부 행복한 성

제 III 부 안전한 성

제I부

신비한 성

생명은 참으로 신비하고 신비하다. 주변에서 흔히 보는 작은 식물과 꽃 그리고 곤충과 새, 심지어는 눈에 보이지 않는 작은 미생물들까지. 그들의 다양한 모양과 살아가는 모습들이 너무나도 신비하다. 특별히, 사람은 그 신비함이 이루 말할 수가 없다. 사람은 육신에 더해서 생령(生靈)이 있기 때문이리라.

한 아이가 엄마 뱃속에서 자라 태어날 때까지 사람이 할 수 있는 일이 별로 없지만, 그 아이는 그냥 혼자서 어떠한 신비한 힘에 이끌리듯이 자연적으로 성장해서 엄마 몸 밖으로 태어난다. 조그마한 손가락과 발가락이 섬세하게 만들어지고 얼굴이 제 모습을 갖춰가는 과정만 봐도 하나님의 조화와 섭리를 느끼기에 충분하다. 사람이 태어나는 과정을 지켜보는 순간은 흥분과 감격을 감추기가 어렵다. 만일 나에게 직접 아이의 탯줄을 가위로 자르라고 한다면, 나는 떨리는 마음으로 차마 그 탯줄을 자르기를 망설이며 두려워 할 것이다. 탯줄이 잘리는 고통이 지나가야, 또한 아이가 태어나는 산통을 겪어야, 비로소 한 생명이 완전하게 태어난다. 생명은 고통인 동시에 축복이며 감격이다.

우리가 우리의 생명이 축복임을 인지하고 자신을 소중하게 여길 때 비로소 행복의 문이 열리기 시작할 것이다. "제1부 신비한 성"을 통해 우리 자신을 축복하자. 우리는 사랑받기 위해 태어난 사람임을 큰 소리로 외치며 축복하자.

01_ 성의 해부학

잘못된 성 지식으로 인한 피해를 최소화하기 위해서는 해부학적인 성을 바르게 인식하고, 성의 해부학적 구조와 기능을 올바르게 아는 것이 필요하다. 남성은 성 기관이 몸 바깥에 나와 있기 때문에 그 구조를 이해하기 쉬우나, 여성은 성기의 많은 부분이 몸 안에 들어가 있어 여성 자신들조차 그 구조를 이해하기가 어렵다.

몸의 다른 부분과 마찬가지로 남녀의 생식기도 사람에 따라 그 형태나 크기가 다르다. 남성의 경우는 의외로 크거나 작은 음경을 가진 사람이 있는데 비해 여성에게는 특별히 크거나 작은 질을 가진 경우가 드물다. 여성이 자신의 외부 생식기의 크기와 형태에 대해서 불만을 표시하는 일은 거의 없지만 자신의 유방에는 불만을 갖고 있으며, 남성의 경우는 많은 사람들이 자신의 성기에 대해 불만족스러워하고 있다. 이러한 불만의 원인은 자신을 다른 사람과 비교하거나 구조적으로 자신의 음경 혹은 유방을 위에서 내려다보게 되어 있어 작아 보이기 때문이다. 그러나 무엇보다 중요한 사실은 모든 것이 정상적으로 제 기능을 한다는 확신과 자신의 특성에 대해 자신감을 갖고 그것을 기쁘게 생각하는 것이라 할 수 있다.

1. 남성의 해부학적 성

1) 남성 생식기관

남성 생식기관의 구조는 정자의 발생과 성숙뿐만 아니라 정자를 여성의 질로 운반하기에 적합하게 구성되어 있다.

(1) 내부 생식기

a. 정관

정관(deferent duct, vas deferens)은 양쪽 부고

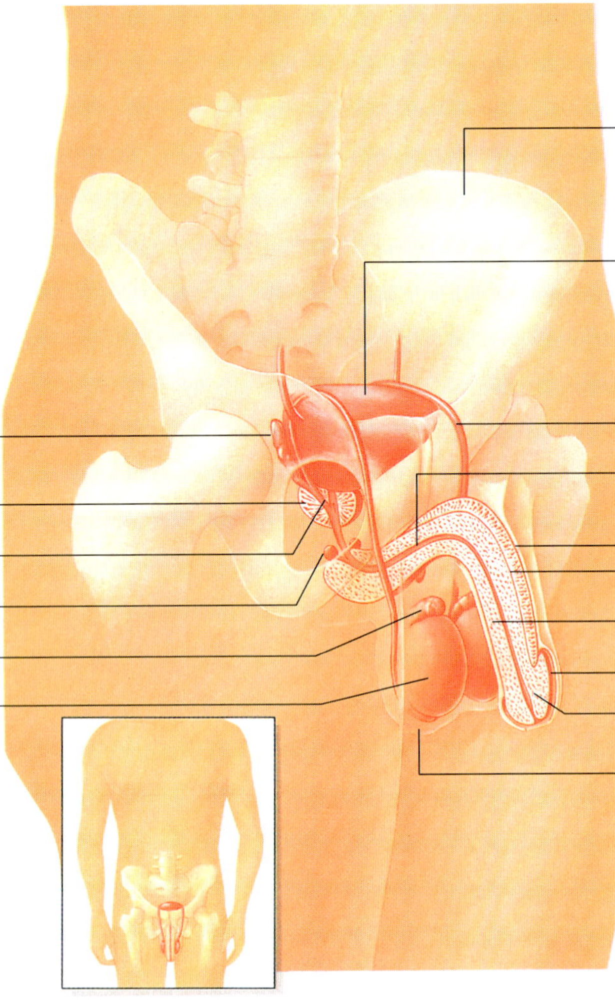

그림 1-1. 남성의 내·외부 생식기관

환에서 뻗어난 좌우의 관으로 부고환과 요도를 연결하는 관이며, 정자가 이 관을 통하여 정낭과 전립샘으로 이동한다(그림 1-1). 성숙된 정자가 이 정관에 저장되어 있다가 성적 흥분기의 최고조인 극치감에 도달하면 음경의 요도를 통해 정자가 몸 밖으로 배출되는 **사정**(ejaculation)이 일어나게 된다. 정자는 정관에 며칠 간 저장될 수 있는데, 만일 이 기간 내에 정자가 사정되지 않으면, 정자는 죽어서 체내의 백혈구에 의해 소화 흡수되고, 새롭게 합성된 정자로 채워진다. 따라서 정관을 묶거나 끊어냄으로써 정자가 밖으로 사출되지 못하게 하는 정관절제술(vasectomy)을 한 남성이 자신의 몸에 정자가 축적되고 있다고 걱정할 필요가 없는 것이다.

b. 사정관

사정관(ejaculatory duct)은 정관과 정낭의 관이 합쳐지면서 형성되는데, 좌우의 사정관이 전립샘의 소엽들 사이를 지나 요도까지 내려온다(그림 1-1). 결국 생식과 배설의 두 기능을 가지고 있는 요도를 통해 정액을 체외로 배출하게 된다.

c. 정 낭

정낭(seminal vesicle)은 정관팽대부 말단에 달려 있는 일종의 게실(diverticulum)로서 전립샘의 상후측에 위치하며 작은 손가락 정도의 크기로 정관팽대부와 합쳐져서 사정관을 형성한다(그림 1-1). 정낭은 테스토스테론(testosterone)의 영향하에 점성성분을 분비 저장하며 그 분비물은 정액 내용의 60%를 차지한다. 이러한 **정낭액**에는 과당(fructose)이 풍부한데 이것은 정자운동의 1차적인 에너지원이 된다.

d. 쿠퍼샘

쿠퍼샘(Cowper's gland)은 **망울요도샘**(bulbourethral gland)이라고도 불리며, 완두콩 만한 크기를 가진 한 쌍의 분비샘으로 전립샘 바로 아래의 요도 양쪽에 위치한다(그림 1-1). 남성의 음경이 발기하여 정액을 사정하기 전에 여기서 **쿠퍼샘액**이라는 소량의 점액성 분비물을 요도로 배출하는데, 이 분비물은 남성 요도를 청소하고 여성 질 내부의 산성을 중화시키는 것을 도우며, 성교시에 소량의 윤활액으로 작용하기도 한다. 또한, 정액을 끈적거리게 하여 정자가 살기에 좋은 환경을 만드는 역할을 한다.

e. 전립샘

전립샘(prostate gland)은 해부학적으로 샘(glandular) 조직과 이를 둘러싸는 섬유근(fibromuscular) 조직으로 이루어진 부성선 기관이다. 전립샘은 호두모양을 한 밤톨 크기의 내분비샘으로 상부에서 방광경부와 인접하며, 전방의 치골 전립샘 인대와 아래의 비뇨생식격막에 의해서 제 위치에 고정되어 있다(그림 1-1). 진립샘 내로 전립샘 요도가 지나가며 후면으로는 사정관이 관통하고 있으며, 전립샘 뒤쪽 윗부분에는 정낭과 정관팽대부가 위치한다. 여기서 분비되는 **전립샘액**(prostatic fluid)은 정액의 15~30%를 차지하는 묽은 우유 같은 알칼리성 액체로, 남성의 요도 내부가 소변의 잔재로 인해 산성화되는 것을 중화시키고, 여성 질 내부의 산성 환경으로부터 정자를 보호하여 정자의 운동이 보다 용이하도록 돕는 역할을 한다.

(2) 외부 생식기

a. 음 경

남성의 **음경**(penis)은 음경귀두(glans penis), 음경체부, 음경근 등으로 이루어지며, 남성 요도(urethra)와 그 기능을 공유하고 있어 소변의 통로이면서 정자를 사출하는 두 가지 생리적인 기능을 갖고 있다(그림 1-1). 음경의 내부에는 뼈대나 근육 구조가 없으나 3개의 **해면발기조직**(sponge erectile tissue), 즉 배측의 좌우에 각각 하나씩 있는 **음경해면체**(corpus cavernosum)와 복측에 있는 1개의 **요도해면체**(corpus spongiosum)가 존재한다. 성적으로 흥분하면, 이러한 발기해면체에 많은 체혈액이 모여 음경은 확대되고 단단하게 커지면서(본래의 2배 정도) **발기**(erection)한다(그림 1-2a). 이러한 해면 조직의 팽창은 정맥 혈관을 압박하고, 결과적으로 음경으로 혈액의 유입이 증가함에 따라 음경에서의 혈액 유출이 감소하게 되어, 발기상태가 유지된다. 이렇게 발기된 음경은 여성의 질 내부에 삽입된 후 사정을 통하여 여성의 질 내부 깊숙이 정액을 운반해 준다. 사정이 끝나면 음경 내의 해면체 조직을 채웠던 혈액이 빠져나가면서 음경은 이완되어 본래의 크기로 돌아가게 된다(그림 1-2b).

음경의 성감은 최대이지만 특히 음경귀두, 그 언

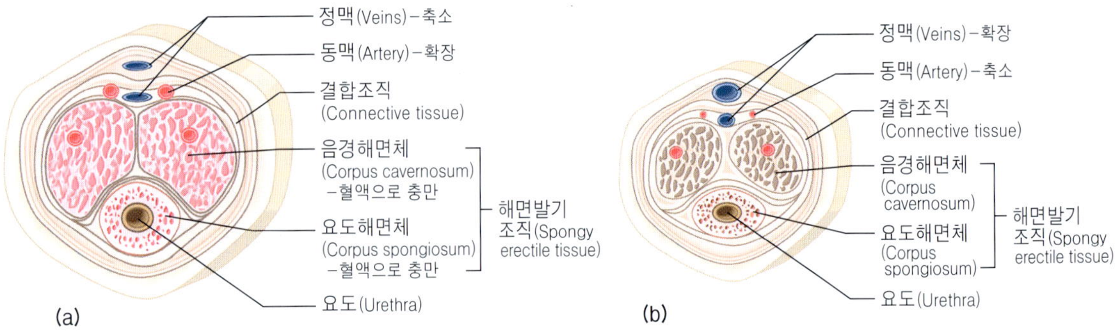

그림 1-2. 발기된 음경과 이완된 음경
(a) 발기된 음경의 단면 : 혈액이 음경의 해면발기조직을 채우기 시작하면, 음경이 발기된다. (b) 이완된 음경의 단면 : 사정 후에 혈액이 해면발기조직으로부터 빠져나가면 음경은 이완된다.

저리의 귀두관과 음경의 아래쪽에 있는 얇은 띠 모양의 음경꺼풀 주름띠가 가장 민감하다. 이 세 곳은 부드럽게 접촉하면 매우 민감하지만, 음경체부는 접촉보다는 압박자극에 더 민감하다. 발기된 음경의 평균 길이(12~17cm)는 다른 영장류(고릴라=3.2cm, 오랑우탄=3.8cm, 침팬지=7.6cm)에 비해서 매우 큰 편이며, 민족 또는 인종 간에 약간의 차이가 있다. 다양한 크기의 음경도 발기되면 별 차이가 없으며, 발기된 음경의 크기는 백인의 경우 평균 17.8cm 정도되고, 동양인의 경우에는 12~15cm 정도 된다. 일반적으로 남성들은 자신의 음경 크기에 대해서 많은 관심을 갖고 있지만, 음경의 크기는 **작은음경증**(micropenis)을 나타내는 환자를 제외하고는 별로 문제가 되지 않는다. 여성의 질은 어떤 크기의 음경도 맞도록 되어 있으며, 질의 내부는 매우 둔감하기 때문에 음경의 크기는 여성의 성적 만족도와 전혀 관계가 없다고 할 수 있다.

b. 고 환

고환(testis)은 정소라고도 하며, 2개의 흰색 타원형 모양으로 크기는 작은 계란 정도(보통 16~24mℓ)이며, 복강밖 사타구니에 느슨하게 매달려 있는 **음낭**(scrotum)이라는 주머니 형태의 피부에 싸여져 있다(그림 1-1, 1-3a). 태생기에는 콩팥 근처에 위치하다가 서혜관을 통해 음낭 내로 하강하며, 하강 과정에서 복벽구조물이 함께 내려와 음낭벽을 이루어 결국 고환을 덮게 된다. 음낭벽을 구성하고 있는 근층은 고환을 보호하며, 동시에 고환의 온도조절에 도움이 된다. 이 고환은 정자발생뿐만 아니라 남성호르몬인 안드로겐과 테스토스테론을 생성 분비하여 생식(번식)에 관여하는 두 가지의 주요 기능을 가지고 있다. 즉, 외분비샘은 정자를, 내분비샘은 남성호르몬을 생산하는 것이다.

c. 부고환

부고환(epididymis)은 고환의 뒤편에 위치하며, 고환에서부터 시작된 작은 관들의 집합소인데 소용돌이 모양으로 둘둘 말린 형태의 구조로 되어 있고 정관으로 연결된다(그림 1-1, 1-3a). 이 부고환은 고환으로부터 정자를 수송하는 통로의 역할을 하는 곳으로, 고환에서 만들어진 정자가 평균 12일(3~21일) 동안 이곳을 통과하면서 완전히 성숙되고 운동성을 취득하여 수태능력을 갖게 된다. 따라서 부고환이 막히거나 정상적인 기능을 하지 못할 경우에는 정자가 밖으로 사출될 수 없기 때문에 불임의 원인이 된다.

2) 정자 및 정액 형성

(1) 정자발생

남성생식기의 고환내 정세관(seminiferous tubule)에서 정자가 발생되는 과정을 **정자발생**(spermatogenesis)이라고 한다(그림 1-3a). 정세포(spermatoblast)는 정조세포(spermatogonia), 정모세포(spermatocyte), 정자세포(spermatid)를 거쳐 완전한 **정자**(spermatozoa, sperm)로 성숙된다. 건강한 정상 남성의 경우, 정자가 만들어지는 데에는 약 64~70일이 소요되며, 매일 수 억 개의 정자를 생성한다(그림 1-3b). 정자의 생성과정은 두 종류의 뇌하수체 성샘자극호르몬인 난포자극호르몬(FSH)과 사이질세포자극호르몬(ICSH)의 영향을 받아 수차례의 감수분열이 일어난 후 머리와 꼬리의 모습을 갖춘 성숙된 정자가 생성된다. 이렇게 생성된 정자의 머리는 난자벽을 용해할 수 있는 효소를 함유한 **첨단체**(acrosome)와 유전물질(DNA)을 가지고 있으며, 머리와 꼬리 사이에 존재하는 사립체(mitochondria)는 정액으로부터 과당을 흡수하여 꼬리가 움직일 때 필요한 에너지를 공급한다(그림 1-3c).

그 밖에도 정자생성 과정은 체온과도 밀접한 관계가 있다. 정상적인 정자생성 과정은 체온보다 약간 낮은 온도(1.8~2.2℃)에서 가장 활발히 진행되고, 몸밖으로 나와 있는 음낭이 고환의 온도조절에 결정적인 역할을 하고 있다. 이와 같이 체온보다 약간 낮은 온도에서 정자 생성이 이루어지는 것은 생식세포의 발생과정에서 가능한 돌연변이의 빈도를 감소시키는 방향으로 적응 진화된 결과라고 할 수 있다. 고열의 상태가 계속될 경우 당분간 정자의 생산이 저하되어 일종의 불임상태가 된다는 사실도 알려져 있다. 그러나 꽉 끼는 팬티나 속옷을 입는 것이 고환을 몸에 너무 달라붙게 만들어서 정세관의 온도를 올라가게 한다는 과거의 생각은 잘못된 것으로 밝혀졌다. 근래의 연구 결과에 따르면, 꽉 끼는 속옷이나 팬티를 입은 남성과 헐렁한 속옷을 입은 남성의 음낭 온도에는 큰 차이가 없으

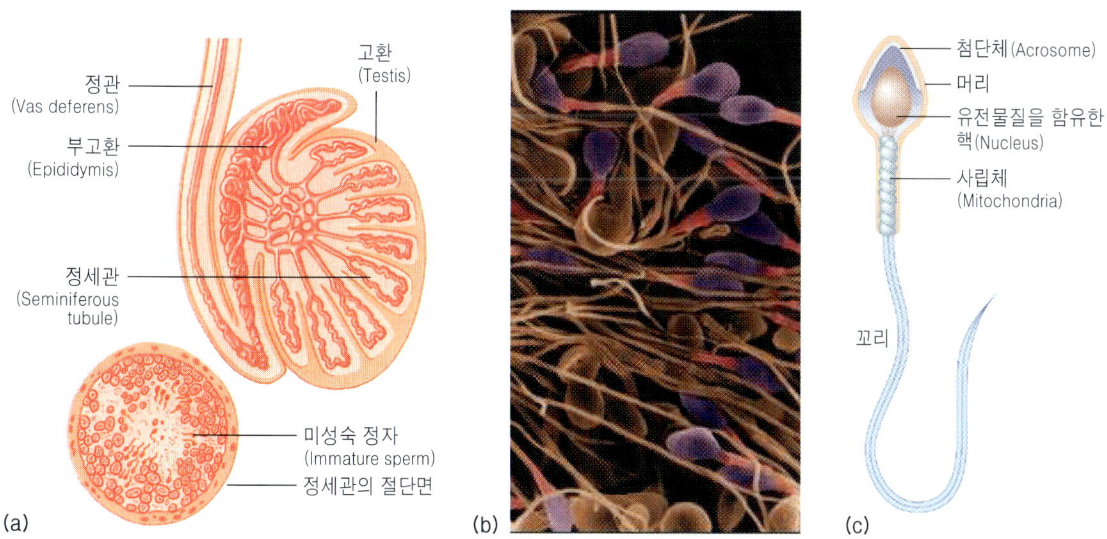

그림 1-3. 정자의 형성
(a) 고환의 내부 구조. (b) 성숙한 정자. (c) 정자의 구조.

며(Munkelwitz & Gilbert, 1998), 사타구니의 온도가 상승하면 음낭 표면 근처에서의 혈류가 증가하여 열을 발산해서 음낭의 온도를 낮춘다는 것이다.

(2) 정액 생성

정세관에서의 정자발생의 모든 단계가 끝나고 완전히 성숙된 정자(sperm)가 만들어지면 정자는 고환을 떠나 고환수출관을 통해 부고환으로 이동하고, 여기에서 정자가 성숙하고 운동성을 취득하게 된다(그림 1-1). 부고환의 근육벽이 규칙적으로 수축함으로써 정자는 천천히 정관으로 이동하여, 이곳에서 성숙이 완료되고 저장된다. 정자는 정관에 저장되어 있는 동안, 상대적으로 적은 양의 액체에 현탁되어 있다.

정관의 근육벽이 규칙적으로 수축하여 정자를 빠르게 배출하는 사정이 진행되면, 정자가 요도를 만나는 곳인 2개의 정관이 합쳐지기 바로 직전에, 과당을 함유한 정낭액이 분비되어 첨가된다. 이 사정액이 남성 사정관을 통해 계속 이동하면서 알칼리성의 전립샘액이 첨가되고 최종적으로 **정액**(semen; 사정액, ejaculate)이 되어 외요도구 밖으로 사출된다. 또한 성적 자극이 이루어지면, 사정액이 분비되기 전에 점액성의 쿠퍼샘액이 분비된다. 이렇게 정액을 구성하는 정자, 정낭액, 전립샘액, 쿠퍼샘액 각각의 특성에 대해서는 앞 단원의 내용을 참조하기 바란다.

사정된 정액(약 3mℓ) 속에는 정자가 보통 3억 마리가 포함되어 있으며, 일생 동안 남성이 사출해 내는 정자의 수는, 연중 100일 간 사정하고 50년간 지속된다고 가정하면, 무려 1조 5,000억 마리에 달한다(그림 1-3b). 이렇게 수없이 만들어지는 정자는 한 번 사정될 때마다 3억 대 1의 경쟁을 뚫고 난자와 만나 수정하게 된다. 이러한 이유로 남성의 성을 "구하는 성"이라고 한다.

3) 몽 정

청소년기에 정상적인 생리기전에 의해 고환에서 정자가 만들어지면 이것이 생식기관을 거쳐 몸 밖으로 사정되는데, 처음 경험하는 사정 현상을 정통이라고 한다. 이러한 정통 현상은 이제 성인으로서 생식능력을 가졌다는 것을 의미하며, 이러한 현상을 대체적으로 수면중에 경험하게 된다. 이와 같이 수면중에 무의식적으로 발기하여 정액을 배출하는 현상을 **몽정**(nocturnal emission) 또는 **야간유정**이라고 한다. 그러나 가벼운 성적 자극으로 쾌감이 따르지 않거나 또는 발기되지 않고 사정하는 현상을 **주간유정**(ganacratia)이라 한다. 이러한 몽정이 발생하는 생리적인 과정은 다음과 같다.

고환에서 만들어져 성숙된 정자가 정관에 저장되어 있다가 사출되지 않으면, 정자는 죽어서 체내의 백혈구에 의해 소화 흡수된다. 이와같은 흡수기능이 청소년기에는 완전하지 않아 저장된 정자가 체내에 흡수되는 것 대신에 정관의 긴장도를 높이고 자극해서 사정중추를 흥분시킨다. 수면중에는 음경이 자극되지 않아도 발기가 일어나며 중추신경의 억제력도 약하게 되어, 수면중에 발기가 일어나고 사정중추가 제어되지 못하게 되면 정관에 저장된 정자가 정액을 구성하여 밖으로 사정된다. 이렇게 정액이 밖으로 나오는 순간 성과 관련된 꿈(**성몽**, 性夢)을 꾸는 경우가 많이 있다. 과거의 경험이나 자신이 직접 혹은 간접적으로 알고 있는 성행위와 관련된 지식을 통해서 꿈과 함께 사정을 하게 되는 것이다. 이러한 사정시 경험하게 되는 성적인 쾌감의 정도에 따라 수면중에 깨어나기도 하고 그렇지 않을 경우에는 계속해서 잠을 자기도 한다. 어떤 때는 꿈(성몽)도 극치감도 전혀 기억이 나지 않을 때도 있다.

몽정은 여성의 초경과 같은 현상으로 대체로 12

~14세의 남자어린이가 경험하게 되는데, 남성은 누구나 사춘기가 되면 몽정을 하기 시작하며 그것은 매우 정상적인 생리적 현상이다. 그러나 모든 청소년들에게 다 나타나는 것은 아니며, 특히 자위를 먼저 알게 된 청소년들일 경우에는 경험을 하지 못하는 경우도 간혹 있다고 한다. 최근에는 신체의 발육과정이 빠르기 때문에 이러한 연령이 낮아지고 있지만, 사람에 따라서는 몽정을 성인이 되어서도 주기적으로 하는 경우도 있다. 사춘기에 있는 청소년 중에서도 거의 매일 밤 몽정을 경험하는 사람이 있는가 하면, 수주간 · 수개월간 · 수년간의 간격으로 몽정을 경험하기도 한다.

결과적으로 몽정은 소년의 성기가 정상적으로 건강하게 발육하고 있다는 증거이며, 또한 생리적으로 남성의 역할을 할 수 있다는 것을 의미하므로 반가운 일이다. 그러나 이러한 예비지식없이 겪게 되는 몽정은 사춘기의 청소년들에게 걱정과 고통거리가 되는 경우도 있다. 속옷을 버리게 되고 신체적인 변화에 대한 충격 등으로 인해 부모와 거리감을 갖게 되고 혼자서 해결하기 위해 속옷을 빨거나 새 것으로 사 입는 경우도 생기게 된다. 여자어린이들은 초경에 따른 자신의 신체적인 변화와 생리적인 현상을 교육받는데 반해 남자어린이들은 이러한 성교육을 접하는 경우가 드물다. 따라서 초등학교 5, 6학년 또는 중학생 정도에 미리 이러한 몽정에 대한 당연성과 자신만이 겪는 고민거리가 아니라는 사실을 교육함으로써 이러한 현상이 정상적인 것으로 받아들일 수 있도록 지도하는 것이 중요하다.

4) 포경수술

음경꺼풀(prepuce, foreskin)이라는 여분의 피부주름이 남성의 음경귀두(glans penis)를 덮고 있는 현상을 **포경**(phimosis)이라 하며, 이러한 음경꺼풀을 제거하여 음경귀두를 노출시키는 수술을 **포경수술**(circumcision)이라고 한다(그림 1-4). 포경수술의 역사를 살펴보면, 포경수술은 기독교의 예수가 태어나기 이전에도 할례라는 형태로 행해졌고 예수도 할례를 받았다고 전해질 만큼 오래전에 평범하게 시행되었으며, 성경에는 창세기 17장 11절에 처음으로 기술되어 있다. 고대 이집트 시대에도 Ankh-ma-Hor 무덤의 벽면에 양각으로

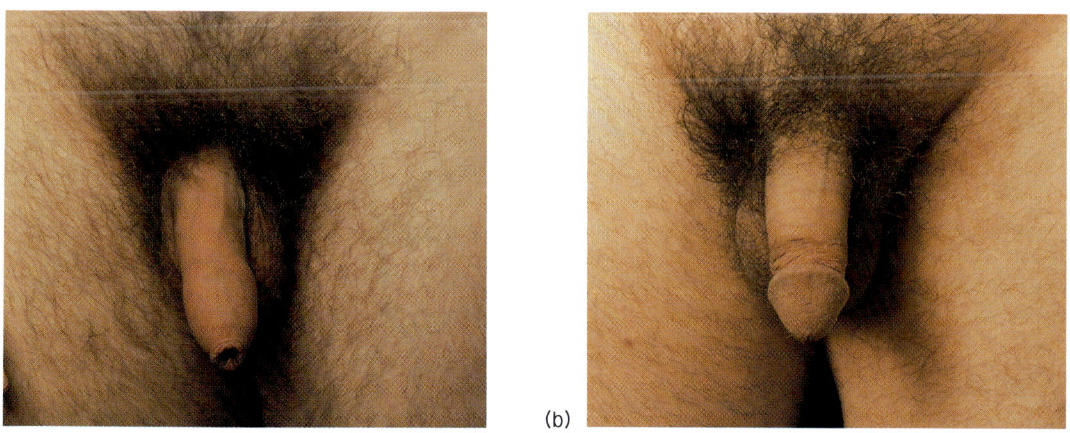

(a) (b)

그림 1-4 . 포경수술
(a) 포경 수술 전의 음경 모습. (b) 포경 수술 후의 음경 모습.

묘사되어 있는 것으로 보아 당시에도 널리 행해졌음을 알 수 있다.

……

> 너희는 양피를 베어라 이것이 나와 너희 사이의 언약의 표징이니라 (창세기 17:11)

……

과거에는 이러한 포경수술이 성년의식의 일환이나 종교 행사의 하나로 행해지기도 하였으나, 최근에는 질병을 예방할 목적으로 행해지고 있다. 특히, 생후 1년 이내의 신생아에게 포경수술을 하면, 요도구 주위의 위생상태가 청결하게 유지되어 요로 감염의 위험이 적고, 성인이 되었을 때 음경암이나 배우자의 자궁목암 발생 빈도가 낮으며, 매독과 에이즈(AIDS)와 같은 성병감염의 위험이 적다고 한다. 또한 신생아가 생후 48시간까지는 통각을 느끼지 못한다는 의학이론에 따라 신생아 때 수술을 하면 마취 없이 간단하게 수술이 가능하다고 한다. 이러한 이유로 '모든 남자아이는 태어나면 포경수술을 받도록 하는 것이 부모의 의무'라는 사회통념이 생겨 미국의 경우 80년대까지 신생아의 80% 이상이 포경수술을 받았다.

그러나 앞에서 지적한 포경수술의 장점에 대해 논란의 여지가 아직도 많을 뿐만 아니라 최근 신생아도 통증을 느낀다는 사실이 증명돼 수술로 인한 정신적 손상 문제가 제기되고 있다. 또한 신생아 포경수술의 문제점으로 수술로 인한 출혈 및 감염, 귀두부의 노출로 인한 귀두부 손상 및 요도구 협착, 너무 짧게 잘라냈을 경우의 음경발달 장애 및 발기부전 등이 지적된다. 특히, 미숙아나 요도하혈, 출혈성질환 등이 있는 신생아에게는 절대 포경수술을 해서는 안 된다. 이러한 문제점들과 금기사항으로 인해 현재 신생아 포경수술의 비율은 미국의 경우 90년대 말의 자료(American Academy of Pediatrics, 1999)에 따르면 약 45~70% 정도로 감소했고 학계에서도 신생아 포경수술을 무조건 권하지 않고 있는 실정이다.

일반적으로 음경의 귀두부가 음경꺼풀로 덮여 있으면 모두 포경으로 알고 있으나 의학적인 의미로서의 포경이란 **진성포경**으로, 음경꺼풀이 뒤로 젖혀지지 않는 상태를 말한다. 음경꺼풀이 자연적으로 뒤로 젖혀지는 비율은 신생아기에는 4% 정도이지만 만3세가 되면 80~90%에 달하며 사춘기 때까지 음경꺼풀이 젖혀지지 않는 경우는 1% 미만으로 보고되어 있다. 결론적으로, 출산 직후 무조건 일률적으로 하는 포경수술은 문제가 있으며, 포경수술의 장점과 문제점, 금기사항 등을 고려해 소아과, 산부인과, 소아비뇨기과 의사 등과 상의한 후 수술 여부를 결정하는 것이 바람직하다.

2. 여성의 해부학적 성

1) 여성 생식기관

여성 생식기관의 구조는 난자의 발생과 성숙에 적합하고, 정자를 받아들이고 수정된 난자가 발생하고 성숙할 수 있는 환경을 제공하며, 발생된 태아를 출산하기에 적합하게 되어 있다.

(1) 내부 생식기

a. 난 소

난소(ovary)는 자궁의 좌우에 각각 1개씩 존재하며 골반강(pelvic cavity)에 있는 인대에 의해 매달린 타원형 모양의 조직이다(그림 1-5). 아몬드 크기의 난소는 여러 발생 단계에 있는 미성숙 난자를 함유한 세포 덩어리인 난포(follicle)를 함유하고 있으며, 각 난포는 하나의 난자를 함유하고 있어 **난자**(ovum)의 생산에 관여한다.

또한 난소는 난자의 생산과 배란을 조절하는 여

성호르몬(에스트로겐과 프로게스테론)과 소량의 남성호르몬(안드로겐)을 분비하는 기능을 갖는 여성의 생식샘(genital gland)이다. 에스트로겐(estrogen)은 월경기의 전반부를 조절(자궁내막의 증식 등)하고 질강의 중성을 유지하며, 여성의 지방분포와 유방발육에 영향을 미친다. 프로게스테론(progesterone)은 월경기의 후반부를 조절하고 유즙 분비를 촉진하며, 임신시 자궁근 발육을 지연시키는 작용을 한다. 안드로겐(androgen)은 성적 구동력을 증강시키는 효과를 나타낸다.

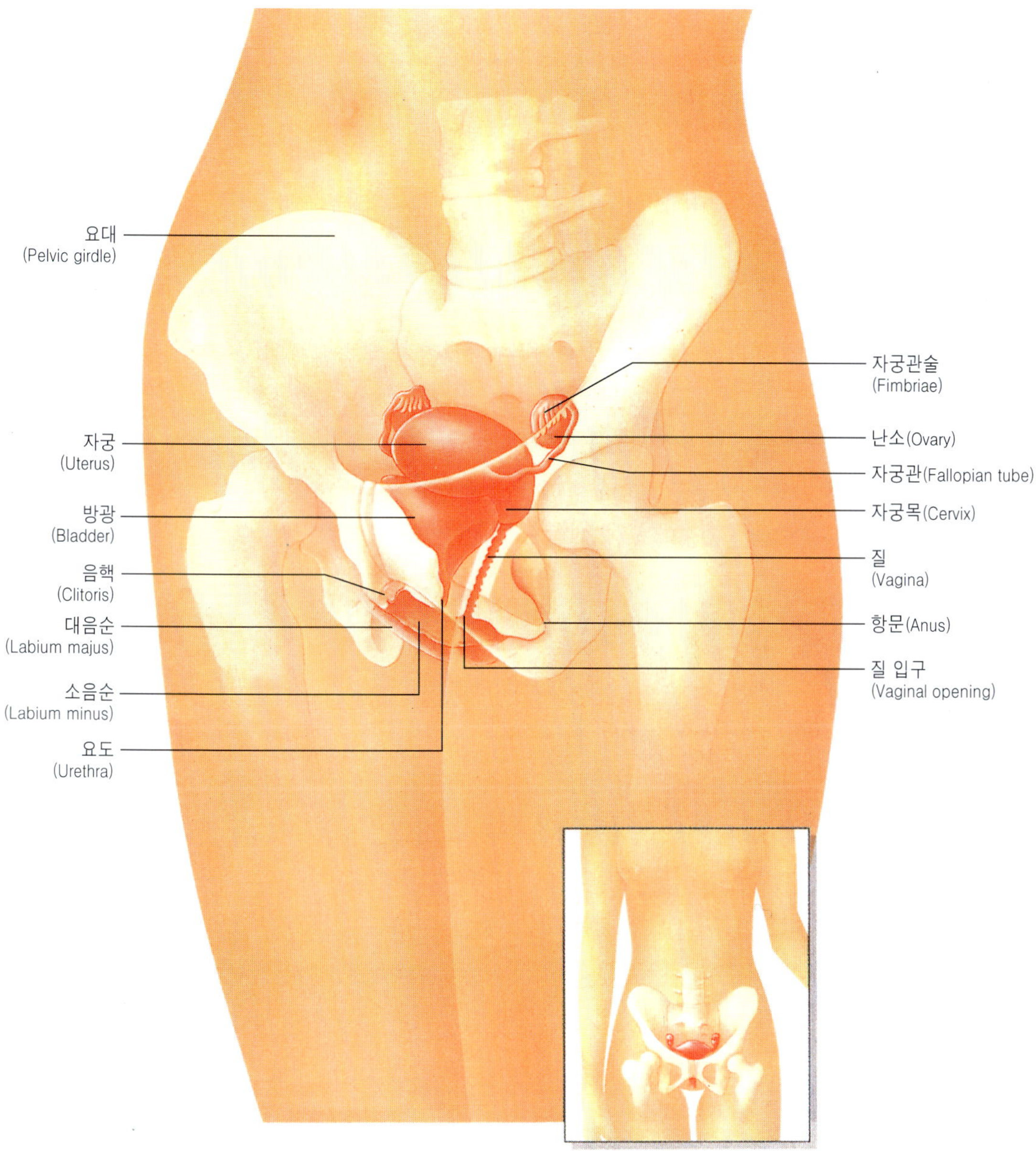

그림 1-5 . 여성의 내·외부 생식기관

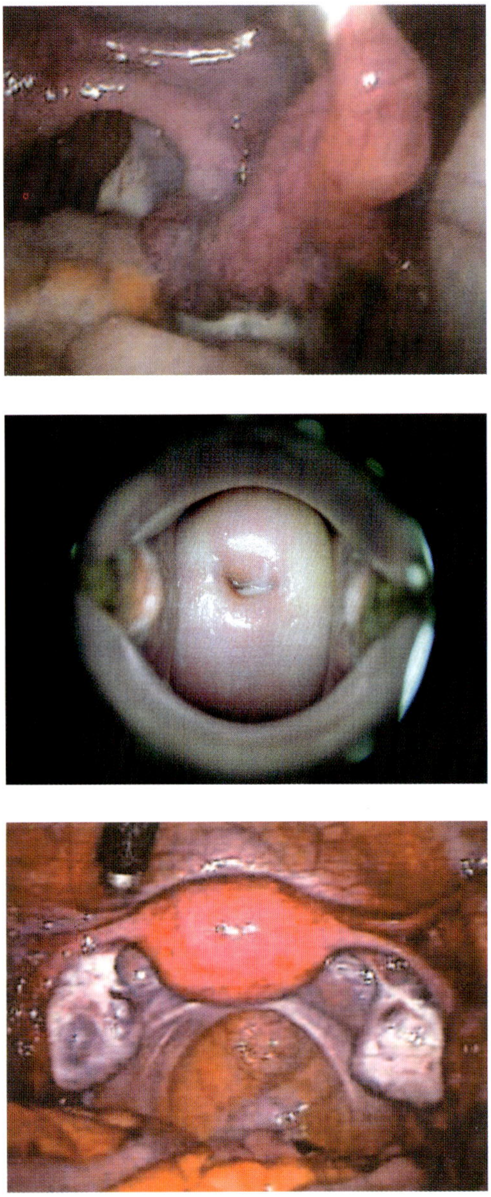
(a)
(b)
(c)

그림 1-6 . 여성의 내부 생식기
(a) 여성의 자궁관. (b) 여성의 자궁목. (c) 여성의 자궁.

b. 자궁관

자궁관(fallopian tube)은 **난관**(oviducts, uterine tube)이라고도 하며, 좌우의 자궁저에서 시작되어 자궁과 난소를 연결해 주는 2개의 관 구조로 되어 있다(그림 1-5, 1-6a). 이 자궁관은 난소로부터 자궁으로 난자 또는 수정된 배아가 이동하는 통로이자 정자가 수정을 위해 이동하는 통로이며, 수정이 이루어지는 곳이다. 자궁관의 술 모양의 가장자리를 가진 것을 **자궁관술**(fimbriae of uterine tube)이라 한다. 자궁관술이 움질일 때 액체가 흘러나와 배란 시 배출된 난자를 자궁관으로 부드럽게 가져오는데 이 난자는 **자궁관팽대부**(난관 끝 쪽의 약 1/3지점)에까지 올라온 정자와 수정이 이루어진다. 수정된 난자는 난관의 협부와 자궁간질부를 통과하여 결국 자궁저부나 자궁체부에 가서 착상하게 된다.

c. 자 궁

자궁(uterus)은 중앙부가 비어 있고 두꺼운 근육층으로 된 기관으로 질과 대략 직각으로 연결되어 있다(그림 1-5). 한편 자궁의 앞쪽에는 방광, 뒤쪽에는 직장이 위치하며, 윗부분은 난관에, 아랫부분은 **자궁목**(cervix)을 통해 질로 연결되어 있다(그림 1-6b). 자궁의 형태는 대체로 서양배 모양을 하고 있으며 길이는 약 8~9cm, 최장 폭이 6cm이고, 두께는 4cm 정도가 된다(그림 1-6c). 기능적으로 말하면 수정란이 착상하여 배아가 발생과 성장을 거쳐 출생에 이를 때까지 머무는 장소로서 임신 시에 약 4kg의 태아를 보호하고 있을 만큼 성장하며 여성의 임신을 유지하는 가장 중요한 생식기관이다. 자궁은 자궁몸통과 자궁목으로 나뉘며, 사춘기 전과 폐경기 후의 여성에서는 자궁몸통이 매우 작으나 정상적인 생리를 하는 여성에게는 난소호르몬 자극에 의해 자궁의 크기가 증가되어 자궁목보다 자궁몸통이 훨씬 더 크다. 자궁의 좁은 길목인 자궁목은 점액물질을 분비한다. 매월 특정한 시기에 자궁목 점액의 점도가 변하여 배란기 즈음에는 정자가 자궁으로 이동하는 것을 손쉽게 하고, 다른 기간에는 이를 방해한다.

자궁내막(endometrium)은 자궁의 점막을 일컫는 말로서 배란시기에 태아가 착상하여 발생하게 되는 곳으로 임신을 시작하는 시발점이 되는 중요한 기관이다. 자궁내막의 두께는 개인에 따라 차이가 나는데, 특히 생리시기와 배란시기에 따라 다르다. 일반적으로 생리 직후에 가장 얇고 점차적으로 두꺼워지다가 다음 생리가 시작되기 전까지 증가하게 된다. 자궁내막의 혈액공급은 두 종류의 혈관들에 의하여 이루어지는데, 그 중 하나는 생리주기의 내막변화 기전에 중요한 역할을 하고 생리시 출혈을 일으키는 **나선세동맥**(spiral 또는 coiled arteriole)이고, 또 다른 하나는 자궁내막의 기저층에 영양을 공급하는 주된 혈관인 **기저세동맥**(basal arteriole)이다. 이러한 자궁내막은 여성의 월경주기에 따라 큰 조직학적 변동을 주기적으로 겪게 되며, 비정상적인 낙태 수술에 의해 자궁내막을 비롯하여 자궁이 상해를 입으면 영원히 임신이 불가능할 수도 있다.

d. 질

질(vagina)은 자궁의 밑부분인 자궁목에서 더 아래로 연결된 점막성 및 근육성 기관으로 외음부와 자궁을 연결하고 있으며, 질구 주위에는 피부점막성인 **처녀막**(hymen)이라고 하는 격막이 발달되어 있다(그림 1-5). 질의 길이는 사람에 따라 차이는 있지만 대체로 약 9~10cm 정도된다. 이러한 질의 주요 기능은 성교시 남성의 음경을 받아들이고 정액을 보유하는 데 있으며, 또한 월경혈이 나오는 통로이고, 태아가 출산하는 통로이기도 하다.

사춘기 전의 어린 여아의 상피는 6~8겹의 상피세포층으로 구성되어 있으나 사춘기가 지나면 이보다 더 많은 세포층으로 이루어져 감염이 되더라도 병에 걸리지 않는 저항력이 생기게 된다. 그러나 질은 외부와 연결되는 통로로서 외부에 노출되어 있기 때문에 항상 청결하게 유지하여 감염경로가 되지 않도록 해야 한다. 실제 질 내부에는 유산균이 **정상균무리**(normal flora)로 존재하여 질 내부 환경이 산성으로 유지되고 외부로부터의 병원균 감염을 차단하고 있다.

질벽은 부드러운 결합조직으로 이루어진 신축성 구조를 갖고 있는 불수의근이다. 평상시에는 점막이 상하에서 굳게 닫혀 있어서 목욕탕이나 바닷물 속에 들어가도 물 한 방울 들어가지 않는다. 그러나 성교시 음핵을 자극하면 그 입구가 열리고 고도의 확대, 확장이 가능하여 남성의 다양한 크기의 음경을 받아들일 수 있게 된다. 더구나 분만 시에는 태아의 머리가 나올 만큼 확장하게 된다. 질의 입구를 둘러싸고 있는 질조임근에는 감수성이 예민한 신경말단이 많이 분포되어 있어서 수축을 촉진시키거나 질확장과 강한 압박으로 쾌감을 느끼게 하며, 이러한 질조임근이 흥분에 의해 수축하기 때문에 그 결과 음경이 조여져서 강한 성적 자극을 받게 된다.

(2) 외부 생식기

여성의 외부 생식기를 전체적으로 **음문**(vulva)이라고 부른다. 음문은 질 입구를 둘러싸고 있으며, 방광에서 몸 바깥으로 소변이 이동하는 통로인 요도가 질 전방에 위치한다(그림 1-7). 남성에게는 요도가 비뇨기와 생식기의 기능을 공유하고 있지만, 여성에게는 생식기와 성적인 기능이 없다. 요도가 항문 가까이에 있기 때문에 요도는 성교 과정에서 대장균에 감염될 수 있다. 요도에 감염된 대장균이 소변으로 씻어지지 않는다면, 그 세균은 증식하여 요도염(urethritis) 또는 방광염(cystitis)을 일으킨다. 이러한 감염을 종종 경험하는 여성은 성교 후에 충분한 양의 음료를 섭취하여 방뇨함으로써 요도가 깨끗이 씻어지도록 하는 것이 좋다.

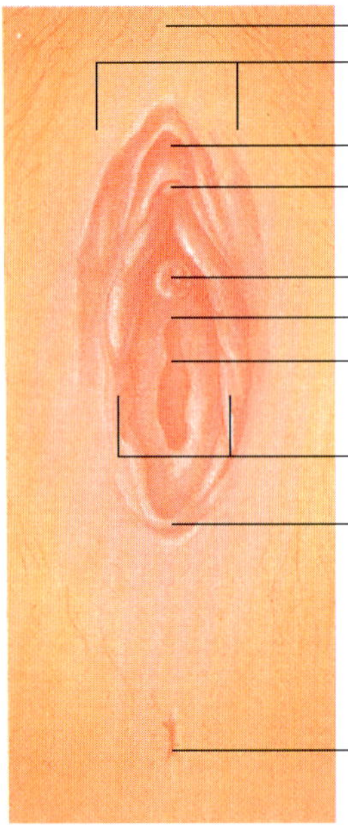

그림 1-7 . 여성의 외부 생식기

a. 불두덩

치구라고도 하는 **불두덩**(mons pubis)은 생식기 앞에 있는 골반뼈의 한 부분인 두덩뼈(pubic bone)를 덮고 있는 볼록하게 융기된 부분이다. 피부 밑에 통통하게 지방이 분포되어 있어 골반을 보호하는 완충작용을 하며 사춘기가 되면 음모로 덮이게 된다(그림 1-7).

b. 소음순

소음순(labium minus)은 좌우의 대음순 사이에 있어 질 입구를 둘러싸고 있으며, 양쪽의 소음순이 윗부분에서 합쳐져 음핵을 부분적으로 덮으면서 음핵포피와 회음부로 연결되어 있다(그림 1-5, 1-7). 소음순으로 연결된 부분 안에 위치한 질과 요도 입구 그리고 음핵 근처에 성교시 윤활물질을 분비하는 여러 분비샘이 존재한다. 이러한 소음순의 크기는 사람에 따라 많은 차이가 있기 때문에 너무 작거나 크다고 고민할 필요는 없다.

대음순과 달리 소음순에는 음모가 없고 많은 신경말단이 집중되어 있는 민감한 성감대 중의 하나로 성적인 자극을 받으면 소음순은 팽창하게 된다. 소음순의 자극은 간접적으로 음핵도 자극하게 되어 여성 중에는 음핵을 직접 자극하는 것보다 소음순을 자극하는 편이 극치감을 얻기 쉽다는 사람도 적지 않다.

c. 대음순

대음순(labium majus)은 소음순 바깥쪽으로 융기된 피부주름으로서 소음순의 상부 3분의 2 부분을 감싸고 있다(그림 1-5, 1-7). 일반적으로 짙은 검은색을 띠게 되는데 사람에 따라 착색 정도가 다르다. 이 대음순은 사춘기의 이차성징의 하나로 뚜렷하게 발육되는데 사춘기 전에는 편평하며 소음순이 오히려 더 뚜렷하게 보인다.

대음순은 소음순과는 달리 외측이 **음모**(pubic hair)로 덮여 있고, 이 음모를 따라 강력한 여성의 체취를 풍기는 **아포크린샘**(apocrine gland)이라는 땀샘이 내부에 발달되어 남성의 성욕을 촉진시키고 자극한다. 또한 대음순은 피하에 지방조직이 잘 발달되어 있으며 성교시에 충격의 흡수대로서의 역할을 한다. 발생학적으로 보면 여성의 대음순은 남성의 음낭과 동일한 원기에서 발생되므로 거무스름하게 색소 침착되는 정도도 비슷하다.

d. 질전정

질전정(vaginal vestibulum)이란 요도 입구에서 질 입구까지의 영역으로 양쪽에는 소음순으로 둘러싸여져 있다(그림 1-7). 이곳에는 신경말단과 감각수용기가 집중되어 있어서 가장 민감한 성감대의 한 부위이다. 실제 음경을 질 내에 삽입하지 않고 질전정의 적절한 자극만으로도 극치감에 도달하는 여성도 있다. 이 부분을 부드럽게 접촉자극을 하는 것은 음핵과 소음순에도 동시에 성적 흥분을 고조시켜 극치감을 유도한다.

e. 음 핵

요도의 전방에 위치한 **음핵**(clitoris)은 길이가 0.5~1.5cm 정도밖에 안 되지만 거대한 음경과 같은 수의 신경말단이 집중되어 있어 성교시에 간접적으로 자극을 받으면 성적 흥분 신호를 뇌에 보낸다(그림 1- 5, 1-7). 또한, 음핵은 불수의근 조직으로 둘러싸인 많은 작고 큰 정맥통로가 있는 발기성 조직으로 구성되어 있고, 이 발기성 조직이 배열되어 해면체를 이루지만 남성에게 존재하는 요도해면체는 없다. 남성의 음경처럼 이 해면체 조직은 성적 자극이 이루어지면 혈액으로 충혈되게 된다. 매우 민감한 이 음핵은 오로지 성적 쾌감만을 위해서 존재하는 유일한 기관으로, 남성의 음경과 동일 원기에서 형성된 것이다. 남성의 경우와 마찬가지로 여성의 음핵도 그 크기와 모양이 다양하나 이 다양성이 성감의 반응정도와는 무관한 것으로 알려져 있다. 음핵은 비길 곳 없는 성감대로 이곳의 자극만으로 극치감에 도달하는 여성도 있다. 그러나 음핵의 귀두와 몸통을 직접 자극하면 이곳은 너무나 예민해서 불쾌감을 느끼거나 통증을 호소하는 여성도 적지 않기 때문에 지나치게 강한 자극을 주는 것은 피해야 한다.

음핵을 일컫는 클리토리스(clitoris)란 말은 그리스어로 '숨어있는 것' 이라는 뜻인데, 실제로 적절한 자극으로 성적 흥분이 높아지면 음핵은 점차 **음핵포피**(clitoral hood, prepuce) 속으로 숨어버린다. 그러므로 일단 음경을 질 내에 삽입해 버리면 어떤 체위가 되더라도 그리고 아무리 격렬한 운동을 하더라도 깊숙이 숨어버린 음핵은 직접적으로 자극을 받기가 어렵게 된다. 그러나 음핵이 음핵포피로 덮여져 깊숙이 물러나 있을 때에도 여러 성교운동을 통해 두덩뼈를 밀착시켜 압력을 가하면 음핵은 간접적인 자극을 받기 쉽게 된다.

여성은 일반적으로 질과 음핵에서 서로 다른 양상의 성적 쾌감을 분리하여 경험하는 것으로 알려져 있다. 프로이드(Freud, S.)는 여성은 음핵과 질이라는 2개의 성감대를 가지고 있으며, 성적 발달 초기에는 성감이 음핵에 집중되지만 성적으로 성숙해지면 성감이 질로 옮겨진다고 하였다(그림 1-8). 그리고 최근의 연구결과에 의하면 음핵의 자극이 여성을 극치감으로 끌어올리는 데 필수적이라는 사실이 알려지게 되었다. 그리고 대부분의 여성들은 음핵 자극에서 받는 쾌감이 질 자극에서 받는 쾌감보다 더 강하다고 하며, 이는 여성들의 자위가 거의 음핵을 자극하는 행동으로 이루어진다는 사실에서도 알 수 있다.

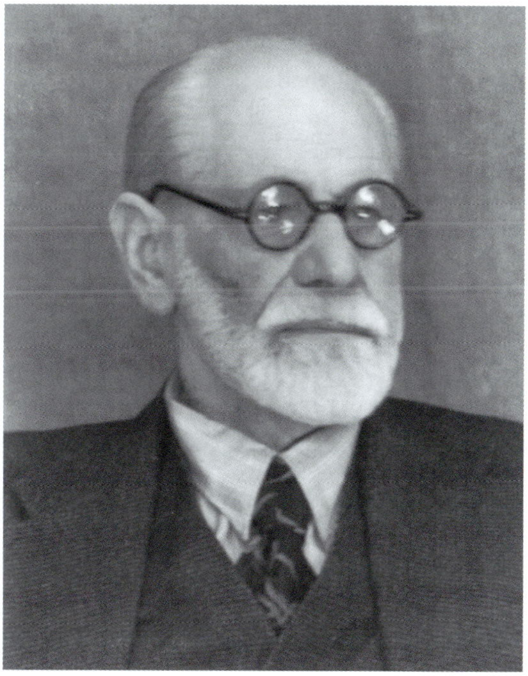

그림 1-8. 프로이드(Sigmund Freud)

f. 음문질샘

음문질샘(vulvovaginal gland) 혹은 **바르톨린샘**(Bartholin's gland)은 **소엽성 포도방상샘**으로 질구의 양측 아래쪽에 개구하며 이 샘은 회음부 내에 깊숙히 위치하고 요생식격막의 하근막과 아주 가까이 인접한 위치에 있다. 이곳은 임질이나 기타 감염성 질환이 자주 발생하는 곳인데 음문질샘에 감염이 되어 염증이 생기면 음문질샘이 막히게 되어 **바르톨린낭포**(Bartholin's cyst)가 생기게 된다. 음문질샘은 특히 성교시에 성적 흥분으로 질입구와 질강의 윤활을 위해 점액을 분비하는 기능이 있다.

g. 유방

유방(mamma)의 주요 목적이 출산 후에 유아를 양육하기 위한 젖을 생산하는 것이지만, 유방은 성적 자극에도 반응한다. 일반적으로 유방은 여성에 있어서 중요한 성감대의 하나라고 생각되고 있지만, 유방 그 자체는 지방 조직과 생식샘 조직으로만 구성되어 있어 성감대로서는 둔감한 부분이며 민감한 감각수용기도 없다(그림 1-9). 그러나 유방의 중심부에 위치하는 **유두**(nipple)에는 접촉에 민감한 다양한 감각수용기와 신경말단이 집중되어 있어 유두의 자극만으로도 극치감에 도달하는 여성이 있다고 한다. 보통 유방의 자극은 유두와 함께 이루어지며, 유두의 쾌감이 오인되어 유방의 쾌감이라고 생각되고 있다. 또한 유방은 입술, 배꼽, 귓불과 함께 **의사성기**(擬似性器) 중의 하나로 여겨지기도 한다.

성행위 중에 유방의 자극은 여성에게 쾌감을 주는 것보다도 심리적인 안정을 느끼게 하고 모성본능을 자극하게 된다. 더군다나, 유방의 크기나 모양은 월경, 피임약의 복용, 임신, 젖샘(mammary gland)의 부피 등과 같은 생리적 변화에 따라 변하

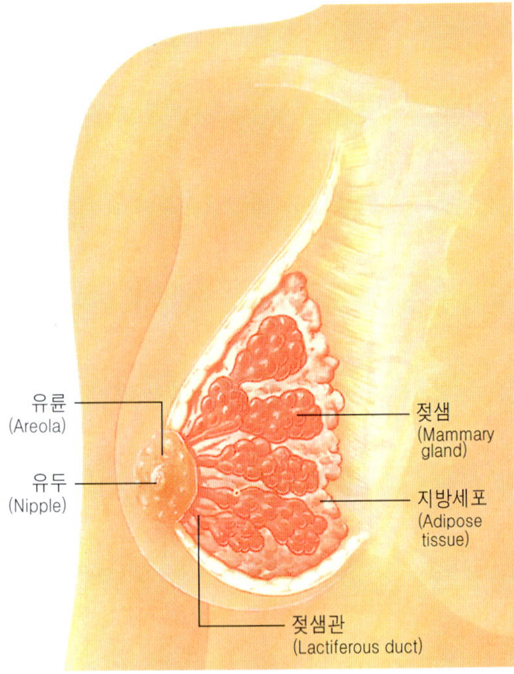

그림 1-9. 여성의 유방

며 성반응과는 관계가 없기 때문에 작은 유방을 가진 여성이 성적 자극을 즐기지 못 한다고 가정해서는 안 된다. 아울러 운동을 한다고 유방 크기가 커지지 않으며, 단지 아랫부분의 흉근만 발달한다. 그러나 많은 여성은 자기 신체에 매력적이고 알맞은 크기의 유방을 갖기 원하며, 실제로 빈약하고 볼품없는 유방을 가진 여성은 심리적으로 위축되어 있고 옷 맵시도 나지 않아 상당한 열등감에 빠지기도 한다. 또한 결혼 전에는 풍만했던 젖가슴이 임신이나 수유 후에 유방의 위축으로 그 크기가 감소되기도 한다.

유두는 성적으로 흥분하면 발기 반응을 나타내는데, 이것은 유두 내에 있는 불수의근이 수축되기 때문에 일어나는 것이며, 더욱 성적으로 긴장하게 되면 유방 자체도 커지고 이어서 **유륜**(areola)도 심하게 부어 오른다. 이 유륜의 부어오름은 출산 경험이 없는 여성과 수유 경험이 없는 경우에 현저하

며, 몇 명의 아기를 보육한 여성은 성적 자극을 받아도 그렇게 크게 팽창하지 않는다. 여성의 유두가 검게 되는 것은 성행위보다는 임신, 수유와 관계가 있으나, 유두의 색은 사람에 따라 상당히 달라 출생 시부터 검은 여성도 있으며 나이가 들어도 핑크색인 사람도 있다.

2) 난자의 발생과 배란

난자(ovum)의 발생은 여성배아(임신 5~6주, 길이가 7~8mm) 때부터 시작되는데, 수정한지 8주째에 60만 개의 난자가 생성되며 20주째에는 680만 개로 최고치에 이른 후, 출생 시 약 200만 개의 난자만 선택된다. 이 숫자가 유아기와 소녀기를 거치면서 꾸준히 감소하여 초경을 맞이 할 무렵에는 60만 개만 선택되며, 생식능력을 갖춘 약 35년(즉, 초경 13세~폐경 48세 정도) 동안에는 단지 400만(약 0.1%이하) 개 선택하여 배란되고 나머지는 괴사하여 퇴화된다. 이와 같이 난자의 발생은 '선택의 선택'이어서, 여성의 성을 "선택하는 성"이라고 한다.

성숙한 난자가 한 달에 1개꼴로 만들어지며, 난자 발생의 최종단계는 수정이 일어나야만 완결된다. 배란된 난자가 3억 마리의 정자 중 오직 한 마리의 정자와 수정됨으로써 임신이 시작되고 새로운 개체발생이 시작된다. 이때 2개의 난자가 배란되어 모두 수정된다면, **이란성 쌍둥이**(fraternal twin)가 태어나고, 수정된 난자가 첫 번째 난할을 할 때 2개의 세포로 분리되어 독립적인 유기체로 발생한다면 **일란성 쌍둥이**(identical twin)가 태어난다.

배란(ovulation)은 난소의 성숙한 난포로부터 자궁관으로 난자가 배출되는 현상으로 대개 다음 월경이 시작되기 14일 전에 월경주기의 길이에 상관없이 매달 주기적으로 일어난다(그림 1-10). 이

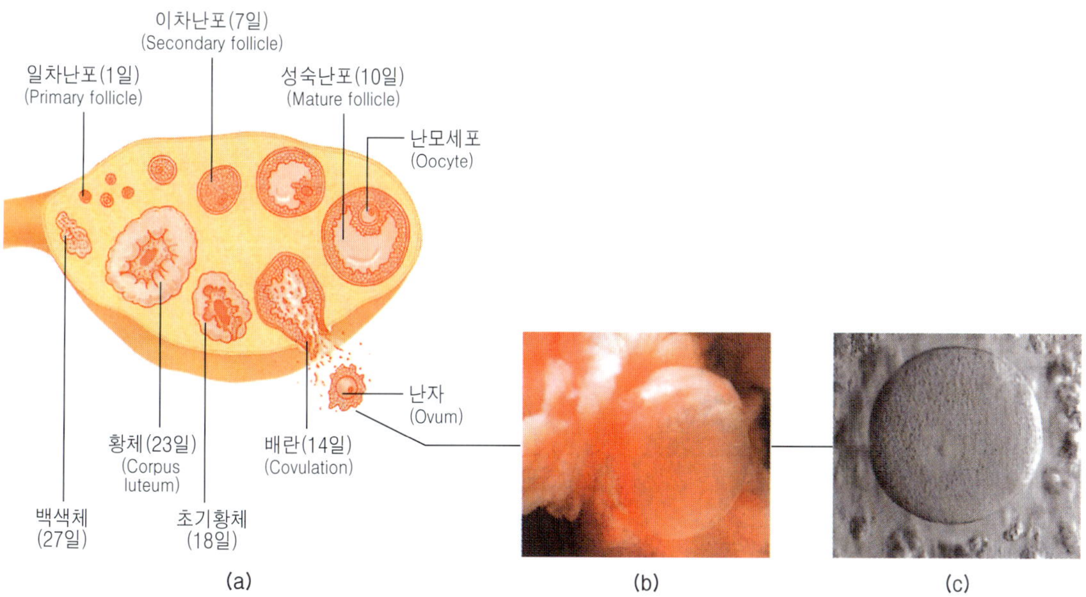

그림 1-10 . 여성의 배란
(a) 여성의 난소에서 난자가 배란되는 배란주기. (b) 여성의 난소에서 난자가 배란되고 있는 성숙 난포. (c) 배란된 여성의 난자.

시기에 자궁상피는 글리코겐(glycogen)을 분비하여 수정란에 영양물질을 공급해 준다. 이러한 배란일을 알아내는 것은 피임을 계획하는데 매우 중요하며, 피임의 자세한 방법은 "제6장. 피임"을 참조하기 바란다.

3) 월경 및 월경주기

(1) 월 경

월경(menstruation)이란 여성이 배란 후 임신이 되지 않았을 때 태아의 착상을 위하여 증식되었던 자궁내막이 저절로 탈락되는 현상이며, 여성이 월경을 한다는 것은 이제부터 자녀를 가질 수 있는 능력, 즉 생식능력을 갖게 되었다는 것을 의미한다.

월경을 처음 경험하게 되는 어린 소녀들은 당황하거나 무서워하는 경우가 있는데, 모든 성인 여성들이 이러한 경험을 거쳐 정상적인 여성으로 성장하므로 전혀 염려할 필요 없다. 특히, 처음에는 피를 흘리는 것 같아서 당황스러울 수 있으나, 여기서 출혈되는 혈흔은 자궁내막에 포함되어 있던 나선세동맥에 의해 일어나는 현상으로 월경 기간에만 나타나기 때문에 걱정할 필요가 없다. 또한 **초경**(menarche)의 경우는 출혈량이 많고 불규칙하기 때문에 적당한 생리대를 선택하고 청결하게 유지하도록 하는 것이 좋다. 초경은 보통 사춘기 중반인 만 12~13세 무렵에 일어나며, 갱년기 중반인 48~49세 경에 **폐경**(menopause)이 된다.

월경과 관련되어 나타나는 여성들의 증상에는 월경전증후군, 독소충격증후군 그리고 월경통이 있다. **월경전증후군**(premenstrual syndrome; PMS)은 여러 신체적, 정서적 또는 행동적 증상의 복합체가 생리주기에 따라 반복적이고 주기적으로 나타나는 현상으로 월경시작 전이나 그 직후 소실되는 증후군이며, **독소충격증후군**(toxic shock syndrome; TSS)이라는 질병은 높은 흡수력을 가진 탐폰(tampon)을 생리대로 사용하는 여성에게 주로 발생하는 증후군이다. 또한 **월경통**(dysmenorrhea)은 월경 시에 느끼는 통증을 일컫는 말이다.

(2) 월경주기

월경주기(menstrual cycle)는 사람에 따라 20일에서 36일 정도로 다양하며, 평균은 28일이다. 그러나 완벽하게 정확한 월경주기를 갖고 있는 여성은 없으며, 짧거나 더 긴 사람도 있기 때문에, 월경주기가 일반적 길이를 벗어난다 하더라도 비정상적이라고 생각할 필요는 없다. 월경주기의 변화는 극히 자연스러운 것이며, 심한 스트레스가 있으면 월경주기가 바뀌는 경우도 있다. 월경주기는 뇌하수체 전엽과 난소라는 2개의 분비샘에서 만들어지는 호르몬인 난포자극호르몬(FSH), 황체형성호르몬(LH), 에스트로겐 그리고 프로게스테론의 상호작용에 의해 이루어진다(그림 1-11). 이러한 여성의 월경주기는 다음과 같이 증식기, 분비기, 월경기 등 세 시기로 구분된다.

a. 증식기

증식기(proliferative phase)는 9~17일간(평균 14일간) 진행되는 일명 난포기, **배란 전기**라고도 하는 시기이다. 뇌하수체에서 분비되는 난포자극호르몬(FSH)이 난포를 자극하여 **난포**(follicle)의 성숙을 촉진하며, 여기에서 분비되는 에스트로겐이 자궁내막을 증식 회복시킨다. 에스트로겐의 양이 증가하면, 난포자극호르몬의 분비가 억제되고 황체형성호르몬(LH)의 분비가 촉진된다.

b. 분비기

분비기(secretory phase)는 평균 13일간 진행되

BOX

월경전증후군

임신 적정기에 있는 여성의 약 95%가 호르몬 수준이 떨어지는 월경 몇 주 전 기간 동안 여러 증상으로 불편함을 겪는 것으로 보고되었다. 40%까지가 우울, 불안, 과민성, 기분의 현저한 변화, 두통, 부종과 같은 증후군이 여성들의 대인 관계와 일상생활을 방해하는 것으로 알려졌다. 이러한 증상을 경험하는 대부분의 여성은 긴장감과 불안감을 느끼기 때문에 초기에는 월경전불안증(premenstrual tension syndrome)이라고 명명되었으나, 현재는 단순히 월경전증후군(premenstrual syndrome; PMS)으로 부른다.

여성의 약 5%는 심각한 장애를 겪는다고 보고되었으며(Daugherty, 1998; Ugarriza et al., 1998), 이러한 장애를 월경전불쾌장애(premenstrual dysphoric disorder; PMDD)라 부른다. 병적인 우울, 불안, 과민성 등과 같은 증상이 너무 심각해서 이러한 증상을 보이는 사람은 정상적인 일상생활을 하기가 어렵다. 연구 결과에 따르면, PMDD는 감마-아미노부티르산(gamma-aminobutyric acid; GABA)이라 부르는 뇌 신경전달물질의 수치 변화에 일부 기인하는 것으로 보인다(Epperson et al., 2002).

월경전증후군은 상담 또는 식이요법과 운동요법을 통한 생활습관의 변화, 또는 특정 증상에 대해 처방된 약물치료와 같은 하나 이상의 처치로 완화될 수 있다. Fluoxetin(Prozac)이라는 약물은 뇌 신경전달물질인 세로토닌(serotonin)의 적절한 조절과 연관된 증상인 우울과 불안 증상을 감소시켜서 월경전증후군의 증상을 완화시킨다. 또한 소량의 복합경구피임약도 증상을 완화시키는 데 도움을 준다. 저염, 저지방, 저카페인, 저당분의 식이요법도 효과가 있으며(Ugarriza et al., 1998). 칼슘 보조제를 섭취하면 월경전증후군의 신체적이고 심리적인 증상이 50% 정도 완화된다(Thys-Jacobs et al., 1998).

독소충격증후군

여성의 월경과 관계된 독소충격증후군(toxic shock syndrome; TSS)이라는 질병은 높은 흡수력을 가진 삽입식 생리대인 탐폰을 사용한 수백 명의 여성을 불행으로 몰고 갔던 1980년대에 잘 알려졌다. 포도알균(staphylococcal bacteria)이 혈액에 젖은 탐폰과 질 조직에서 성장하여 독성물질을 분비하고, 이 독성물질이 여성의 혈관으로 들어가게 되면서 발병하게 된다. 독소충격증후군이 월경과 관계없는 다양한 외과적 원인(피부, 뼈, 유연한 조직의 감염)과도 관계되어 있지만, 모든 사례의 약 3분의 2는 월경 중의 탐폰 사용과 관계된다. 또한 드문 경우이긴 하지만, 독소충격증후군은 피임용격막이나 피임용 스펀지의 사용으로 발생할 수도 있다. 독소충격증후군은 흔치 않은 질병이지만, 15세에서 34세의 여성에서 가장 높은 위험을 보인다. 독소충격증후군에 걸린 여성의 약 3%가 제반 증상으로 사망한다(Rivlin, 2000).

독소충격증후군의 가장 공통적인 증상은 발열, 근육통, 두통, 현기증, 설사, 구토, 햇빛에 탄 것 같은 발진 등이다. 이 질병이 발병한 지 1~2주가 지나면, 손바닥, 손가락, 발가락, 발바닥의 피부가 벗겨지기 시작한다. 일반적으로 독소충격증후군 환자는 입원해서 수액과 항생제로 치료받는다.

탐폰 사용으로 독소충격증후군에 걸리는 것을 예방하려면, 탐폰을 사용하는 여성은 월경기간 동안 자주 교환하고 패드형 생리대와 번갈아가면서 사용해야 한다. 탐폰을 사용하는 동안 여성이 발열, 발진, 현기증 또는 설사 등의 증상을 보이면, 곧바로 탐폰을 제거하고 의사에게 진찰을 받아야 한다.

는 일명 **황체기**, **배란 후기**라고도 하는 시기로서, 분비된 황체형성호르몬(LH)이 배란을 촉진하고 배란 후의 난포를 **황체**(corpus luteum)로 변형시키며, 월경혈이 나오는 날에 끝난다. 황체로부터 분비되는 여성호르몬인 프로게스테론(progesterone)에 의하여 자궁내막이 성장하고 두꺼워지면서 수정란의 착상을 준비하기위한 충분한 혈액 공급이 발날한다. 또한 분비기의 가시적인 특징으로 체온

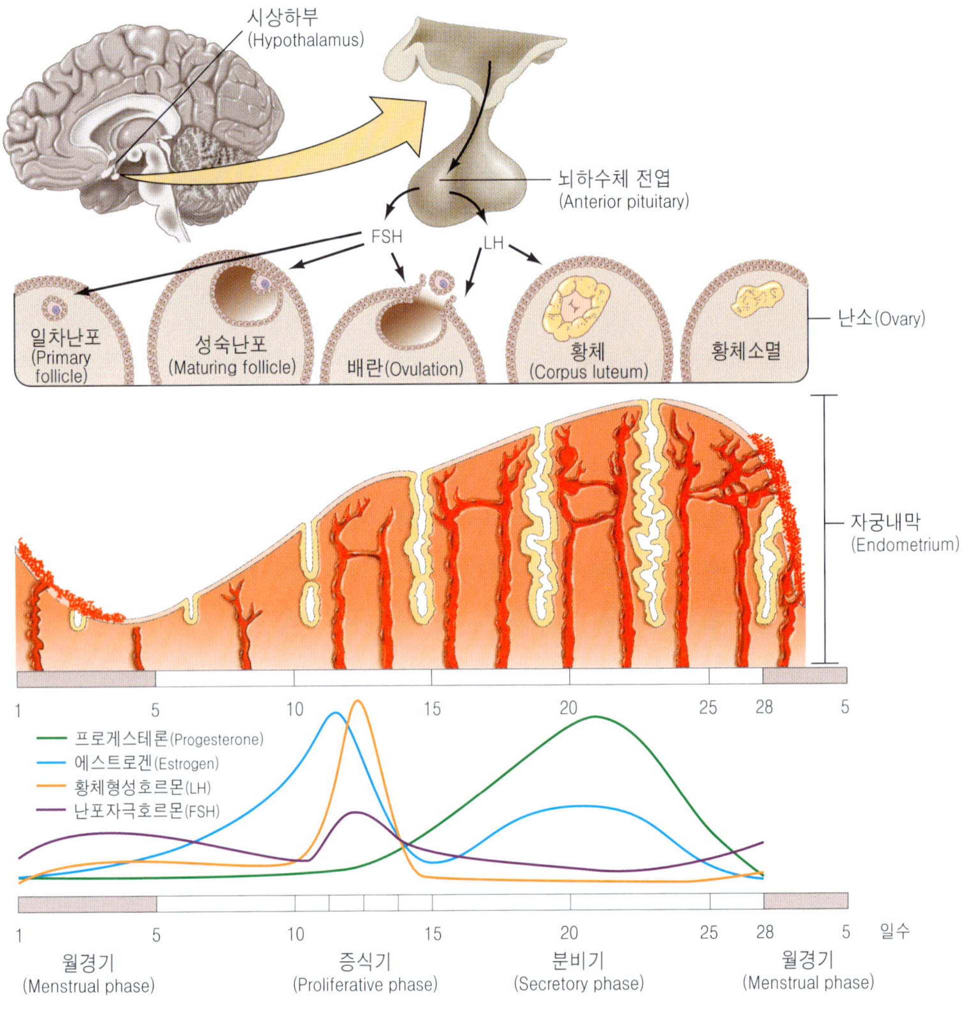

그림 1-11. 월경주기

월경주기는 월경 시작 첫날에 시작하고, 시상하부에서 분비되는 호르몬이 뇌하수체 전엽에서 난포자극호르몬(FSH)과 황체형성호르몬(LH)의 분비를 조절한다. 난포에서는 에스트로겐이 분비되고 황체에서는 프로게스테론이 분비된다. 이러한 호르몬의 분비량에 따라 배란과 월경이 조절된다.

이 평상시보다 약간 높아지며, 가슴이 팽대되고 몸의 수분을 정체시키기 때문에 체중도 약간 증가한다. 만일 수정과 착상이 일어나지 않는다면, 난자는 용해되고 황체가 소멸됨으로써 결국 프로게스테론의 농도가 감소하게 되어 두꺼워져 있던 자궁내막층이 허물어지면서 월경이 시작된다. 만일 수정이 일어난다면, 황체는 퇴화하지 않고 임신기간 동안 프로게스테론을 분비하여 자궁내막을 유지하다가, 태반이 호르몬의 분비를 대신하기 시작하면 황체는 소멸된다.

c. 월경기

월경기(menstrual phase)는 3~7일간 진행되는 일명 **출혈기**라고도 하는 시기이며, 자궁내막의 기능층이 붕괴되어 **월경혈**(menses)이 배출되는 시기로서 다음의 월경주기의 증식기와 중복된다. 월경혈이 나오는 첫날을 보통 월경주기의 첫날로 계산하는 것이 보통이다. 월경혈의 3분의 2는 혈액이고, 나머지 3분의 1은 자궁내막 조직, 점액, 질벽의 세포, 각종 화학물질로 구성된다. 월경혈 자체는 냄새가 없지만 공기 중에 흘러나와 세균과 접촉함으로써 냄새가 나므로 월경이 끝날 때쯤 되면 좋지 않은 냄새가 날 수도 있다. 월경혈의 양은 개인에 따라 다르지만 보통 30~180mℓ, 평균 100mℓ 정도이다. 이러한 월경혈의 양이 적다하더라도 매달 정기적으로 출혈되는 것이기 때문에 월경은 빈혈을 일으키는 가장 큰 원인이 되기도 한다.

4) 처녀막

처녀막(hymen)은 질의 입구 하단부에 있는 얇은 주름조직으로 질의 입구를 부분적으로 막고 있는 피부막이며, 정상의 처녀라도 그 크기와 모양, 두께 등은 개인에 따라 천차만별이다. 처녀막의 모양으로 **고리처녀막**(annular hymen)이 가장 흔하며, **체모양처녀막**(cribriform hymen), **사이막처녀막**(septate hymen)을 보이는 경우도 있다(그림 1-12b~d). 일반적으로 가운데에 연필 한 자루 정도가 들어갈 만큼의 구멍이 한두 개 뚫려 있어서 월경혈이 나올 수 있으며, 성경험이 없는 사람일지라도 생리대를 삽입해 넣을 수 있다. 비정상적인 경우로는, 매우 드물지만 질입구가 완전히 폐쇄된 **처녀막막힘증**(imperforate hymen)이 있을 수도 있는데, 이 경우 월경 시 월경혈이 밖으로 흘러나오지 못해 주기적으로 아랫배에 통증을 느끼게 된다(그림 1-12e). 이러한 경우 산부인과에서 막힌 처녀막을 살짝 절개하는 수술로 정상적인 생활을 할 수 있다.

처녀막은 첫 성교로 인하여 파열되나 처녀막의 유무나 파열이 반드시 성경험과 상관이 있는 것은 아니다. 현대에는 많은 여성이 첫번째 성교를 하기도 전에 이 처녀막을 우연히 상실하는 경우가 많다. 탐폰(삽입식 생리대)을 지속적으로 사용하거나, 승마, 나무 타기, 자전거 타기, 스키, 스케이팅 또는 과격한 운동을 하다가 처녀막이 파열되는 경우가 매우 흔하며, 얇은 처녀막을 가진 여성의 경우 과격한 춤만 추어도 파열되는 수도 있고, 드물지만 출생 시부터 처녀막이 없는 경우도 있다. 반면에 수차례 성경험이 있어도 처녀막의 탄력성이 뛰어나 처녀막이 완전한 상태로 남아 있는 여성도 있다.

포유동물 중에서 처녀막이 있는 것은 인간과 두더지뿐이라고 한다. 왜 처녀막이 존재해야 하는지 그 이유가 의학적으로 증명된 것은 없지만, 미국의

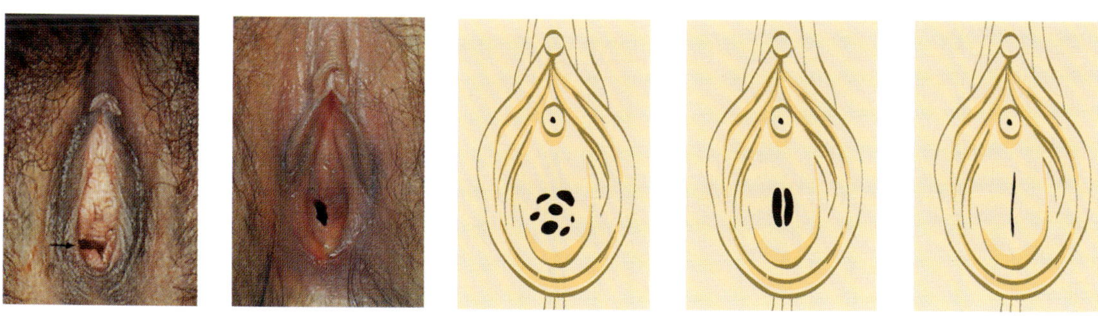

(a) (b) (c) (d) (e)

그림 1-12. 처녀막의 유형
(a) 경산부 질 입구. (b) 고리처녀막. (c) 체모양처녀막. (d) 사이막처녀막. (e) 처녀막막힘증.

한 연구에 따르면 여성의 첫 성경험 연령이 낮아지는 것과 자궁목암이 늘어나고 있는 것에는 상관관계가 있다고 한다. 즉, 자궁목의 조직인 편평상피는 대개 16~18세 경에 성숙하게 되는데, 그 이전에 성경험을 가진 여성은 성교로 인한 심한 자극으로 자궁목암의 발생률이 그 만큼 증가한다는 것이다. 따라서 처녀막이 가로막아 경고를 하고 있는 것이라고 생각한다면 처녀막이 갖는 의미는 매우 크다고 하겠다.

02_

생명의 탄생

인간의 가장 본능적인 모습 중에 종족의 보존과 자손의 증식은 인류가 처음 탄생했을 때부터 가졌던 사명일 것이다. 임신은 이런 종족의 보존과 자손의 번식을 위한 첫번째 과정이라고 말할 수 있으며, 남성과 여성에게서 가장 중요한 기능이기도 하다. 한 생명이 태어나기 위해서는 수정과 착상의 과정을 포함해서 자궁에 머물러 있는 10개월 동안 그야말로 상상을 초월하는 온갖 역경과 어려움을 겪는데, 현대과학이 그 과정을 완전히 이해하지 못할 만큼 복잡하다. 이 세상의 모든 과학자들이 다 동원돼 각종 슈퍼컴퓨터를 사용한다고 해도 그 베일을 다 벗길 수 없는 정말 신비스런 과정이다. 이렇게 오묘하며 완벽한 설계에 의해 우리가 탄생되었다.

1. 수정 및 착상

수정(fertilization)이란 생식세포인 정자와 난자가 만나서 서로 합쳐지는 현상으로 자궁관의 중간지점보다 난소 쪽으로 더 가까운 쪽, 즉 난관 끝에서부터 약 1/3지점에서 일어난다. 성교 시 여러 부생식샘의 분비물 속에 수억 마리의 정자가 여성의 질 내로 사정된 후 정자의 꼬리에 의한 편모운동과 자궁과 자궁관의 근육수축 운동을 통해서 정자는 자궁을 거쳐 자궁관을 향해 전진운동을 한다. 정상적인 상태에서 정자가 여성의 질 입구에서 자궁관에 이르는 약 15cm의 거리를 운동해가는 데는 약 45분 정도가 소요된다. 한 번의 사정에서 배출된 수억 마리의 정자는 긴 운동을 거치는 동안 오로지 수백 마리만이 살아남게 되고, 이 중 한 마리의 정자만이 자신의 머리에 있는 소화효소(첨단체)를 사용해서 난자의 보호막을 통과하여 결국 수정하게 된다. 수정이 이루어지면, **수정막**(fertilization

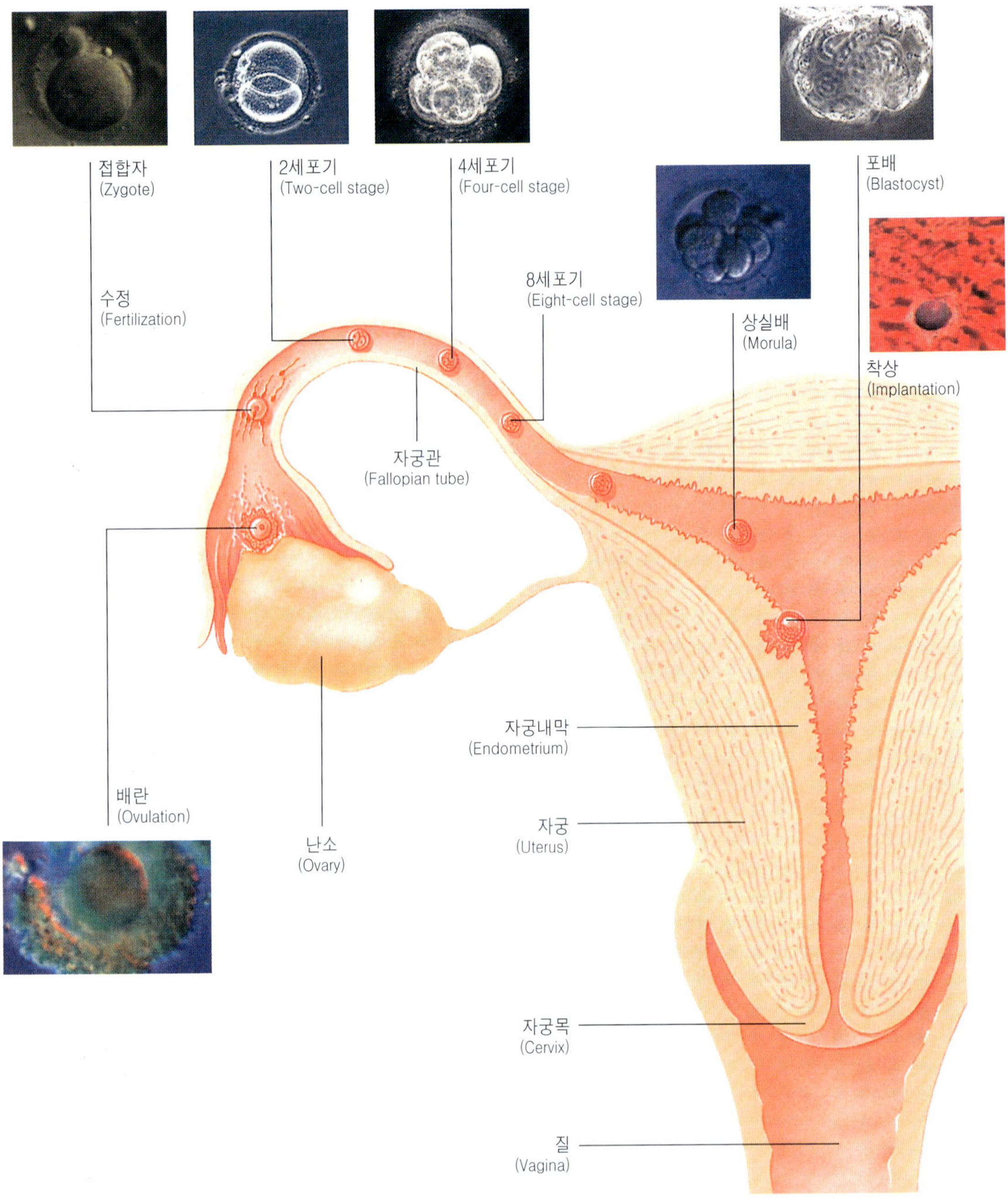

그림 2-1. 수정 후 착상까지의 과정

membrane)이 형성되어 다른 정자가 침입하는 것을 방지하게 된다. 나머지 정자들은 여성 생식계 내부의 환경을 화학적으로 변화시킴으로써 수정이 잘 일어나도록 부수적인 역할을 하는 것으로 생각된다. 난자는 배란 후 6~24시간이면 수정되고, 이 이상의 시간이 경과하면 난자가 과성숙하여 괴사되고 만다.

만약 정자가 난자로 들어가는 것이 성공하여 수정이 일어나면, 정자와 성숙한 난자의 유전물질이 융합해서 새로운 세포인 **수정란**(fertilized egg) 또는 **접합체**(zygote)가 형성된다. 이러한 과정을 통해 형성된 이 단일 세포는 새로운 개체로 발생하기 위하여 빠르고 연속적인 세포분열인 **난할**(cleavage)을 시작한다. 수정란은 자궁관 내벽에 있는 섬모와 자궁관의 연동작용에 의해 자궁으로 이동하면서 2, 4, 8, 16, 32 세포기, **상실배**(morula) 등으로 계속 분열하게 된다. 수정 후 6일이 지나면 수정란은 수많은 세포로 이루어진 **포배**(blastocyst) 시기에 이르게 된다(그림 2-1).

한편, 자궁은 난포자극호르몬과 황체호르몬의 작용에 의해 자궁내막세포가 증식되어 두꺼워져 10~12mm 정도의 층을 이루게 된다. 따라서 자궁은 수정되어 6일간 발생된 포배를 받아들일 준비가 된 상태가 되고, 이러한 포배가 자궁내막 속을 뚫고 들어가 정착하는 **착상**(implantation)을 하게 된다(그림 2-1). 이러한 착상은 "화학적 임신(chemical pregnancy)"을 의미하며, 포배는 착상하기 전에 배아를 싸고 있는 **투명대**(zona pellucida)라고 하는 보호막을 벗어버리게 되는데 이러한 현상을 **부화**(hatching)라고 한다. 수정 후 10~12일이 경과되면 이 포배가 자궁내막의 상피 속으로 완전히 매몰되고 이 포배의 일부와 모체의 자궁내조직 일부가 합쳐저서 **태반**(placenta)이 형성된다.

태반은 모체와 태아(fetus)의 조직으로 구성된 구조로 임신을 유지하도록 돕는 호르몬을 분비하고, 태반과 탯줄을 통해 산소, 영양분, 노폐물이 모체와 태아 사이에서 교환된다. 착상 이후에 태반조직인 **융모막**(chorion)에서 분비되는 **융모생식샘자극호르몬**(human chorionic gonadotropin; hCG)은 임신 첫 3개월 동안 난소의 황체를 존속 유지시켜 에스트로겐(estrogen)과 프로게스테론(progesterone)을 분비하도록 유도한다. 이와 같이 일단 임신이 되어서 호르몬 시스템에 새로운 균형이 이루어지면 당분간 배란, 월경 현상 등이 일어나지 않게 되어 임신이 유지되게 된다. 임신 제10~12주가 되면 태반이 충분한 에스트로겐과 프로게스테론을 분비하게 되어 황체가 점차 퇴화하고 융모생식샘자극호르몬(hCG)의 농도가 감소하기 시작한다. 따라서 소변에서 융모생식샘자극호르몬의 존재를 측정함으로써 임신을 진단할 수 있으며, 이러한 원리를 이용한 임신검사(pregnancy test)가 시판되고 있다.

2. 임 신

임신(pregnancy)이란 수정에서 출산까지 새로운 한 생명체의 발생과정이다. 수정란이 모체의 자궁에 착상된 후, 호르몬이 계속적으로 분비되고 태반을 통한 영양분의 공급과 배설이 잘 유지되면, 태아가 자궁 속에서 정상적으로 발생하여 **심장박동**(heart beat)을 시작하는 "임상적인 임신(clinical pregnancy)"이 이루어진다.

가장 적극적인 태도로 임신기간을 보내고 있는 여성의 경우라 할지라도 임신으로 인한 우울증, 불안, 혼란이 순간적으로 일어나기도 하며 그것이 며칠간이나 지속되기도 한다. 이러한 우울증들은 임신 및 출산이 사회적 무지에서 비롯된 의심하는 마음, 경제적 문제, 자기 남편과의 관계 등에서 유래하기도 한다. 여성은 임신에 대한 막연한 두려움을 느낀다. 특히 첫 임신의 경우에는 미지의 것을 두려워하는 마음이 강하다. 생리적인 신체에 대한 지식이 아무리 박식하여도 생명 그 자체에 대한 경외감은 이해하기 힘들다. 또한 임신한다는 것은 어떤 의미에서 위험하기도 한 변화, 즉 합병증이나 앞으로 일어날지 모르는 사고와 같은 것에 대하여 몸을 노출시키는 일이 된다. 더군다나 신생아의 4%가 질병을 안고 태어나며 1%가 신체적 결함을 안고 태어나므로, 아이의 신체적 이상에 대해서도 걱정이 된다. 이러한 여러 불안에도 불구하고, 사랑의 결실인 여성의 임신은 신비롭고 축복된 과정임이 분명하다.

1) 임신징후

(1) 임신추정징후

임신추정징후(presumptive sign)란 산모의 생식기 이외에 임신초기부터 나타나는 변화로 임신을 상상케하지만 확실하지 않은 징후를 말한다.

a. 입 덧

입덧(morning sickness, hyperemesis)이란 임신이 되었을 경우 난소에서 분비하는 에스트로겐과 프로게스테론의 영향으로 나타나는 오심 및 구토 등의 소화기관 증상군으로, 임신 6주에 나타나서 6~12주 후에 사라진다.

체내조직의 변화로 분비가 왕성해진 에스트로겐이 위세포를 자극하여 위산의 분비를 촉진시켜 결과적으로 위를 자극하게 되고, 이로 인하여 입덧이 일어난다는 설이 있으나 아직까지 명확한 기전은 밝혀지지 않았다.

b. 빈 뇨

임신 8~10주경 자궁이 커져서 방광을 누름으로 인해서 **빈뇨**(frequent urination)현상이 나타난다. 이후에 좋아졌다가 임신 말기에 태아의 머리가 산모의 골반에 하강하면서 다시 나타난다.

c. 복부선의 출현

유방에 푸른빛과 핑크빛의 선이 출현하다가 나중에 복부가 팽만해지면서 복부에 같은 빛깔의 **복부선**이 출현한다(그림 2-2). 또한 복벽정중선이나 배꼽주위에 착색이 생긴다.

d. 기 타

임신기에 호르몬 수준이 변화함에 따라 다양한 신체 반응이 나타난다. 기초체온의 고온기가 지속되고, 식욕 증가, 증가된 수면양, 피로감, 두통 등과 같은 현상이 발생한다.

(2) 임신가능징후

임신가능징후(probable sign)란 주로 산모의 생식기에 나타나는 임신의 징후로 임신으로 의심되는 변화이다.

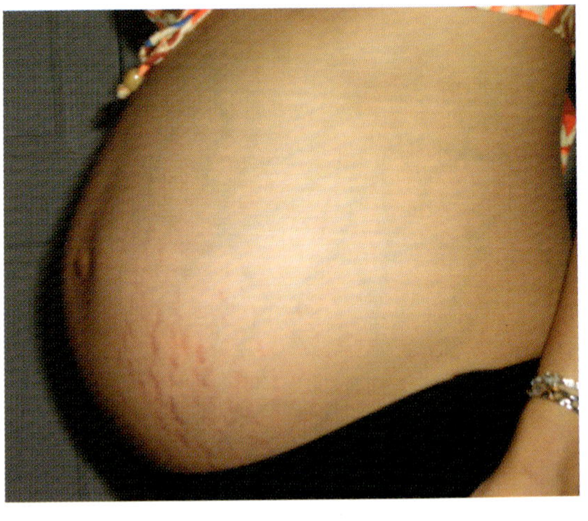

그림 2-2. 복부선의 관찰
임신 36주에서 관찰된 복부선. 배꼽 하단 부위에 핑크빛의 착색이 보인다.

a. **무월경**

예상 월경일보다 10일이 경과하여도 월경이 일어나지 않으면 임신을 의심할 수 있다. 임신 전반기에도 한두 차례 출혈성 분비가 있을 수 있으며, 출혈은 초산부보다 경산부에서 3배 정도 많다. 그러나 월경이 한 번 없었다고 해서 임신이라고 할 수는 없으며, 다른 임신 징후가 뒤따라야 한다. 여성이 한 번 이상 월경을 걸렀고 임신이 아닌 것이 확실하다면, 병원의 진단을 받아야 한다. 월경의 비정상적인 장애로 발생하는 **무월경**(amenorrhea)은 주로 스트레스, 체중 감소, 또는 격렬한 운동 양생법에 의해 야기되지만, 호르몬 불균형이나 종양의 성장과 같은 보다 더 심각한 원인이 있을 수 있다. 한편, 임신한 여성은 예상되는 월경 1주일 전쯤에 **착상 출혈**(implantation bleeding)을 경험하기도 한다. 즉, 수정란이 자궁벽에 잘 착상되면 자궁에서 소량의 출혈이 일어난다.

b. **리비도 착색**

혈류가 증가하면서 자궁이나 질의 점막이 푸르스름한 빛을 띠게 된다.

c. **자궁의 변화**

자궁이 팽창하고, 자궁과 자궁목이 부드러워진다. 또한 간헐적인 무통 수축이 발생하며, 이러한 자궁의 수축은 임신이 진행됨에 따라 빈도가 증가한다.

d. **유방의 변화**

유방이 팽대해지고, 정맥이 팽창함에 따라 유방이 뜨끔거리면서 아프거나 당기게 된다. 또한 유두 주변의 유륜 조직이 검게 변한다.

e. **임신검사 양성반응**

대부분의 임신검사는 수정이 되고 난 후 약14일째부터 분비되는 **융모생식샘자극호르몬**(human chorionic gonadotropin; hCG)의 유무를 소변을 통해 알아보는 방법으로 결과를 쉽고 신속하게 판정할 수 있으며, 보통 임신 38일(36~42일)이면 임신여부를 알 수 있다. 이러한 **임신검사**(pregnancy test)는 약국이나 산부인과에서 쉽게 구할 수 있으며, 아주 정확한 자가진단이 가능하다(그림 2-3a). hCG 호르몬은 태아와 산모 사이에 영양소, 가스, 배설물의 교환이 일어나는 태반이 될 배아조직에서 생산 및 분비된다. hCG를 검출하는 임신검사는

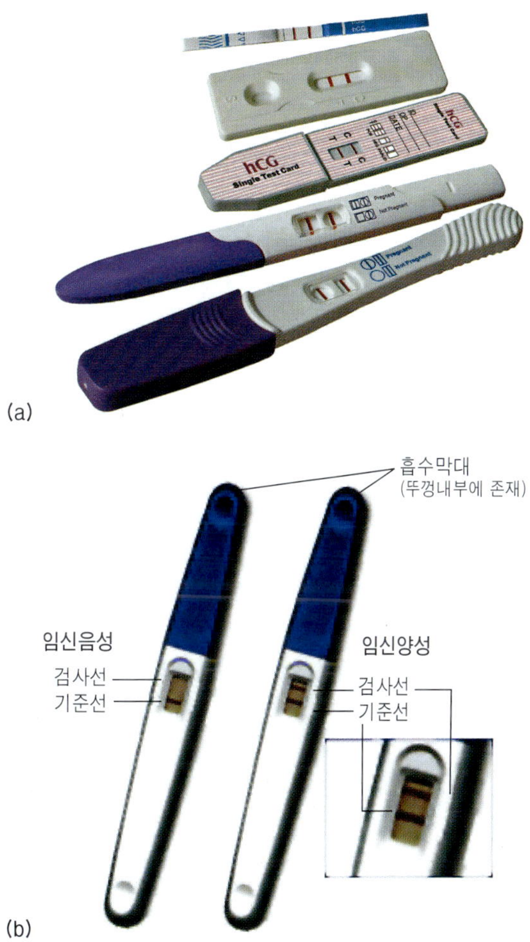

그림 2-3 . 가정용 임신검사
(a) 다양한 가정용 임신검사. (b) 가정용 임신검사로 측정한 임신 양성반응.

혈액이나 소변을 검사할 수 있지만, 소변이 혈액보다 채취하기가 더 쉽기 때문에 소변 검사가 hCG를 검출하기 위해 가장 자주 사용되며, 이것이 가정용 임신검사의 일반적인 형태이다.

임신검사가 작동하는 원리는 hCG가 검사기에 고정된 특정 단일항체와 결합하는 특성을 이용한 것이며, 사용하기 쉽게 되어 있다. 진단 기구의 흡수막대를 소변에 적시거나 검사창에 소변 방울을 떨어뜨린 후, 소변이 내부의 흡착물질을 따라 충분히 이동할 시간 동안 기다린다. 만일 여성이 임신하지 않았다면, hCG가 소변에 존재하지 않을 것이고 hCG와 항체 사이에 항원-항체 결합이 일어나지 않아서 검사 결과가 음성으로 나올 것이다. 만일 여성이 임신했다면, hCG가 소변에 존재하게 되고 결국 항원-항체 결합이 일어나게 된다. 이러한 항원-항체 복합체는 푸른색이나 적색을 띤 선이나 원으로 나타나게 되고, 이러한 검사 결과는 양성으로 판정되어 여성이 임신한 것으로 진단하게 된다(그림 2-3b).

hCG가 아침에 일어난 후의 첫 소변에 가장 농축되어 있기 때문에 아침의 첫 소변을 검사하는 것이 가장 좋다. 그러나 최근의 가정용 임신검사는 아주 민감해서 반드시 아침의 첫 소변을 검사하지 않아도 좋다고 한다. 가정용 임신검사는 99% 정확도를 가지고 있으나, 그 검사 시약의 유효기간을 반드시 확인해서 유효기간을 지나지 않도록 해야 한다. 양성 결과를 보인 여성은 확실한 진단(드물게 양성반응이 오류를 범하기도 하기 때문)과 태아의 안전을 위하여 곧바로 의사의 진찰을 받아야 한다.

(3) 임신양성징후

임신양성징후(positive sign)란 태아의 존재를 확인할 수 있는 징후를 말하는데, 대부분은 임신 중기 이후에 볼 수 있다.

a. 태아 관찰

초음파나 광학기구에 의해 태아를 관찰할 수 있다. 임신 6주부터 작고 흰 **임신륜**(gestational ring)이 나타나고, 7주면 임신륜 내에서 배아를 볼 수 있으며, 8주가 되면 태아의 심장박동과 뇌를 관찰할 수 있다. 그림 2-4는 초음파로 태아를 관찰하는 모습과 태아의 초음파 사진을 보여준다.

b. 태아 심장박동

청진기를 사용할 경우에는 임신 17주에 태아의 **심장박동**(fetal heart beat) 소리를 들을 수 있으며, 초음파 도플러법에 의해서는 임신 11주(3개월 끝무렵)부터 들을 수 있다. 최근에는 EL 스캐닝법에 의해, 임신 8주에 태아 심장박동을 볼 수 있게 됨으로써 3개월 초에는 확실한 임신진단을 할 수 있게 되었다.

c. 태동의 인식

임신 20주가 되면 태아(fetus)의 움직임(**태동**, fetal movement)을 느끼기 시작하며, 임신 32주에 가장 왕성하다. 초산부는 약간 늦고, 경산부는 약간 빠르다.

2) 임신중 산모 관리

약물 남용, 술, 바이러스, 흡연, 영양결핍과 같은 환경요인들은 태아에 좋지 않은 영향을 줄 수 있으며, 특히 여성이 임신이라는 사실을 알기 전인 임신 첫 8주간에 심각한 영향을 줄 수 있다. 그러므로 임신을 준비하는 여성은 태아가 잘못되는 것을 피하기 위해 마치 지금 임신한 것처럼 자신의 몸을 돌봐야 한다.

한편, 임신을 준비하는 여성은 **풍진**(*German measles*)에 대한 항체가 충분히 있는지(그림 2-5), 그리고 에이즈(AIDS)를 포함한 **성병**(sexually

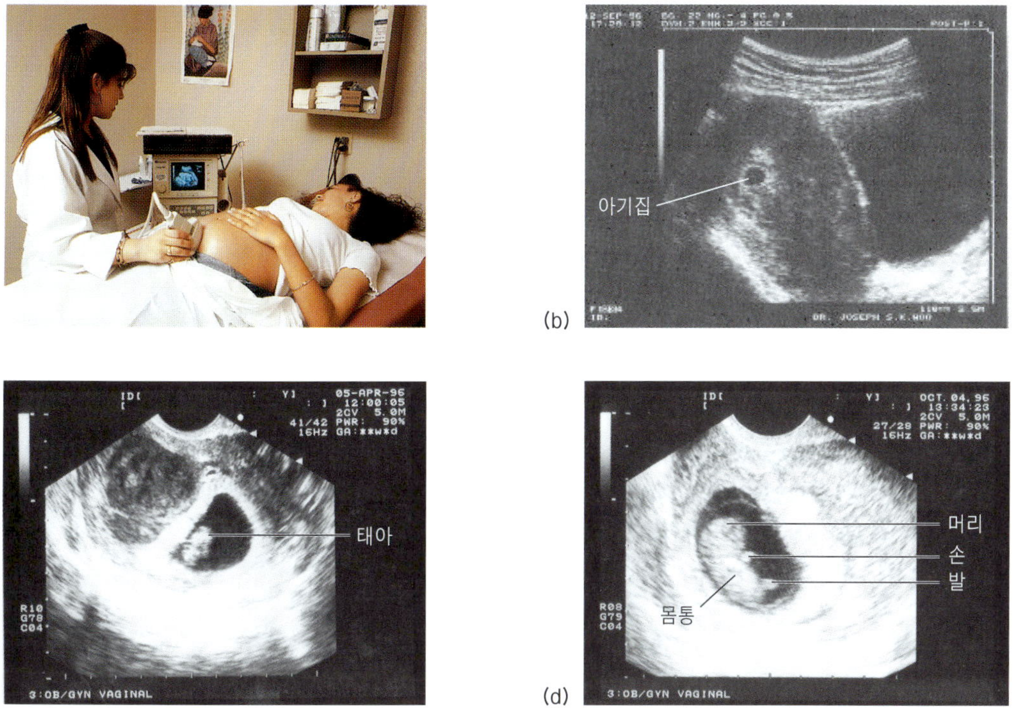

그림 2-4 . 초음파를 이용한 태아의 관찰
(a) 초음파 검사로 임신 상태를 확인하고 있는 모습. (b) 4~5주의 초음파 사진. (c) 9주된 태아의 초음파 사진. (d) 12주된 태아의 초음파 사진.

transmitted infection; STI)에 감염되어 있는지를 병원에서 검사해야 하며, 약물사용에 대하여서도 각별한 주의를 하여야 한다. 또한 임신을 준비하는 여성은 태반이 확립되기 전에 전배아와 배아가 필요로 하는 영양분과 혈액을 충분히 공급하기 위하여 균형 잡힌 영양소를 함유한 식사를 하는 것이 중요하지만, 임신한 여성은 두 사람 분을 먹어야 한다는 생각에 음식을 두 배로 섭취해서는 안 된다. 칼로리, 단백질, 칼슘에 대한 필요량은 임신 전 필요량보다 약간만 더 클 뿐이다. 임신기간 동안의 과체중은 과도한 체지방이 오랫동안 유지됨을 의미한다. 신경관 결함을 예방하기 위해 **엽산**(folic acid)과 같은 영양소가 필요한 것처럼 특정 영양소가 각별히 중요하지만, 임신한 여성은 의사가 처방

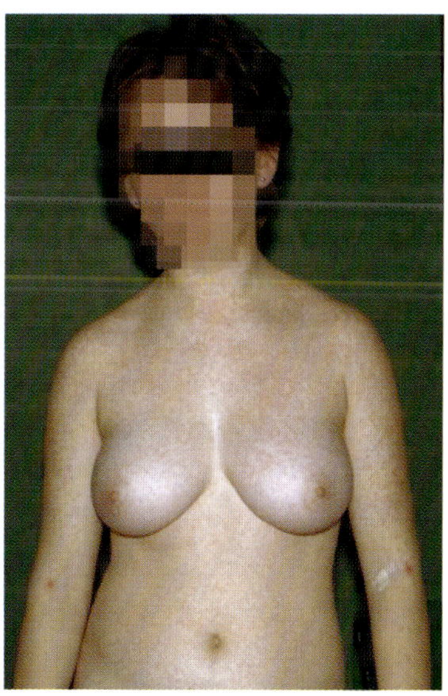

그림 2-5 . 풍진에 감염된 산모

한 비타민 보조제 정도면 충분하다. 비타민 A와 같은 몇몇 영양소는 기준 양을 초과하면 오히려 기형을 유발할 수 있다.

임신을 준비하는 여성과 임신중인 여성은 음주, 흡연 그리고 처방되지 않은 약물 섭취를 피하는 것이 매우 중요하다. 만성적인 음주 섭취는 **태아알코올증후군**(fetal alcohol syndrome)을 야기하여, 정신지체, 성장결핍, 활동과다와 같은 선천성 결손(birth defect)을 가져올 수 있다. 매일 한 갑 이상 흡연을 하면 **저체중출생아**(low birth weight infant)를 출산하게 되어 태아의 뇌가 약하고 작게 되며 병에도 잘 걸리게 된다. 만일 임신한 여성이 약물중독이라면 산모는 임신 동안에 더 많은 합병증을 경험하게 되고, 태어난 갓난아이도 중독이 되어 심각한 선천성 결손을 갖게 될 것이다. 또한 자주 약물을 먹고 술을 마시는 것도 태아에 부정적 영향을 줄 수 있다.

35세 이상된 여성은 정신지체를 가져오는 유전적 기형인 **다운증후군**(Down syndrome)을 임신할 위험이 젊은 여성보다 훨씬 높다(그림 2-6). 나이 든 여성은 태아의 유전병이나 다른 기형을 검사하기 위해 **융모막융모표본채취**(chorionic villi sampling)나 **양수천자**(amniocentesis)와 같은 임상 검사를 받을 필요가 있다(그림 2-7). 만일 부부의 가족 중 누군가가 유전병을 가지고 있다면, 유전상담을 받는 것이 바람직하다.

많은 여성은 임신중에 운동하는 것이 태아에 해로운지 궁금해 한다. 일반적으로, 만일 여성이 임신 전에 운동을 하고 있었다면, 임신중에 계속 운동을 해도 상관없을 수 있으나 식단을 조정해야 할지도 모른다. 또한 임신 전에 좌식습관에 익숙한 산모는 출산을 위한 체력 보강을 위해 가벼운 운동을 시작하는 것이 좋다.

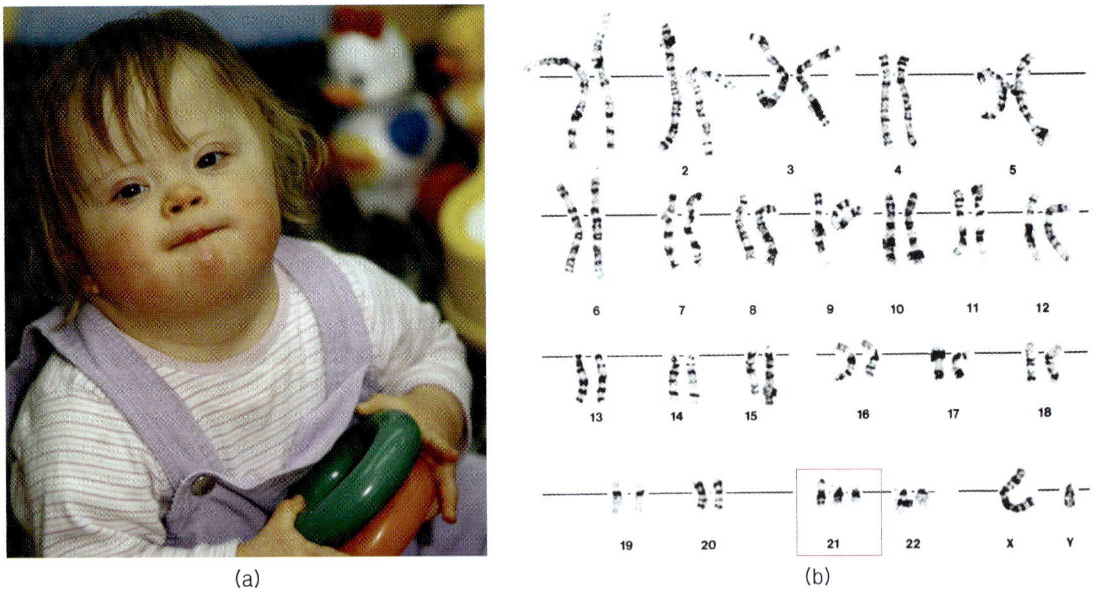

(a) (b)

그림 2-6. 다운증후군

(a) 작은 체격, 짧은 손, 납작한 안면의 특징을 보이는 다운증후군 소녀. (b) 21삼염색체증(trisomy 21)을 특징적으로 보이는 다운증후군의 핵형.

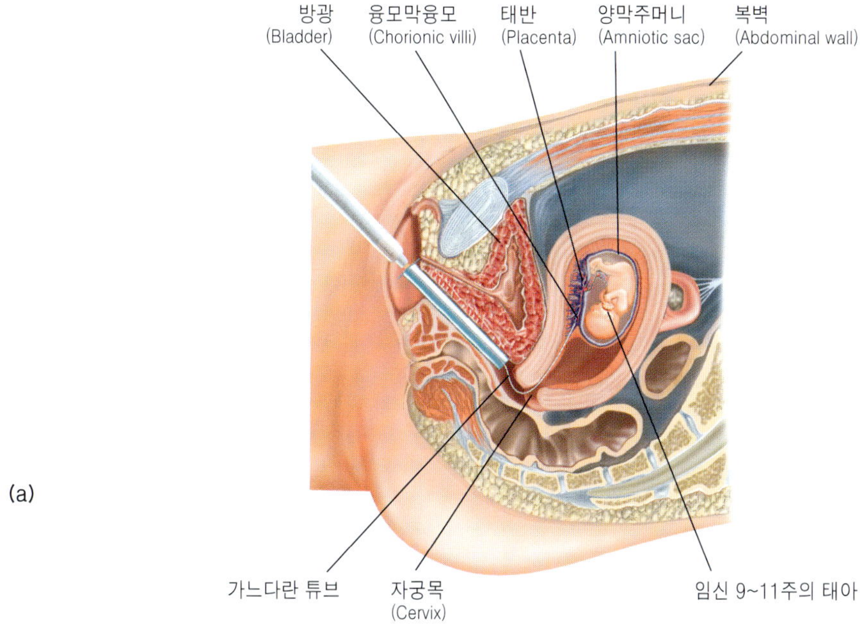

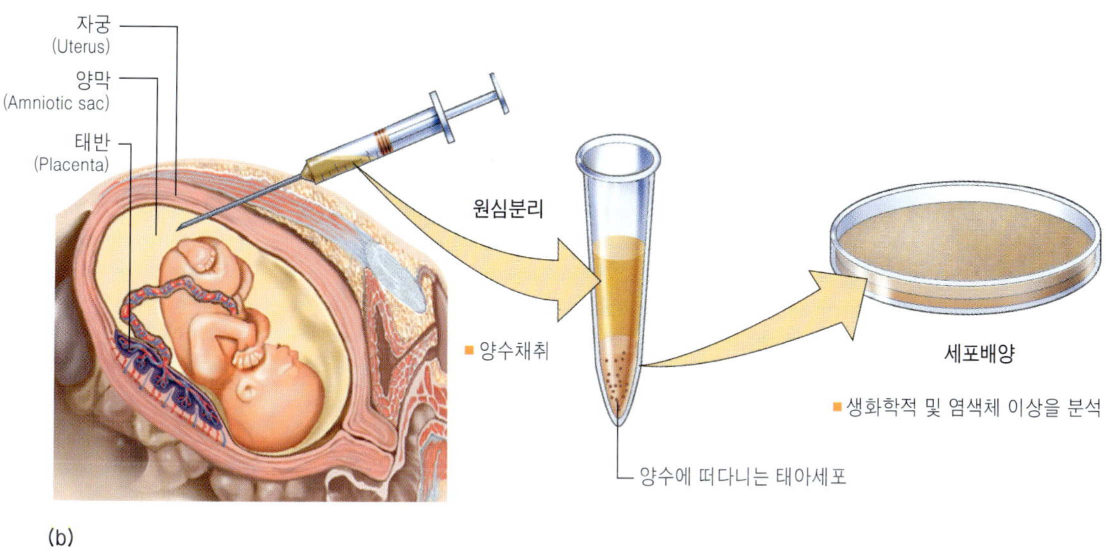

그림 2-7. 융모막융모표본채취와 양수천자

(a) 융모막융모표본채취는 임신 9~11주에 염색체 이상을 확인하는 검사이다. 튜브를 질과 자궁목을 통과하여 자궁으로 삽입한 후 태아의 외부 조직인 융모막 융모의 조각을 떼어내어 염색체를 분석한다.

(b) 양수천자는 임신 15~18주에 염색체 이상을 확인하는 검사이다. 길고 가는 주사바늘을 산모의 복벽과 자궁을 관통하여 양수를 채취하고, 양수에 떠다니는 태아 세포의 염색체를 분석한다.

3) 임신기간의 3단계

사람의 **임신기간**(gestational period)은 개인에 따라 약간의 차이가 있지만 여성의 마지막 월경 주기의 첫날(월경 시작일)부터 시작하여 약 40주(10개월)인 것으로 계산되어지며, 월경주기가 28일(평균일)인 경우 수정은 보통 월경주기 중간(다음

예측되는 월경 시작일의 약 14일 전)에 일어나므로 실제 임신기간은 수정 후 38주에 해당된다. 따라서 출산예정일의 예측은 다음과 같이 계산한다.

출산예정일 = 마지막 월경 시작날 + 9(또는 −3)월 + 7일

예를 들면, 마지막 월경 시작일이 7월 21일이었다면 예측되는 출산일은 다음 해의 4월(7월−3월) 28일(21일+7일)이 되며, 마지막 월경 시작일이 1월 29일이었다면 예측되는 출산일은 같은 해 11월(1월+9월+1월) 5일(29일+7일−31일)이 된다.

(1) 제1석달 : 마지막 월경 주기의 첫날~임신 12주

제1석달(first trimester)은 그림 2-8a에서 보이는 상태로 신체상에 나타나는 뚜렷한 변화는 없으나 매우 다양한 증상이 나타난다. 월경주기가 규칙적인 사람의 경우는 월경 예정일이 되어도 월경이 시작하지 않으나 그렇지 않은 사람의 경우에는 임신임에도 불구하고 처음 2~3개월 동안 출혈이 있는 사람도 있다. 다만 그 기간이 약간 짧아지며 양도 적어진다. 유선이 발달을 시작하므로 유방이 커져서, 쑤시거나 맥이 뛰거나 아프거나 하는 일이 생기며, 유방에 보내지는 혈액의 양이 많아지므로 정맥이 뚜렷하게 보이고, 유방과 그 주변(유륜)의 거무스름한 부분이 커진다.

입덧으로 구역질이 나는 사람도 있으며 심한 경우에는 구토하는 경우도 있다. 이러한 입덧이 일어나는 경우 아무런 음식물을 섭취하지 않기도 하는데, 이는 태아나 산모의 건강에 좋지 않으므로 조금씩이라도 자주 먹는 것이 좋다. 임신을 하게 되면 피로감을 쉽게 느끼게 되고, 질 분비물이 증가하는데 투명하고 자극이 없는 것도 있으며, 흰색, 노란색, 거품 모양으로 가려움을 느끼는 경우도 있다. 또한 뇌하수체호르몬이 부신에 영향을 미쳐, 체내 수분 밸런스를 변화시켜 체액을 더 많이 함유하도록 하며, 커진 자궁이 방광을 압박하므로 배뇨 횟수가 늘어나는 사람도 있다. 10주에서 12주 가량이 되면 골반 사이의 관절이 넓어지고 자궁이 커져서 장을 압박하거나, 프로게스테론의 양이 늘어나 평활근을 느슨하게 만들므로 배변이 불규칙적이 되는 경우도 있다. 이 때문에 장의 활동이 저하되고 운동부족으로 변비에 걸리는 수도 있다.

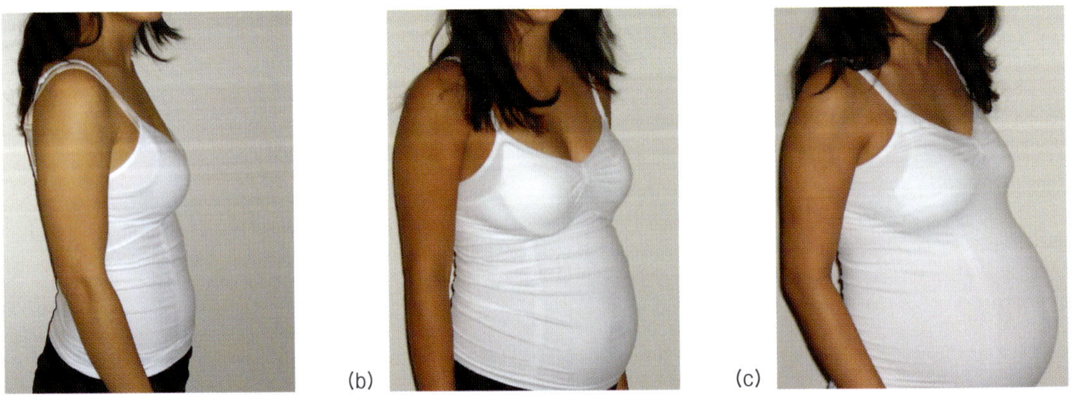

(a) (b) (c)

그림 2-8. 임신기간의 3단계
(a) 임신 제1석달. (b) 임신 제2석달. (c) 임신 제3석달.

(2) 제2석달 : 임신 13주~26주

제2석달(second trimester)은 그림 2-8b에서 보이는 상태로 구토와 피로감이 사라지고 임신의 징후가 확실해지면서 산모의 몸에 여러 가지 변화가 나타난다. 우선 4개월경이 되면 태아는 눈에 띄게 커지기 시작한다. 허리가 커져서 임신 전에 입었던 옷이 맞지 않게 되며, 4~5개월부터 서서히 **태동**이 느껴지게 되는데 처음으로 태동을 느끼는 것은 잠들기 전인 경우가 많다. 유두 주위나 얼굴이 색소의 영향으로 색이 변하는 경우도 있고, 타액과 땀이 많아져서 체내에서 나오는 노폐물을 제거하는데 도움을 준다. 자궁도 역시 변화하여 원래의 20배 정도가 되고 하복부가 커짐에 따라 피부도 늘어나 갈라지기도 하고 핑크나 붉은빛이 도는 선이 나타나는 경우도 있다. 임신 중기가 되면 성호르몬의 자극으로 유방이 커지면서 수유가 가능한 상태가 되며, 19주를 지날 무렵에는 황색의 물질이 유두에서 나오는 경우가 있는데 이것은 **초유**(colostrum)라고 불리우는 물질로서 아직 젖은 아니다.

골수가 만드는 혈구의 양이 많아지고 혈액의 양이 증가하여 코피를 쏟는 경우도 있으며, 이 시기에 철분을 많이 섭취하여야 한다. 장과 소화계통 전체의 활동이 둔해져 소화불량이나 변비가 일어나기 쉬워지며, 위산과다로 가슴이 쓰린 일도 있다. 식사조절을 통해서 이러한 상태를 경감시킬 수 있으며 가능한 하루에 여러 번 나눠 먹도록 하는 것이 좋다. 직장의 정맥이 부풀어서 통증을 수반하는 경우도 있으며, 이는 혈관이 골반에 있는 여러 기관에 압박당하여 혈관 속에 울혈이 생기기 때문이다. 이와 같은 혈액순환의 장애로 다리 등에 장애가 일어나는 경우도 있다.

(3) 제3석달 : 임신 27주~40주

제3석달(third tirmester)은 그림 2-8c에서 보이는 상태로 신체적으로 다시 불편함을 느끼는 기간이며 임신부는 불면증이나 소화불량을 겪기도 한다. 임신 후반기에 나타나는 위험 증세로 **부종**(edema)이 있는데 이는 **수종**이라고도 하며 신체부위 특히 손발에 수분이 많이 남아 있는 현상으로 적절한 운동을 하거나 염분과 당류가 많은 음식물을 피함으로써 수분의 함량을 조절해야 한다. 체중이 급격히 늘어나고 거동이 불편하게 되므로 가급적 행동을 조심하고 안정을 취하는 것이 산모와 아기를 위해서 안전하다. 임신 32주에 나타나는 신체의 변화를 요약하면 그림 2-9과 같다.

4) 임신중의 성관계

성적 욕구나 성행위는 임신중의 신체적, 심리적 상태와 밀접한 관계가 있다. 구토나 피로감을 느끼기 시작하는 임신의 초기 단계에 있는 여성들의 경우 성적 욕구의 감퇴현상이 나타나기도 한다. 그러므로 원만한 부부 생활을 유지하기 위해서는 임신중의 여성들에게서 일어나는 육체적, 정신적 변화를 남편들이 충분히 이해하여야 한다. 대부분의 경우 임신중의 성교는 실제로 태아에게 아무런 영향을 미치지 않는다고 한다. 제1석달에 비하면 제2석달에는 오히려 여성의 성욕이나 성감이 증가하기도 하므로 성교시의 체위를 약간씩 변화시킨다면 경우에 따라서는 임신의 마지막 주까지도 성관계가 가능할 수도 있다.

3. 태아의 발생

1) 전배아기 : 수정 후 첫 2주

수정란이 자궁관을 따라 자궁에 도착하는 데 약 6일이 걸리며 이동을 하면서 세포분열을 계속하므로 자궁에 도착할 때는 **포배**의 단계에 이르게 된다. 이러한 포배가 자궁내막에 **착상**하면서 **전배아**

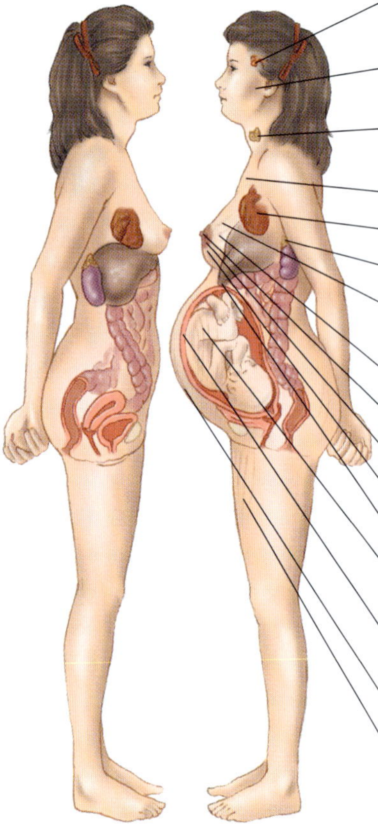

그림 2-9 . 임신에 따른 신체적 변화
(왼쪽) 임신하지 않은 여성. (오른쪽) 임신 32주에 나타나는 산모의 변화.

기(pre-embryo)는 끝이 난다. 착상이 일어난 후 이 포배에서 세포분열과 세포분화가 진행되면서 **양막**(amnion)과 **융모막**(chorion)이 형성되어 장차 배아를 보호한다.

2) 배아기 : 수정 후 3주~8주

배아기에 뇌, 심장, 콩팥, 간, 소화기관, 탯줄 등 여러 기관이 형성된다. 한달 정도 자란 **배아**(embryo)는 약 0.5cm에 달하며, 양막이 점차 발달되어 **양수**(amniotic fluid)로 차게 되는데 외부 충격으로부터 배아를 보호해 주는 완충역할과 일정한 온도를 유지해 주는 역할을 한다. 그리고 흔적과도 같이 미미한 구조이던 태반이 더욱 발달하면서 **탯줄**(umbilical cord)이 생겨 배아와 모체간에서 영양분과 노폐물을 주고받게 된다. 이 시기에 산모가 흡연이나 약물을 복용하면, 흡수한 니코틴과 약물 등이 배아에게 직접 영향을 주어 신체적, 지능적으로 비정상적인 아이를 출산할 수도 있다. 배아기가 끝날 무렵이면 팔, 다리, 손가락, 발가락 등 모든 기관이 형성되어 완전한 사람의 형상을 갖추게 되는데 이때 배아의 크기는 약 2.5cm이고 남녀의 성구별은 아직 어렵다(그림 2-10a).

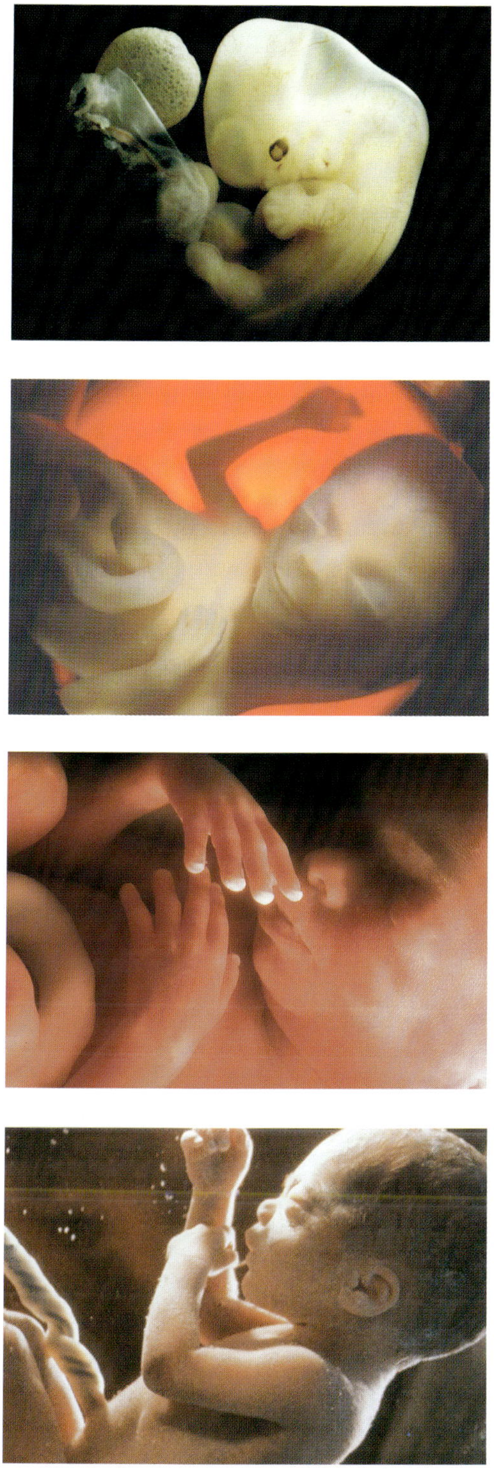

(a)

(b)

(c)

(d)

그림 2-10 . 태아의 발생 과정
(a) 발생 4~5주의 배아. (b) 발생 11~12주의 태아. (c) 발생 20주(5개월)의 태아. (d) 발생 8~9개월의 태아.

3) 태아기 : 수정 후 9주~출생(38주)

약 3개월이 되면, 얼굴의 특징이 보다 더 선명해지고, 눈꺼풀이 완전히 눈을 덮게 된다(그림 2-10b). 외부생식기가 점점 더 분화되어 성구별이 가능해지고, 그 후 **태아**(fetus)는 모체 내에서 활발히 움직여 **태동**(fetal movement)을 전해준다. 약 5개월째부터는 신생아와 같이 자궁 내에서 잠도 자고 깨어 있기도 한다(그림 2-10c). 7개월이 지나면 태아의 크기는 약 35cm이고 몸무게는 1~1.2kg 정도에 이르며 신경계, 혈관계 등이 모두 발달되어 거의 신생아의 모습에 가까우나 외부의 감염에 대한 저항력이 아주 약하다. 태아기의 마지막 두 달 반 동안에는 태아의 발생과 성장이 급속히 진행되어 체중이 2배 이상으로 늘어나 출산 시는 체중이 2.8~3.7kg에 이르며 신장은 약 50cm정도가 된다(그림 2-10d).

4. 분 만

분만(labor, parturition) 또는 **출생**(childbirth)은 임신 280일(40주)이 되면 일어나는데, 분만이 가까워지면 산모는 분만의 시작을 알리는 **가진통**(false labor)을 느끼기 시작한다. 처음에는 자궁수축이 그리 심하지 않은 불규칙적인 진통이지만 점차 수축이 심한 규칙적인 진통으로 바뀌어 마침내 주기적인 **분만통증**(labor pain)이 나타나게 된다. 분만 시에는 자궁목이 확장되어 태아가 산도(birth canal)를 따라 나오게 된다(그림 2-11).

1) 분만 과정

(1) 분만 제1기 : 자궁목의 확장

분만 제1기는 자궁목의 확장을 유도하는 최초의 자궁 수축으로부터 자궁목이 열릴 때까지로서 자

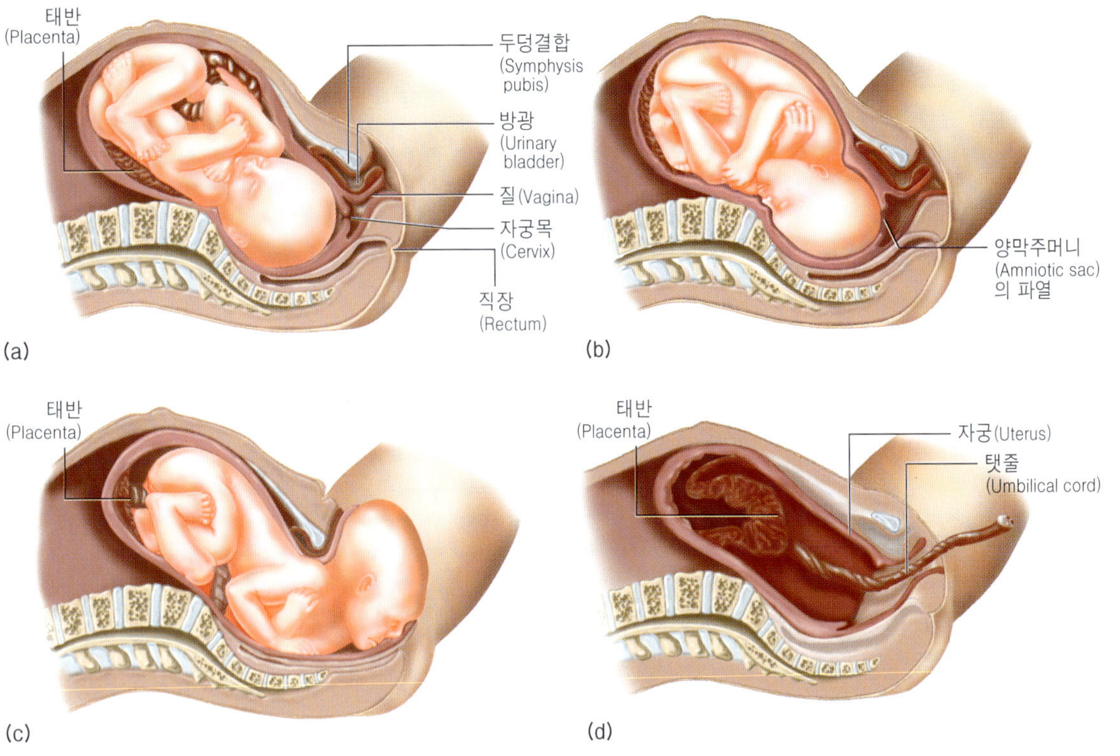

그림 2-11. 태아의 분만 과정
(a) 분만 초기의 태아 위치. (b) 분만 제1기 : 자궁목의 확장. (c) 분만 제2기 : 태아의 출산. (d) 분만 제3기 : 태반의 방출.

궁목이 부드럽게 되어 완전히 열리면 그 직경이 약 10cm 가량 된다. 분만 제1기는 총 분만기간 중 제일 긴 시기로 초산부에서는 평균 8시간, 경산부에서는 평균 5시간 정도 걸린다. 그러나 개인마다 현저한 차이가 있을 수 있으며, 초산일 경우 12시간 이상을 끌기도 하고 초산이 아니더라도 8시간 이상이 되기도 한다. 분만이 계속 진행되고 있다는 징후로 자궁 수축이 15~20분 간격으로 30초 동안 규칙적으로 일어나며, 출산이 진행됨에 따라 수축은 더 강해지고 더 길어지며 더 자주 일어난다. 분만 제1기의 끝 부분 즈음에는 수축이 1~2분 간격으로 일어나고 매번 1분까지 지속된다. 몇몇 여성은 출산의 일부가 아닌 준비적인 수축을 경험하는데, 이는 Braxton-Hicks **수축** 또는 **가진통**이라 불린다. 가진통은 불규칙적으로 일어나고, 수축 간격이 짧아지지 않고, 수축 강도가 증가하지 않는다는 면에서 실제 진통과 구분된다. 이러한 가진통을 보이는 여성은 의사의 진찰을 통해 실제 진통이 아니라는 것을 확인해야 한다.

점액전(cervical mucous plug)이라는 혈액이 섞인 점액성 분비물이 흘러 나오는 전징후가 있은 다음에 양막주머니(amniotic sac)가 파열되면서 양수가 나오는 현상이 일어난다. 태아는 이러한 **양막 파열**(amniorrhexis)이 일어난 지 24시간 이내에 출산되어야 한다. 그렇지 않으면, 심각한 감염이 일어날 수 있다.

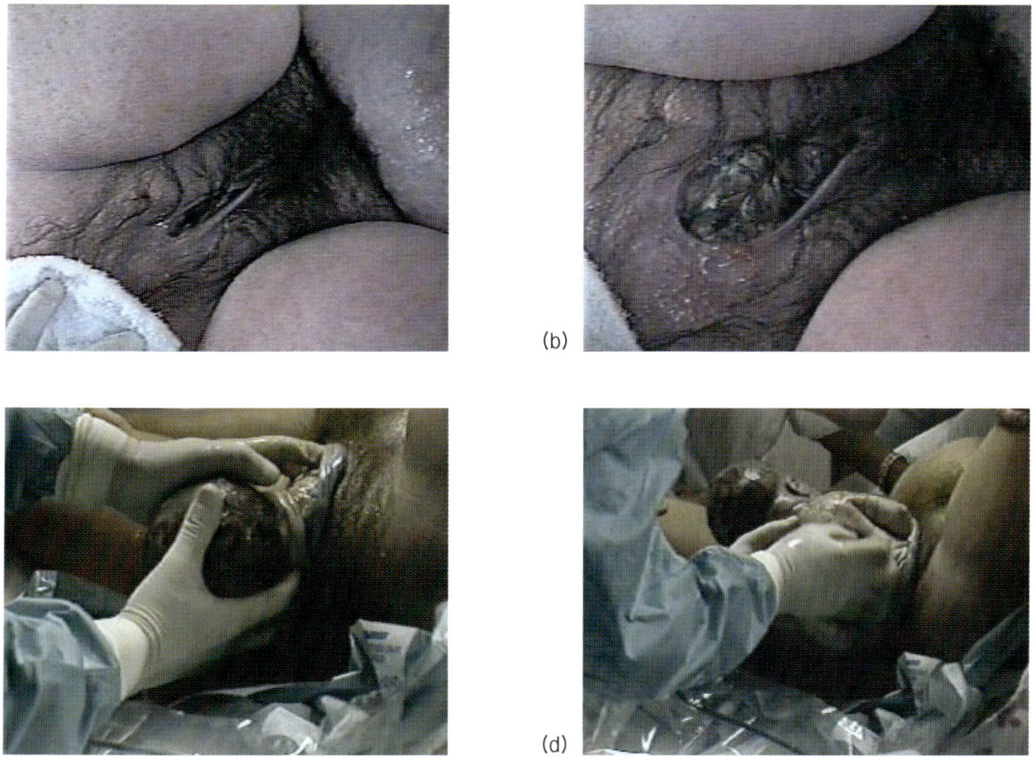

(a) (b) (c) (d)

그림 2-12 . 분만 제2기

(a) 산모의 외음부로 태아의 머리가 보이기 시작한다. (b) 산모의 외음부로 태아의 머리가 선명하게 보인다. (c) 태아의 머리가 나오고 어깨가 나오기 시작한다. (d) 태아의 몸이 산모의 몸 바깥으로 완전히 나온다.

(2) 분만 제2기 : 태아의 출산

분만 제2기는 자궁목이 완전히 확장되어 열리는 순간부터 태아가 모체로부터 완전히 빠져 나오는 시기를 말하며, 이 시기의 평균 시간은 30~60분이다. 이 기간 동안에 자궁 수축이 계속되고 태아의 머리가 산도를 통해 빠져 나오기 시작하는데 머리와 어깨가 한꺼번에 빠져 나오는 순간에 질이 엄청나게 확대된다(그림 2-12). 그리고 산모는 진통의 주기에 맞추어 요령 있게 복압을 가하여야 분만을 수월하게 진행할 수 있게 된다. 일반적인 분만에서는 보통 머리가 먼저 나오나, 몇몇 태아는 **골반위분만**(breech birth)으로 발이나 엉덩이가 먼저 나온다. 골반위분만은 아주 복잡한 난산이며, **제왕절개**

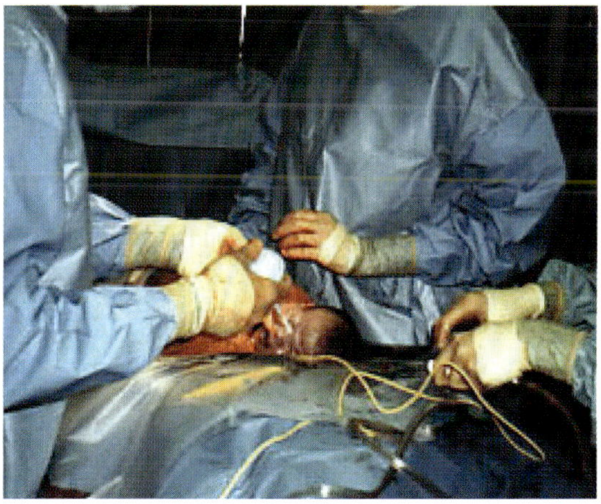

그림 2-13 . 제왕절개술

제왕절개술로 산모의 몸 바깥으로 출산되는 태아.

(a)
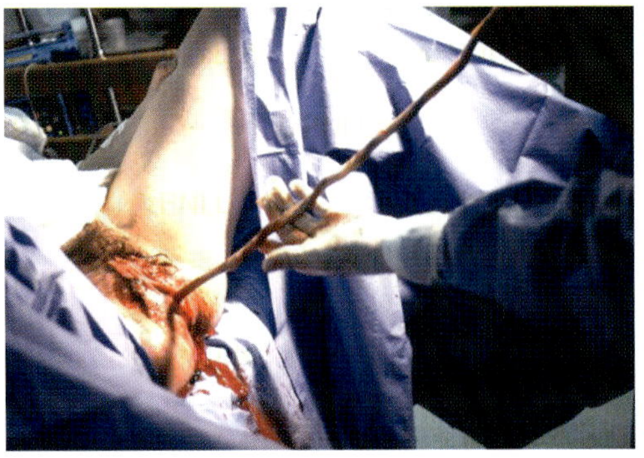

(b)
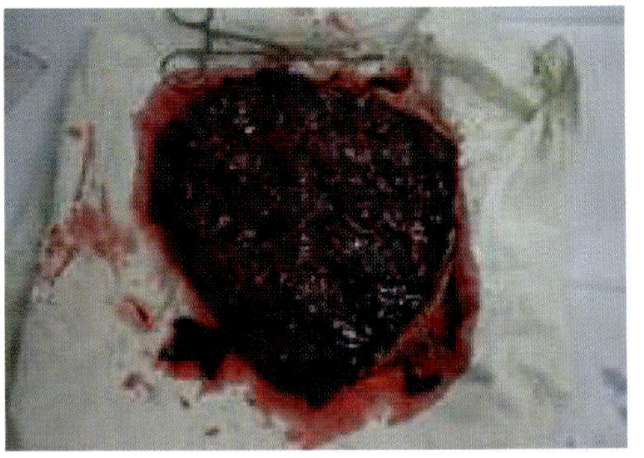

그림 2-14 . 분만 제3기
(a) 태반이 산모에서 배출되기 전 단계로 산모의 자궁 내 태반으로 연결되어 있는 탯줄. (b) 산모의 자궁으로부터 배출된 태반.

술(cesarean section)을 통해 외과적으로 아이를 꺼낼 수도 있다(그림 2-13).

분만 시에 회음부에 손상을 덜 주고 질 입구를 넓히기 위하여 질구 아래쪽을 절개하는데 이 시술을 **외음절개술**(episiotomy)이라 하며, 분만 후에 다시 꿰매어서 원상태로 되돌린다. 태아가 태어난 후에는 갓난아이의 코와 입안에 있는 점액물질을 흡입기로 제거한다. **탯줄**은 양쪽에서 집게로 단단히 조여서 출혈을 방지한 후에 집게 사이를 절단한다(그림 2-15a). 출산 후 1분과 5분 경에 갓난아이가 자궁 밖에서 잘 생존할 수 있는지를 점검해야 한다.

(3) 분만 제3기 : 태반의 방출

분만 제3기는 태아의 만출 직후부터 태반, 양막, 탯줄 등이 배출될 때까지의 기간을 말하며, 태 또는 **후산**(afterbirth)이라고도 한다. 태아가 분만된 후에도 자궁은 계속해서 수축하고(그림 2-14a), 15~30분 이내에 태반과 태아막은 산모의 자궁에서 분리된다(그림 2-14b).

2) 산후기와 모유

(1) 산후기

산후기(puerperium)란 출산 후 산모의 생식기관과 몸이 임신 전의 위치와 상태로 돌아가는 기간이며 보통 출산 후 6주간을 말한다. 아주 크게 영향을 받은 신체 부위 중 하나는 당연히 생식기이며, 자궁은 거의 원래 크기로 되돌아간다. 2주 내에 자궁목 입구는 작은 틈새로 닫히고, 출산 중에 손상된 조직은 회복된다. 신생아가 통과하면서 외상을 입고 확장되었던 질은 약 3주 후에 정상 상태로 돌아온다. 외음절개술로 인한 질 입구 주변의 찢겨진 조직은 1주 내에 회복된다. 호르몬의 변화는 비교적 출산 후 빨리 회복된다. 몇몇 호르몬은 산후기 첫날 즈음에 정상 수준으로 돌아오지만, 어떤 것은 1~2주 정도 걸리기도 한다. 출산과 태반 배출 과정 동안, 여성은 혈액을 많이 손실하게 된다. 산모의 혈장과 적혈구 양은 산후기 후반부 즈음에 이르면 보통 정상적인 임신 전 상태로 돌아오지만 몇 주 더 걸리기도 한다.

임신기간 동안 변했던 산모의 여러 다른 기관과 조직은 산후기 이상의 기간을 거쳐 임신 전 상태로 회복된다. 예를 들면, 골반 부위의 근육은 6개월에 걸쳐 점진적으로 원래 상태로 회복된다. 출산 후 처음 며칠 동안, 여성은 방광의 좌상, 마취 효과, 요관의 확장 때문에 소변을 보는데 어려움을 겪을 수 있다. 이러한 배뇨에 따른 문제는 단지 며칠만에 회복된다 하더라도, 요관은 3개월까지 확장된 상태로 남아 있을 수 있다.

산모의 40~85% 정도가 출산 후 몇 주 안에 경미한 **산후 우울증**(postpartum depression)을 경험한다. 종종 기분의 현저한 변화(mood swing)와 함께 오는 이러한 경미한 우울증은 분만하는 동안 일어나는 여러 가지 육체적 변화(호르몬의 변화 포함)뿐만 아니라 육체적이고 정신적인 분만의 스트레스 결과로 여겨진다. 증상으로는 슬피우는 것, 불면증, 식욕 저하, 혼란 등이다. 슬픔은 보통 산후기의 두 번째 주 정도가 되면 진정된다. 심각한 우울증은 드물지만(Glass & Bruner, 2000), 수면 장애가 있다면 이러한 불면증이 우울증에 영향을 주기 때문에 보통 가벼운 진정제를 복용하는 것이 좋다. 초산일 경우에 이러한 새로운 환경에 적응하는데 더 많은 어려움을 겪는다. 왜냐하면 새로 태어난 아기는 모든 것을 엄마에게 의존하므로 아기를 다루는 경험이 없는 산모는 여러 가지 문제에서 당혹감이나 낭패감을 느끼게 되기 때문이다. 또한 산후기 초기에 많은 여성은 유아에게 모유를 먹이기 시작한다.

(2) 모유의 분비

출산 후 3일 이내에 **모유**(breast milk)의 분비가 시작되는데 **프로락틴**(prolactin)과 **옥시토신**(oxytocin)의 두 호르몬이 **젖샘**(mammary gland)을 자극하여 모유(젖)의 분비를 촉진시킨다. 만일 수유를 중단하게 되면 젖의 분비 정도나 유방이 임신 전의 상태로 되돌아간다.

(3) 모유수유

세계적으로 20세기 초에는 90% 이상이 모유수유율을 보였으나, 1966년경 우유의 생산이 급증하면서 20%로 감소되었다가, 1980년대 이후부터 모유수유의 중요성에 대한 인식이 확대되어 유럽 75%, 미국 52%, 일본 45%로 모유수유율이 증가하였다(유엔아동구호기금 국가발전백서, 1999). 미국의 경우에는 이미 1979년과 1989년 2차에 걸쳐 국민건강사업의 일환으로 "건강한 사람들 2000(Health people 2000)"이라는 국가목표를 설정하고 전 국민이 모유수유를 하도록 강력하게 방향제시를 하였으며, 민간 차원에서도 대대적인 계몽 및 홍보활동을 전개한 결과, 모유수유율이 급속도로 증가하여 1970년대에 20%에 불과하던 모유수유율이 1995년에 60%대로 상승하였다. 특히 대학졸업자 이상의 여성에서는 80% 이상이 모유수유를 선호하고 있다고 한다. WHO(세계보건기구)와 UNICEF(유엔아동기금)에서도 아기들의 건강을 위해 전 세계적으로 **모유수유 캠페인**을 해오고 있으며, 모유를 먹이는 기간에 있어서도 생후 6개월까지는 모유만을 먹이도록 하고, 그 후에는 모유와 이유식을 함께 먹이되 모유 수유 기간을 2년까지 할 것을 권장하고 있다.

반면에, 우리나라 여성들은 모유수유가 바람직하다고 생각하면서도 실제로는 모유수유율이 상당히 낮고 인공수유를 많이 하고 있다. 최근에 모유수유를 권장하는 움직임이 활발히 일고 있기는 하나 우리나라의 모유수유율은 1960년대에 95%였지만, 1970년대에는 46~69%, 1980년대에는 36~50%, 1990년대에는 24~35% 정도로 계속 감소되고 있는 추세이다(박인화 등, 1994). 최근 2003년 전국 출산력 및 가족보건복지실태조사에서도 생후 1년까지 모유를 먹인 비율은 16.5%인 것으로 나타나(한국보건사회연구원, 2003), 세계보건기구의 권장 시기인 2년에 매우 못 미쳤으며, 모유수유에 대한 올바른 교육이 절실한 것으로 나타났다. 이러한 상황에서 1980년대에 정부와 민간단체(대한가족보건복지협회, 소비자문제를 연구하는 시민의

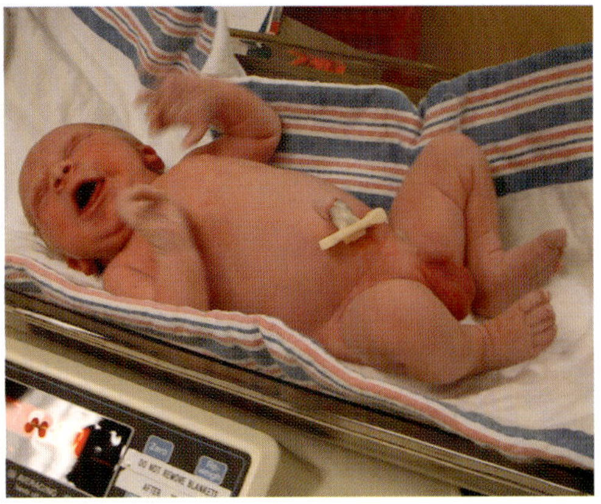
(a)

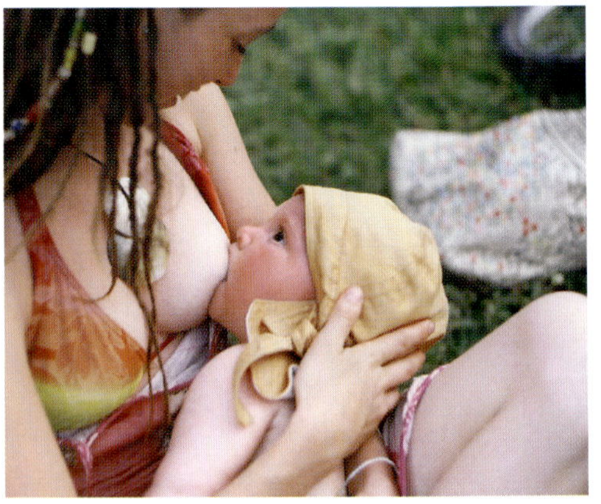
(b)

그림 2-15 . 신생아와 모유수유
(a) 잘려진 탯줄이 아직 남아있는 갓 태어난 신생아의 모습. (b) 엄마의 젖을 먹고 있는 어린아이의 행복한 모습.

모임, 간호협회 등)가 분유에 대한 광고금지, 모유수유 권장 운동 등을 펴왔고, 사회적으로 임산부에게 모유수유에 대한 확고한 신념 및 모유의 우수성에 대한 인식의 전환과 같은 모유에 대한 긍정적 태도와 직장여성을 위한 수유시설, 간호사의 모유수유 권장 등 다양한 접근들이 이루어졌다. 최근 직장인 대상 모유수유 실태조사 분석(인구보건복지협회, 2006.12)에 따르면, 모유대체품에 대해서는 33.5%가 좋지 않는 의견이었고, 1.6%만이 분유가 더 좋다고 응답했으나, 분유나 모유가 거의 같다거나 혼합수유를 해야 한다는 의견도 각각 33%로 높게 나타났다. 또한 모유수유의 적정기간을 묻는 질문에는 1년 미만이라는 응답이 약 80%에 달했다. 모유수유를 중간에 포기한 이유를 묻는 질문에는 모유량 부족이 50%로 1위, 직장생활이 25%로 2위로 나타나 직장여성들이 육아와 일을 병행하는데 어려움이 많은 것으로 나타났다.

미국 여성들의 조사 결과 모유수유를 꺼리는 이유는 불편함이나 수치심 또는 몸매가 변할까하는 두려움에서 비롯된 것이라고 밝혀졌으나, 모유수유를 통해 다음과 같은 많은 장점을 얻을 수 있는 것으로 밝혀졌다(그림 2-15b).

① 자궁수축을 도와 산모의 빠른 회복에 도움이 된다.
② 락토페린(lactoferrin)이라는 면역성분이 있어 아이의 건강에 도움이 된다.
③ 신생아에 대한 긍정적인 사랑과 애착이 훨씬 강해진다.
④ 성감이 훨씬 발달하여 보다 즐거운 성생활이 가능하게 된다.
⑤ 모유수유에 의한 적절한 자극이 유방 미용에 도움이 된다.
⑥ 유방암 방지에 효과가 있다.
⑦ 수유하는 동안 배란이 일어나지 않아 피임에 효과가 있다(그러나 일부는 임신이 되기도 하여 100% 신뢰할 수는 없다).

5. 잘못된 임신

1) 자궁외임신

수정란이 정상 자궁내막 이외의 조직에 착상하는 것을 **자궁외임신**(extrauterine pregnancy, ectopic pregnancy)이라고 하며, 이러한 태아는 정상적인 발생을 하지 못할 뿐만 아니라 산모에게도 상당한 위험을 갖게 한다. 드물게 자궁내임신과 자궁외임신이 동시에 일어나며, 자궁외임신은 정상임신에 의해 처음에는 알지 못한 채 정상임신에 지장을 주지 않고 진행될 수 있다. 최근에는 장비와 수술의 발달로 인해 자궁외임신을 정확히 확인하고 수술로서 치료할 수 있다.

(1) 원 인

① 자궁관염, 선천성 자궁기형, 전에 수술을 한 경우, 종양 및 월경역류 등 수정란이 자궁강으로 가지 못하는 경우, 자궁관 점막이 수정란에 대해 수용성이 증가될 때 발생한다.

② 피임용 자궁내장치를 사용한 경우에도 발생 가능하다. 자궁내장치는 포배가 자궁내막에 착상하는 것은 방지하지만, 자궁관에서 난자가 수정이 되는 것을 막지 못한다. 따라서 수정란이 자궁에는 착상되지 않으나 자궁관에는 착상될 수 있다.

(2) 종 류

a. 자궁관임신

자궁관임신(tubal pregnancy)은 총 임신의 1/80~1/250의 빈도로 발생한다. 이것은 총 자궁외임신의 90% 이상을 차지하며, 이 중 60%는 자궁관팽대부 및 자궁관누두에서 일어난다(그림 2-16b). 자궁관임신의 경우 점차 자궁관을 팽창시키며, 어느 정도는 정상적으로 발달하나, 수개월 이상은 살지 못한다. 정상 임신에서와 같이 황체는 영양막(trophoblast)에서 분비되는 융모생식샘자극호르몬(hCG)에 의해 유지되며, 임신검사에서 양성으로 나타난다. 영양막은 자궁관벽의 혈관을 부식시켜 자궁관의 내강 및 벽에 출혈을 일으킨다. 자궁관임신을 한 여성은 정상 임신의 초기에서와 같은 징후를 나타내지만, 약간의 복통 및 압통을 호소하며 때로는 약간의 질 출혈도 있다. 수태가 퇴행되기 시작하여 영양막에 의한 융모생식샘자극호르몬의 생산이 감소되면, 황체의 에스트로겐(estrogen)과 프로게스테론(progesterone)의 생산이 감소되며, 자궁내막의 상피가 탈락된다. 착상 부위에서도 출혈이 일어날 수 있으며, 자궁관을 통해 자궁강으로 갈 수 있다. 자궁관의 파열은 어느 때나 일어날 수 있으며, 이때에는 복통이 심하고 대개 파열부위에서 큰 자궁관 혈관이 터져 심한 복강내 출혈이 나타날 수 있다. 자궁관의 파열은 즉시 치료하지 않으면, 심한 출혈로 인해 치명적일 수 있다.

(a)

(b)

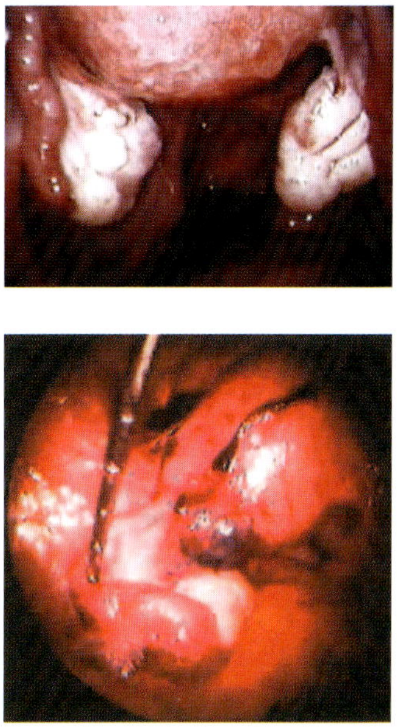

그림 2-16 . 복강경으로 관찰한 자궁관임신
(a) 정상 자궁과 난소 및 자궁관. (b) 자궁관팽대부에 임신된 자궁관임신.

b. 복강임신

복강임신(abdominal pregnancy)은 수정란이 곧창자자궁오목(rectouterine pouch)이나 자궁을 덮고 있는 복막이나 만낭에 착상한다. 태반이 복강내 주요기관에 부착하여 상당한 출혈을 일으킬 수 있기에 대개 예후가 좋지 않다. 드물게 배아가 완전히 성숙하여 살아 있는 상태의 태아를 출산할 수도 있고, 드물게는 복강임신이 인지되지 않은 채 태아가 사망하여 석회화되기도 한다.

c. 난소임신

난소임신(ovarian pregnancy)의 경우에는 수정란이 난소의 지질에 착상하며, 대개 발생초기에 난소 지질이 파열된다. 그러나 만삭까지 임신이 유지된 보고도 있다.

d. 자궁목임신

자궁목임신(cervical pregnancy)은 매우 드문 경우로 수정란이 자궁목에 단단히 부착되어 임신중 혹은 출산 시에 많은 출혈을 일으키며, 이 경우에는 자궁을 절제해야 할 위험성이 있다. 일부 경우에는 착상된 태아가 임신 초기에 배출되어 임신을 알지 못하기도 한다. 태반이 자궁목을 막게되는 **전치태반**(placenta previa)이 형성되면(그림 2-17), 출산 시에 여러 문제를 일으키므로 제왕절개술을 통해 분만하여야 한다(그림 2-13).

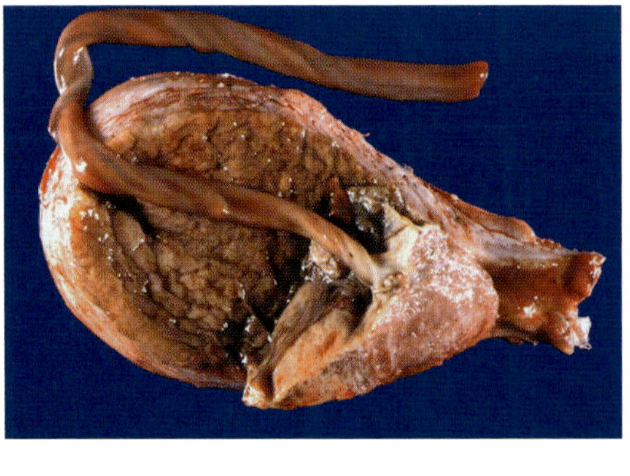

그림 2-17. 전치태반

2) 자연유산

자연유산(spontaneous abortion)이란 임신된 아이가 성장을 계속하다가 임신 23주 전에 심각한 유전적 결함이나 다른 여러가지 원인에 의해서 성장이 중단되고 자연적으로 자궁 밖으로 제거 배출되는 것을 말한다. 이러한 유산은 전 임신의 10~15% 정도로 보고 있으나, 실제로는 산모가 느끼지 못하고 유산되는 경우가 있어 약 30% 정도의 실지 유산이 있을 것으로 보고 있다. 특히 30~34세에서는 17~18%, 40세 이상이 되면 25% 정도가 자연유산되어, 나이가 들수록 자연유산의 가능성이 높아지는 경향이 있다.

(1) 시 기

임신기간 중 가장 유산이 되기 쉬운 기간은 임신 12주까지의 초기임신 시기이며, 대부분의 자연유산은 8주 이전에 일어난다. 정상적인 임신 상태에서는 임신 6주 내외에서 초음파로 배아의 심장박동을 보고 들을 수 있으며, 8주째가 되면 심장박동을 완전하게 확인할 수가 있다. 따라서 임상적으로 8주경에 태아의 건강한 심장박동이 확인된다면 유산의 확률은 적어진다. 자연유산의 초기 증상으로 질에서 출혈이 있고, 복부에 경련성 동통, 허리 뒤의 통증, 구역질 등이 나타난다.

(2) 원 인

일반적으로 자궁을 형성하는 바닥쪽탈락막(decidua basalia)의 출혈과 출혈부위 주변 조직의 괴사로 유산이 발생한다. 임신 초기의 유산 원인은 염색체 이상이나 기형과 같은 태아쪽 이상이 대부분이다. 그러나 임신이 12주 이상 진행된 중기 유산은 엄마쪽에 원인이 있는 경우가 많다. 가장 많은 원인은 태아를 지탱해 주는 자궁목이 정상적인 수축을 하지 못하여 입구가 열려버리는 **자궁목무력**

증(incompetent cervix)이다. 이러한 증상의 원인은 체질상의 특이성, 앞선 출산 시 자궁목에 입은 상처, 과거의 낙태 후유증 등을 들 수 있다. 이러한 경우에는 자궁목 입구를 봉하는 **자궁목봉합술**(trachelorrhaphy)을 하게 되면 임신을 유지할 수도 있다. 그 밖에도 질의 염증, 자궁내 감염증, 자궁근종, 과도한 스트레스 등도 유산의 원인이 된다.

(3) 종 류

a. 절박유산

절박유산(threatenen abortion)의 증상으로는 경미한 동통이 마치 월경통처럼 있거나 하부요통이 있다. 임신 초기에 4~5명 중 1명이 이러한 증상을 나타내고 그 중 반수가 유산이 된다. 출혈은 경미하며 수일에서 수주간 계속된다. 자궁 크기가 시간이 경과해도 변치 않거나 감소한다면 태아 사망을 의심할 수 있으며, 커진다면 태아가 건강하든가 포상기태(hydatid mole)를 의심할 수 있다. 진성 절박유산일 경우 치료와 상관없이 유산된다.

b. 불가피유산

불가피유산(inevitable abortion)의 증상으로는 경관개대와 태아막파열의 경우이다. 임신전반기의 태막파열의 경우 임신유지가 불가능하고, 파열 48시간 후에 아무 이상이 없으면 일상활동을 하지만, 출혈, 발열 등이 있으면 불가피유산을 의심할 수 있다.

c. 불완전 유산

10주 이전의 유산에서는 태아와 태반이 모두 배출되는 것이 보통인데 그 이후에 발생한 경우는 따로 분리되어 배출되며, 태반의 일부 또는 전체가 자궁 내에 잔류하면 그 후 출혈이 계속되는데 이는 **불완전유산**(incomplete abortion)의 주요 증후이다.

d. 계류유산

임신 전반기에 사망한 태아가 자궁 내에 4~8주 이상 잔류한 경우를 **계류유산**(missed abortion)이라고 한다. 임상 증상은 임신 초기에 무월경, 오심, 구토, 유방의 변화, 자궁의 발육 등이 있으나 태아가 사망하면 질출혈 등 절박유산 증상이 나타난다.

e. 반복자연유산

반복자연유산(recurrent spontaneous abortion)의 증상은 3회 이상 계속 반복된 자연유산을 기준으로 한다. 원인은 면역학적인 원인을 찾을 수 있지만 아직 정확하게 알려져 있지 않다. 전문의와 상의하여 병원을 찾으면 일반적으로 70~80%는 정상적으로 분만이 가능하므로 크게 걱정할 필요는 없다.

(4) 예 방

자연유산을 막는 방법은 거의 없다고 볼 수 있다. 출혈이 매우 심하면 거의 절망적이다. 그러나 출혈이 적고 하복부의 동통도 약하거나 전혀 없으면 약 24시간 정도 안정하고 누워 있어야 한다. 출혈이 완전히 정지된 후에도 24~28시간 동안 일은 물론 성교도 하지 않으면 임신된 태아를 구할 수도 있다.

(5) 유산 후 처치

유산된 후 태아와 태반이 확실히 밖으로 배출되었는지 진찰해 볼 필요가 있다. 유산이 불완전하게 되어 뭔가 자궁 속에 잔존하게 되면 그것을 완전히 제거해야 된다. 이 제거술에는 자궁목을 넓게 벌려주는 소파기구라든가, 자궁을 수축시켜 배출시키는 약물이 이용된다. 유산 후 자궁이 원상태로 회복되는데 평균 3개월 정도 소요되므로, 유산 후에 바로 임신하는 것은 바람직하지 않다.

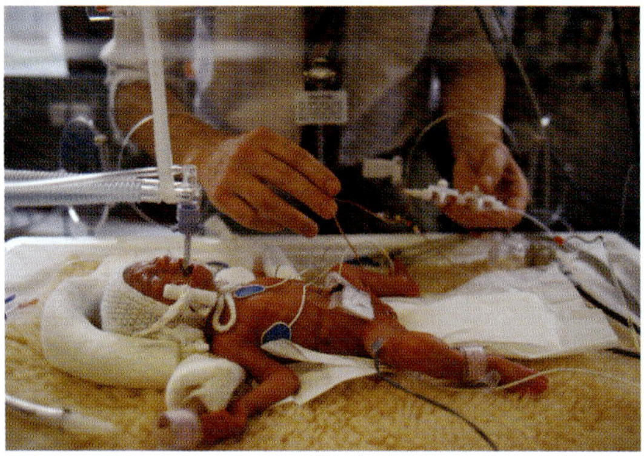

그림 2-18 . 조산으로 태어난 미숙아
인큐베이터 내에서 생존하고 있는 조산된 미숙아.

3) 조 산

28주(7개월) 이내에 **조산**(premature birth)을 하게 되면 태어난 **미숙아**는 아직 불완전한 호흡기관을 갖고 있기 때문에 생존이 어렵다. 그러나 7개월이 지나면 조산이 되어도 인큐베이터 내에서 생존할 가능성이 높아지지만, 아직은 외부의 감염에 대한 저항력이 아주 약하다(그림 2-18). 조산의 30~40%가 자궁 내 감염에 기인하며, 자궁 내 감염은 질에 정상적으로 생식하는 세균이 자궁을 침범했을 때 발생한다. 이러한 자궁 내 감염 세균이 당단백질인 시토카인(cytokine)을 분비하여 이 물질의 양이 증가하면, 자궁 수축이 유발되어 조기 분만진통을 초래하는 것이다. 임신 37주 내에 분만하는 조산은 국내에서 신생아의 8%에 달하고 있다. 조산된 아이는 패혈증, 호흡부전, 뇌출혈 같은 신생아 합병증과 미숙아망막증, 정신박약, 뇌성마비 등의 심각한 질병을 유발할 가능성이 20배나 증가된다. 일부에서는 현대 여성의 복장(미니스커트, 꽉끼는 옷)이 자궁을 차게 하여 유산 및 조산의 원인을 제공한다고 우려한다.

4) 불임증

불임증(infertility)은 1년간 피임하지 않았는데도 임신하지 못하는 부부의 경우를 말하며, 국내에서의 불임부부은 약 63만쌍 정도로 추정하고 있다. 부부는 여러 가지 이유 때문에 임신의 가능성이 낮아질 수 있으므로, 부부가 불임에 대한 도움을 구하기 전에 한 2년간은 더 기다려 보는 것이 좋다. 불임은 부부 중 한 명이 반드시 문제가 있어서 발생하는 것은 아니며, 부부 각자가 임신에 약간 불리한 인자를 가지고 있는 것이 서로 상호작용하여 불임을 야기할 수도 있다.

(1) 불임증의 원인

a. 남성 불임증의 원인

① 불완전한 정자의 생성

정자가 정상적으로 형성된다면, 정액 1mℓ는 약 8천~1억 2천 마리의 정자를 함유하고 있다. 사정된 정액은 2~8mℓ이므로 사정된 총 정자의 수는 약 2억~8억 마리가 된다. 정자의 수가 정액 1mℓ 당 2천 마리(사정된 총 정액에서 4천~1억 6천 마리) 이하가 되면, 수정되는 장소까지 도달한 정자의 수가 충분하지 못해 임신 가능성이 낮아진다.

② 정자의 비정상적인 모양

남성의 가임 능력은 사정시 운동성이 활발한 정자를 충분히 생산해내는가의 여부에 달려있으므로, 생성된 정자의 약 40% 이상이 비정상적인 모양을 가지고 있다면 불임의 가능성이 높다. 2개의 머리를 가졌거나 비정상적인 머리나 꼬리를 가진 정자는 잘 헤엄쳐 움직일 수가 없어서, 난자를 만날 기회가 감소된다(그림 2-19).

③ 환경적인 요인과 질병

흡연, 만성적 알코올 중독, 여러 가지 약물 복용, 열을 수반한 오래된 질병 등이 모두 정자생성에 영향을 준다. 볼거리 바이러스(mumps virus)의 감염

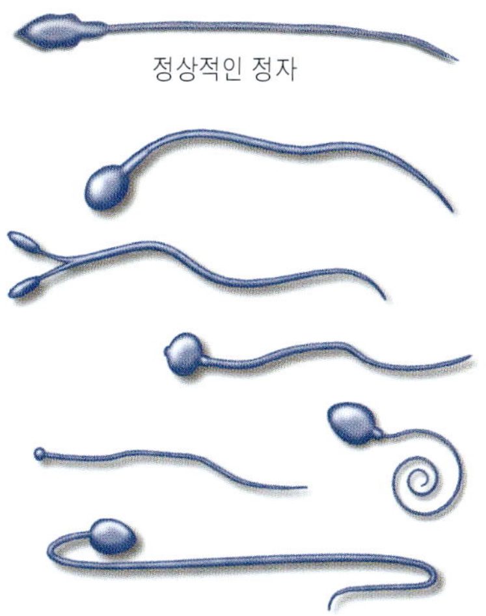

그림 2-19 . 비정상적인 모양을 가진 정자들
맨 위에 있는 정상적인 정자와 달리 비정상적인 정자는 여러 변형된 모양을 가지고 있다.

도 남성에게 불임을 가져올 수 있다.

④ 정자 운반의 손상

정자 운반에 문제가 있는 남성은 정자의 수가 임신에 적당하더라도 불임을 야기할 수 있다. 특정 성병의 감염은 정관을 막고 손상시킬 수 있으며, 남성이 사정할 수 없는 발기부전은 불임의 일반적인 원인이 된다.

b. 여성 불임증의 원인

① 음경의 질 내 삽입에 문제

처녀막막힘증(imperforate hymen)이나 질경련(vaginismus)이 있는 경우에 질 안으로 음경이 삽입될 수가 없다. 선천적이거나 성병이나 외상으로 야기된 비정상적인 질 구조를 갖은 경우에는 부분적으로만 음경이 삽입될 수 있어서, 음경의 삽입을 원활하게 하기 위해 윤활제를 사용하는데, 이때 사용하는 윤활제가 종종 살정 작용을 가지는 경우가 있다. 예를 들면, 널리 보급된 수용성 윤활제인 K-Y 젤리의 한 종류는 살정 능력을 가지고 있다.

② 자궁목 점액물질의 변화

일단 정자가 질 내부로 이동하게 되면, 정자가 자궁과 자궁관에 도달하기 위해서는 자궁목을 통과해야만 하므로, 자궁목에서 분비되는 점액물질의 양과 성질은 정자의 운동성에 중요하다. 감염은 점액을 분비하는 분비샘을 손상시키거나 백혈구가 모이게 할 수 있다. 또한 여성의 에스트로겐이 결핍된다면, 이러한 점액물질의 성질이 변하여 난자에 도달하려는 정자의 능력을 손상시킬 수 있다.

③ 자궁관 폐쇄

자궁의 구조적 결함은 보통 불임을 야기하지는 않지만 반복된 유산을 가져온다. 그러나 자궁관(나팔관)이 임질(*N. gonorrhoeae*)이나 클라미디아 감염증(*C. trachomatis*)에 노출되면, 심각한 조직 손상이 일어나 완전히 자궁관이 폐쇄되어 불임을 가져 올 수 있다. 또한 맹장염이나 피임용 자궁 내 장치(IUD) 합병증과 같은 다른 원인으로 인한 감염은 덜 심각한 자궁관 폐쇄를 가져와서, 임신은 되지만 자궁외임신의 가능성을 높인다.

④ 난소 기능 저하 및 손상

난소의 호르몬 불균형은 배란을 방해하고, 볼거리, 방사선 조사, 화학 치료가 난소를 손상시킬 수 있다. 여성은 나이가 먹을수록 난소의 기능이 저하되고, 임신 능력도 감퇴된다. 또한 영양결핍과 주당 16km 이상 조깅하는 것과 같은 격렬한 운동은 난소 기능에 안좋은 영향을 준다.

(2) 불임증의 치료와 생식기술

불임증의 치료는 우선적으로 커플의 병력을 심도있게 검토하는 것으로부터 시작한다. 그런 후에 불임의 일반적인 원인을 점검하기 위해 정자 수와 같은 일련의 단순한 검사를 시도한다. 때로는 보다 더 심도있는 물리적 검사가 필요할 수도 있으며, 어떤 경우에는 원인을 알 수 없을 수도 있다. 불임증의 원인이 알려지면, 외과 수술, 호르몬 요법, 약물 치료, 생활습관의 변화 등으로 치료를 시도할 수 있다. 또한 식사요법(dietotherapy)이 현재 연구되고 있으며, 황산 아연(zinc sulfate)과 엽산(folic acid)을 함유한 영양 보조제가 정상적인 정자의 총 수를 증가시킬 수도 있다(Wong et al., 2002).

한편, 정자가 자궁목에 도달하는데 문제가 있거나, 정자에 적합하지 않은 자궁목의 조건을 가지고 있거나 정자 자체의 건강성에 문제가 있는 경우에는 인위적으로 여성의 자궁 내로 정액을 주입하는 **인공정액주입**(artificial insemination)이 시도될 수 있다. 또한 자궁관이 없거나 폐쇄된 여성은 **시험관내수정**(in vitro fertilization; IVF)으로 불임을 극복할 수 있는데, 시험관내수정은 실험실 유리 시험관에서 난자를 정자로 수정시켜서 얻은 배아를 여성의 자궁에 착상시키는 시술이며, 이러한 과정을 통해 정상적으로 출산한 신생아를 **시험관아기**(test-tube baby)라고 부른다. 창(M. C. Chang)이 1959년에 처음으로 시험관내수정을 동물에서 성공시켰고, 사람에서는 영국의 스텝퇴(P. C. Steptoe)와 에드워즈(R. G. Edwards)가 1978년에 최초로 시험관아기 출산에 성공하여 루이스 브라운(Louise Brown)이라는 여자아이를 제왕절개술로 탄생시켰으며(그림 2-20a), 우리나라에서는 1985년 서울의대가 제1호 시험관아기를 출생시켰다. 이러한 시험관내수정 기술은 난소가 없거나 폐경기를 맞은 여성들에게까지 아기를 가질 기회를 부여하였다. 실제로 1997년 4월, 63살된 노파가 기증받은 난자로 남편 정자를 수정시켜 건강한 여아를 출산함으로써 세계 최고령 출산기록을 갱신하기도 하였다. 불임여성 중에는 난소가 건강하지만 자궁절제나 심장병 등의 사유로 아기를 가질 수 없는 경우가 더러 있는데, 남편 정자와 자신의 난자로 체외수정을 하여 배아(embryo)를 자신의 자궁 대신에 다른 여성의 자궁에 이식하면 자식을 얻을 수 있다. 자궁을 빌려준 대리모가 시험관아기를 대신 낳아주는 것이다. 자궁이 없는 딸을 위해 친정어머니가 대리모가 되어 자신의 손자를 낳은 경우도 있었다. 그러나 자궁은 물론이고 난소까지 제거된 여성이 남편의 자식을 갖기 위해서는 대리모로부터 자궁과 함께 난자도 빌려와서 남편의 정자로 대리모를 임신시키면 가능할 수 있다.

1992년에 **세포질내정자주입**(intracytoplasmic sperm injection; ICSI)이라는 새로운 시험관내수정 기술이 난자에 정자를 직접 수정시키기 위해 개발되었다. 이렇게 정자와 난자 모두를 몸 밖에서 다루는 불임 치료법을 **보조생식기술**(assisted reproductive technology; ART)이라고 부르는데, 이러한 보조생식기술은 저체중아(2.5kg 이하)의 출산을 가져올 뿐만 아니라(Schieve et al., 2002), 선천성 결손의 발생 가능성을 2배나 높이는 것으로 알려졌다. 생명과학분야의 눈부신 발달에 힘입어 인간의 생식기술은 날로 발전하고 있으며 신의 영역에 거침없이 도전하여 최근에는 동물복제에 더 나아가 인간복제에 대한 논란이 끊이지 않고 있다.

1997년 2월 23일, 영국 에든버러시 로스린연구소의 아이언 윌머트 박사는 6년생 암양의 유선 세포를 유전적으로 복사한 새끼 양을 만들어 냈으며, 이렇게 해서 태어난 새끼 양(1996.7.5 탄생)은 발표 당시 태어난 지 7개월이며 정상적으로 자라고 있다고 발표하였다(그림 2-20b). 이 '**복제 양**(羊)'은 유선 세포로부터 탄생했다고 해서 가슴이 큰 여가수로 유명한 돌리 파튼(Dolly Parton)의 이름을 따 '**돌리**(Dolly)'라고 이름이 붙여졌다. 이 연구결과는 완전히 자란 포유동물의 복제를 사상 처음 성

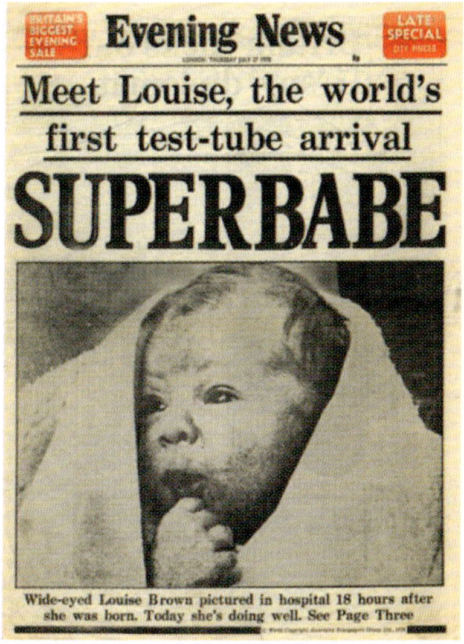

BRITAIN'S BIGGEST EVENING SALE

Evening News

LATE SPECIAL

Meet Louise, the world's first test-tube arrival

SUPERBABE

Wide-eyed Louise Brown pictured in hospital 18 hours after she was born. Today she's doing well. See Page Three

(a)

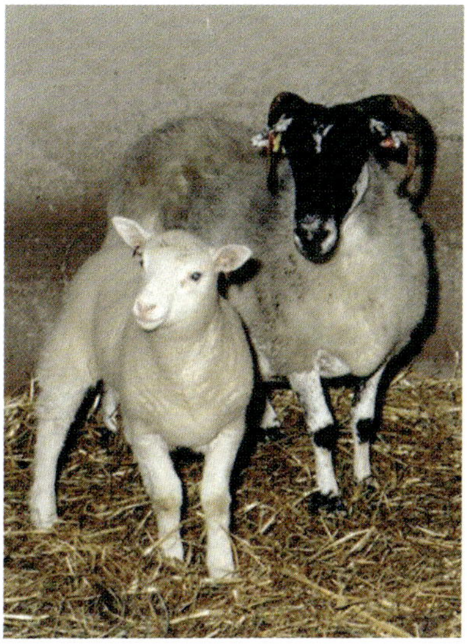

(b)

그림 2-20 . 생명창조를 꿈꾸는 생식기술의 발달
(a) 1978년 영국에서 태어난 최초의 시험관 아기(루이스 브라운). (b) 1996년 최초로 체세포를 복제하여 태어난 복제 양 돌리(왼쪽).

공시킨 업적이며, 이론적으로 복제인간의 출현도 가능해진 것이다. 한 때 이 복제 양이 허상(artifact)일지도 모른다는 의문이 제기되어 논란이 되었으나, 1998년 복제 양은 사실인 것으로 확인되었다. 이후 이 복제 양 돌리는 2003년 2월 노화로 인한 진행성 폐질환으로 도축되어 동물 복제의 안정성에 경종을 울렸다.

과연 발전하는 생명과학기술과 생식기술을 마구잡이로 사용했을 경우 어떠한 문제가 생길지 우려하는 목소리가 높아지고 있으며, 윤리적인 문제가 부각되기에 이르렀다. 이에따라, 복잡한 생물학적인 전문 지식을 바탕으로 생명 윤리에대해 전문적으로 연구하는 **생물 윤리학**(biomedical ethics)이라는 새로운 분야가 탄생되었다.

03_ 성의 결정

대부분의 포유동물군에서는 신경과 내분비의 조절로 발정기(estrus)가 일어나기 때문에, 암컷의 성적 행동인 성교와 배란현상이 발정기에만 국한되어 일어난다. 그러나 영장류나 더 고등한 인간에 있어서는 호르몬의 조절에서 비롯된 성적 흥분이나 성적인 동기유발이 감소하는 것으로 나타난다. 특히 남녀의 인간관계에서 보여지는 성적인 흥분상태는 성호르몬의 주기적인 균형변화와는 무관하게 이루어지고 있는데, 이것은 호르몬이 인간의 성생활에 미치는 영향이 별로 중요하지 않다기보다는 호르몬 이외의 다른 요인들이 보다 큰 역할을 하는 것으로 해석된다.

1. 성의 분화

포유동물을 비롯하여 인간은 2개의 서로 다른 성 가운데 하나를 가지고 태어난다. 이러한 성의 결정은 여러 가지 원인에 의해 이루어지며, 신체적인 분화현상도 이성간에 서로 다른 과정을 거쳐 이루어진다. 일반적으로 알려져 있는 성의 결정은 생식세포인 정자의 성에 의해서 이루어지지만 정상적인 한 쪽 성을 가진 개체로서 탄생하기까지는 유전학적, 호르몬적, 해부학적 등 다양한 생물학적 요인에 의해 결정된다.

1) 염색체의 성

(1) 성염색체

인간의 생식세포에는 23쌍의 염색체가 존재하는데 22쌍의 보통염색체(autosome)와 1쌍의 **성염색체**(sex chromosome)이다. 성염색체에는 X염색체와 Y염색체가 있으며, 여성의 난자 속에는 1개의 X염색체가, 그리고 남성의 정자 속에는 X염색체나 Y염색체 중 1개만이 존재한다. Y염색체에는

BOX

남성의 성분화

Y염색체에는 고환결정인자(testis-determining factor; TDF)에 의해 형성된 H-Y 항원에 의하여 고환이 분화되고, 분화된 고환에서 뮐러관억제인자, 테스토스테론, 안드로겐과 같은 일련의 호르몬이 분비됨으로써 내·외부 생식기가 남성화되고 뇌가 남성으로 성분화된다.

◎유전적 성(염색체의 성)
- Y염색체
- 고환결정인자(TDF)

◎신체적 성분화
① 생식샘의 성분화 : H-Y 항원
② 내·외성기의 성분화
- 뮐러관억제인자(MIS) : 임계기 태생 8주경
- 테스토스테론(testosterone) : 임계기 태생 9주경

◎뇌의 성분화
- 안드로겐(androgen) : 임계기 태생 4~7개월

여성의 성분화

여성의 성분화에는 난소호르몬과 상관없이 남성호르몬이 없으면 여성의 생식관과 외부생식기가 형성된다. 즉, 여성의 생식기 계통은 기본형으로 남성호르몬이 작용하지 않으면 생식기 원기가 그대로 발달해서 여성 생식기관이 된다.

◎제 1 성분화
고환결정인자가 없는 상태에서 태생 11주가 되면 미분화 성샘이 점차 난소로 분화되는 과정이 지극히 자연스럽게 서서히 진행된다.

◎제 2 성분화
뮐러관이 임계기까지 뮐러관억제인자에 노출되지 않으면 뮐러관이 그대로 발달하여 자궁관, 자궁, 질을 비롯한 여성 생식기관으로 분화되어 간다. 볼프관이 그 임계기까지 테스토스테론과 그 환원물에 노출되지 않으면 퇴화되어 흔적기관으로 남게 된다.

◎제 3 성분화
태생 20주경이 되면 음열, 음순, 음핵 등 여성의 외부 생식기가 형성되어 간다.

남성의 생식샘분화를 자극하는 여러 가지 유전자가 포함되어 있어서 수정될 때 X염색체를 함유한 정자가 수정되면 여성(XX)으로(그림 3-1a), Y염색체를 함유한 정자가 수정되면 남성(XY)으로(그림 3-1b) 발생하게 된다. 이러한 염색체상의 성은 성염색체 검사나 구강점막 도말검사로 알 수 있다.

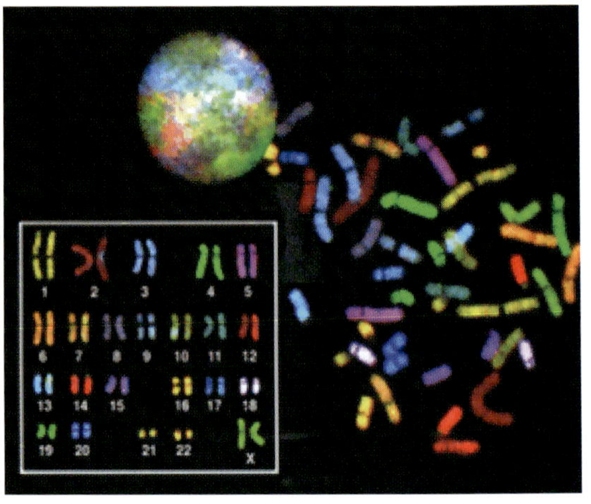

(a)

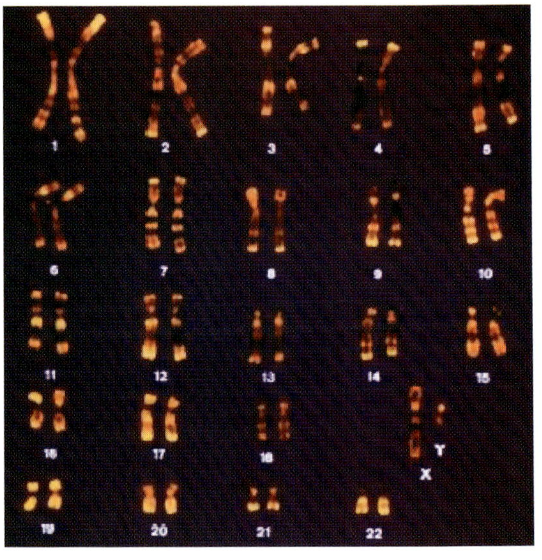

(b)

그림 3-1. 사람의 염색체
(a) 여성(XX)의 염색체. (b) 남성(XY)의 염색체.

(2) 고환결정인자

X, Y성염색체가 발견된 후에 성의 결정 메커니즘에 관한 연구가 활발해짐에 따라 성염색체만으로는 성이 결정되지 않는다는 것이 발견되었다. 즉, 남성인데도 성염색체의 조합이 XX이든지, 여성이 XY의 염색체를 갖는다든지 하는 소위 중성(intersexuality)의 존재가 다수 발견되었다.

그 원인이 1980년대에 점차 밝혀지기 시작하였다. XX인데 남성으로 보이는 사람의 X염색체 상에는 Y염색체상의 단편이 붙어 있다는 것과, 한편 XY의 남성인데 여성으로 보이는 사람의 Y염색체 상에는 그 단편이 결실되어 있다는 것이 알려졌다. 그 후 이 단편에 성을 결정하는 **고환결정인자**(testis-determining factor; TDF)가 있다는 것이 확인되었다. 조사결과 XY 여성의 Y염색체에는 고환결정인자가 없었고, XX 남성의 X염색체에는 그것이 있다는 것을 발견한 것이다.

정상적인 남성의 Y염색체는 물론 고환결정인자를 갖는다. 남성의 성의 결정은 Y염색체가 하지만 엄밀히 말하면 Y염색체상의 고환결정인자의 유무가 성을 결정하는 것이다. 즉, 고환결정인자가 있으면 남성, 없으면 여성으로 결정된다. 추후에 고환결정인자가 **SRY 유전자**임이 밝혀졌다.

2) 생식샘의 성

(1) 고환여성화 유전자

고환결정인자(TDF)로 인해 형성된 고환은 태생 제8주경부터 안드로겐(남성호르몬)을 분비하게 되며 태아는 남성화되어 간다. 이 안드로겐에 반응해서 내·외부 성기를 남성화시키는 것이 **고환여성화**(Tfm) 유전자이다. 그러나 이 유전자가 Y염색체 상에 있지 않고 X염색체 상에 있기 때문에 만약 X염색체상의 고환여성화 유전자가 변이를 하게 되면 고환은 발생하나 남성화가 될 외부성기가 여성화되고, 한편 내부 성기인 자궁관과 자궁은 위축하게 된다. 이러한 증상을 **고환여성화증후군**(testicular feminization syndrome)이라고 부르며, 성염색체는 XY의 남성이지만 유방이 발달한 외관상 여성에 난소와 자궁도 없고 질만 존재하는 남성반음양이 된다.

(2) H-Y 항원

고환의 분화를 결정하는 물질로서 현재 **H-Y 항원**이 주목되고 있다. 이 물질명의 H는 조직적합성(histocompatibility)의 머리글자에서 딴 것이며, Y는 Y염색체에서 온 것이다. 즉, Y염색체 유전자의 산물인 조직적합성의 항원이라고 하는 뜻에서 지어진 이름이다.

1955년 아이히발트(Eichwald)는 순계 생쥐의 피부이식실험을 하였는데 수컷에서 암컷으로 이식할 때에는 이식거부반응을 일으키지만, 이와 역으로 암컷의 조직을 수컷으로 이식하면 이와 같은 거부반응을 볼 수 없었다. 이 사실에서 수컷은 암컷에 없는 조직적합성의 항원을 가지고 있다는 것이 시사되었다. 1975년 이 조직적합성 항원을 생쥐뿐 아니라 인간을 포함한 많은 포유류의 조사에서 수컷의 특유한 물질이라는 것이 바하텔(Wachtel) 등의 연구에 의하여 확인되었다.

이 H-Y 항원을 지배하는 유전자는 X염색체에는 없고 Y염색체에만 있다고 결론지어졌으며, 이 유전자는 Y염색체의 짧은 팔에 있는 것이 대부분이지만 일부는 긴 팔에도 존재하고 있다는 것을 알게 되었다. 유전적으로 수컷의 XY염색체의 조합으로 생긴 생식샘세포에서 H-Y 항원을 제거하면 그 생식샘이 고환이 되지 않고 난소가 되는 것이 입증되었다. 그 결과 수컷 특유의 Y염색체가 생식샘의 성을 남성으로 분화시키는 것은 H-Y 항원의 작용에 의한다는 것이 확실해졌다.

포유류에서는 암컷이 기본형이고 H-Y 항원이 기능함으로써 수컷으로 개조된다. Y염색체 상에 있는 고환결정인자(TDF)가 H-Y 항원의 형질을 발현시키며, 따라서 유전적으로 수컷의 미분화 생식샘세포는 그 세포막 표면에 H-Y 항원을 갖게 된다. 또 생식샘세포는 이 H-Y 항원과 결합하는 수용기를 가지고 있어서 이 결합에 의하여 미분화 생식샘은 점차 고환으로서의 구조를 갖게 되는 것이다.

3) 내·외성기의 성

아직 성적으로 미분화된 초기에는 남녀 모두 **볼프관**(wolffian duct)과 **뮐러관**(müllerian duct)이 좌우 한 쌍씩 갖추어져 있다. 볼프관은 장차 남성의 생식관이 되는 원기이며, 뮐러관은 장차 여성의 생식관이 되는 원기이다. Y염색체상의 고환결정인자(TDF)에 의해 형성된 H-Y 항원의 작용으로 미분화 생식샘이 남성으로 분화하여 고환이 형성되면, 곧 뮐러관억제인자와 테스토스테론(남성호르몬)의 두 호르몬이 분비된다.

(1) 뮐러관억제인자

뮐러관억제인자(müllerian inhibiting substance; MIS)는 고환의 버팀세포(Sertoli cell)에서 분비되어 여성의 생식기관을 만드는 뮐러관의 발달을 억제하여 자궁관과 자궁으로의 분화를 막는다. 임계기는 태생 8주경이며, 고환 분화 직후에 다량으로 분비되었다가 태아기의 후기가 되면서 분비량이 감소하고 생후 2~3세 경에는 완전히 정지한다. 뮐러관은 그 임계기 이전까지는 고환의 호르몬과 관계없이 발달하지만 임계기에서만은 뮐러관억제인자(MIS)의 작용을 받는 감수성을 갖는다. 그 작용을 받은 후 뮐러관의 퇴화는 이 호르몬과 관계없이 비가역적으로 진행된다.

(2) 테스토스테론

테스토스테론(testosterone)은 고환의 라이디히 세포(Leydig cell)에서 분비되며, 남성 생식기관으로 분화하는 볼프관에 작용하여 부고환, 정관 및 정낭의 발달을 촉진한다. 테스토스테론은 뮐러관억제인자(MIS)보다 약간 늦게 고환에서 분비된다. 인간의 태아(fetus)에서는 태생 9주경에 분비가 시작되며 볼프관의 분화도 이때부터 제13주에 걸쳐서 일어난다. 테스토스테론은 이 시기의 볼프관의 수용기에 작용하여 부고환, 정관, 정낭 및 사정관의 분화를 촉진한다.

한편, 볼프관은 임계기에 테스토스테론의 작용을 받지 않으면 점차 퇴화해 간다. 볼프관이 남성호르몬의 작용을 받는 것은 그 상피세포의 세포질에 남성호르몬 수용기단백질(receptors)이 있어서 그것에 테스토스테론과 그 환원물질이 결합하기 때문이다. 남성호르몬 수용기단백질은 X염색체상의 유전자(고환여성화유전자)에 의해 통제된다. 따라서 이 남성호르몬 수용기단백질은 여성에도 존재하고 있으므로 남성호르몬이 이 시기에 작용하면 여성에서도 볼프관이 발달할 가능성이 있다. 원발성 내분비계 이상이 중성상태로 나타나는 것은 **부신성기증후군**(adrenogenital syndrome), 테스토스테론 합성장애, 테스토스테론에 대한 종말기관의 반응장애에 기인한다

4) 뇌의 성분화 - 안드로겐

뇌의 성분화는 유전자의 성과 독립되어 있어 형성되는 뇌가 남성인가 여성인가는 생식기관의 성과 무관하다. 태아의 뇌는 고환에서 분비되는 남성호르몬인 **안드로겐**(androgen)에 노출되면 남성의 뇌로 분화되고 노출되지 않으면 여성의 뇌로 분화된다. 이러한 뇌의 성분화는 인간에 있어서 태생 4~7개월 사이에 시작되어 출생 후까지 계속된다.

이 3개월 간에 여성호르몬이 우세한 모체 자궁 내의 환경에서 남성 태아는 자신의 고환에서 분비되는 안드로겐에 의하여 뇌가 남성화되어 간다. 그러나 안드로겐의 양이 적으면 유전적으로는 남성이면서 뇌는 여성화되는 것이다. 반대로 여성 태아일지라도 안드로겐의 양이 많으면 뇌는 남성화되어 결과적으로 유전자의 성과 뇌의 성이 달라지는 비극을 맞게 될 수도 있다.

뇌의 성분화가 잘못되는 원인은 다양하다. 산모에게 강한 스트레스가 작용하면 태아의 고환에서 안드로겐의 분비가 억제되어 뇌는 충분히 남성화되지 못하며, 반대로 태아의 부신기능이 이상 항진하여 다량의 안드로겐이 분비되는 **부신성기증후군**의 경우와 산모가 남성호르몬제를 남용했을 때에는 내·외부 생식기에 이상이 생겨 여성의 뇌가 남성화하게 된다. 더욱이 생후 4년간의 육아방법이나 문화적 요인에 의해서도 뇌의 성분화가 영향을 받는다. 그로부터 4년간이 지난 8세나 9세, 즉 뇌가 거의 완성될 때까지 뇌의 자기인식은 고정되지 않는다고 한다. 해부학적인 성과 뇌의 성 사이의 차질은 일반적으로 남성에게 주로 발생하는데, 이것은 뇌의 남성화가 저해되는 일이 많기 때문이다.

뇌의 성분화가 중요한 것은 그 방향성에 차질이 생기면 유전적 성, 성의 자기인식, 성행동의 삼자간에 심한 격차가 생기기 때문이다. 이로 인하여 외관상으로 보면 남성인데 여성을 사랑할 수 없는 동성애, 남성생식기가 거추장스럽고 그것을 제거하고 여성이 되고 싶은 성전환증, 자기의 성욕을 이성 이외의 여러 대상으로 향하는 성적 일탈증상 등이 발생한다.

5) 호르몬상의 성

거의 모든 종류의 성호르몬의 분비조절은 뇌의 하단부에 위치한 뇌하수체 전엽(anterior pituitary)에서 행해진다. 역시 유전적인 프로그램에 의해 진행되는 이 호르몬의 생산은 뇌의 작용에 의해 조절이 이루어지고 기능이 활성화되기도 한다. 모든 생식샘자극호르몬들은 모두 일제히 협력하고 조화를 이루어 남성과 여성의 생식기관계의 내부 조직을 1차적으로 조절 및 통제하여 양성간에서 나타나는 근본적인 생리적 구별을 가져오는 주요인으로 작용하고 있다.

남성의 호르몬 주기나 난포자극호르몬과 내분비, 정자의 생산, 테스토스테론의 분비 현상 등은 성년 남성의 일생에 걸쳐 꾸준하고 일정한 패턴으로 그 활동과 기능이 지속된다. 반면에 여성의 호르몬 주기는 매우 규칙적으로 반복된다. 남성과 여성 양쪽 모두 성호르몬으로 **안드로겐**(androgen), **에스트로겐**(estrogen), **프로게스테론**(progesterone)을 각각 분비하는 것으로 알려져 있다. 남성과 여성간에 존재하는 호르몬 분비의 차이는 이들 호르몬 분비의 절대량에 있는 것이 아니라 오히려 그 상대적인 분비량이나 균형에 기인하고 있다.

(1) 안드로겐

안드로겐(androgen)은 남성으로의 성발달을 결정하며 사춘기 소년에게서 2차 성징의 발달을 유도한다. 이 호르몬이 존재하지 않으면 XY염색체 조성을 갖고 태어난 남자아이에서도 완전히 분화 발달된 자궁과 자궁관이 관찰되곤 한다. 이와는 대조적으로 XX염색체를 가진 태아에서 과량의 안드로겐이 분비되면 본래의 유전적인 성과는 관계없이 남성으로의 발달이 진행된다.

한편 안드로겐은 남성과 여성 모두에 있어 성생활의 증진과 활성화에도 관여한다. 즉, 여성들의 성욕이나 성적 쾌락을 느끼게 해주는 요소가 여성호르몬인 에스트로겐이나 프로게스테론이 아니라 안드로겐의 효과인 것으로 밝혀졌으며, 성적 욕구가 적거나 거의 없는 여성에게 안드로겐을 투여한 결과 성욕의 증대를 가져왔다는 보고도 있다.

(2) 난포자극호르몬

난포자극호르몬(follicle-stimulating hormone; FSH)은 성인 여성의 난소에 있는 난포세포(follicular cells)에서 난자(난세포)의 성숙과 배란을 유도한다. 난자가 성숙함에 따라 이를 둘러싼 난포세포들이 에스트로겐을 분비하게 되는데 이 에스트로겐은 여성의 성주기에서 가장 기본적인 현상이라 할 수 있는 월경을 유발시키는 난소호르몬이다. 또한 난포자극호르몬은 사춘기의 소녀에게서 2차 성징이 발현되도록 해주는 기능도 갖고 있어 여성의 골반을 넓어지게 하고 유방이 발달하여 완만한 곡선을 가진 체형으로 모양을 갖추게 한다. 반면에 남성의 사춘기에 분비되는 난포자극호르몬은 고환 내에 있는 정세관에서 정자의 형성을 촉진시킨다.

(3) 황체형성호르몬, 사이질세포자극호르몬

황체형성호르몬(luteinizing hormone; LH)이나 사이질세포자극호르몬은 여성과 남성에게서 각각 작용하고 있으나 근본적으로는 동일한 호르몬으로 알려져 있다. 황체형성호르몬은 여성의 황체세포(luteal cell)를 자극시켜 프로게스테론을 분비하도록 유도하며 난포 성장의 최종 단계에서 난포자극호르몬(FSH)과 함께 작용한다.

사이질세포자극호르몬(interstitial cell-stimulating hormone; ICSH)은 남성 고환 내의 정세관(seminiferous tubule) 주변의 사이질세포(interstitial cell)를 자극시켜 안드로겐과 테스토스테론의 분비를 촉진시키는 작용을 한다. 이 테스토스테론은 고환 내에서 정자의 생산을 촉진시키는 기능 외에도 남성 생식기 계통의 부수적인 기관의 발달이나 2차 성징의 발현, 또 성생활에 관련된 행동이나 기능에도 중요한 역할을 하고 있다.

(4) 젖분비호르몬

젖분비호르몬(lactogenic hormone)은 뇌하수체 전엽에서 분비되는 펩티드호르몬으로 **프로락틴**(prolactin)을 포함하고 있으며, 임신 후반기부터 유방에서 젖의 분비를 자극하고 젖샘의 발달을 촉진한다. 이 프로락틴은 임신 5주 후부터 분비되기 시작하여 임신 말기에 분비가 최고조에 달한다. 임신 중 프로락틴의 분비가 현저하게 높은데도 젖이 분비되지 않는 것은 태반에서 다량으로 분비되는 에스트로겐과 프로게스테론이 젖분비를 억제하기 때문이다. 분만 후에 에스트로겐과 프로게스테론의 농도가 현저하게 저하되면 젖이 분비되기 시작한다.

2. 성분화의 차질

1) 클라인펠터증후군

1942년 클라인펠터(Klinefelter)가 여성형유방증(gynecomastia), 무정자증(azoospermia)을 동반한 고환 위축(testicular atrophy), 난포자극호르몬(FSH) 상승 등을 주증상으로 하는 증후군으로 **클라인펠터증후군**(Klinefelter syndrome)을 최초로 보고하였다. 또한 이 증후군은 외관상 남성이지만 전립샘의 발육부전, 생식 불능, 체모발육 부전, 성욕 감퇴, 비만 증세 등 일련의 증상을 보인다(그림 3-2a). 긴 팔과 큰 키의 특징적인 외모를 보이며, 성심리학적 장애로 성별을 혼돈하거나 동성애적 성향을 보이기도 한다. 간혹 신체적으로나 정신적으로 모두 정상적인 남성이 발견되기도 하나 대부분의 경우 정자생산이 불가능하여 생식능력은 없

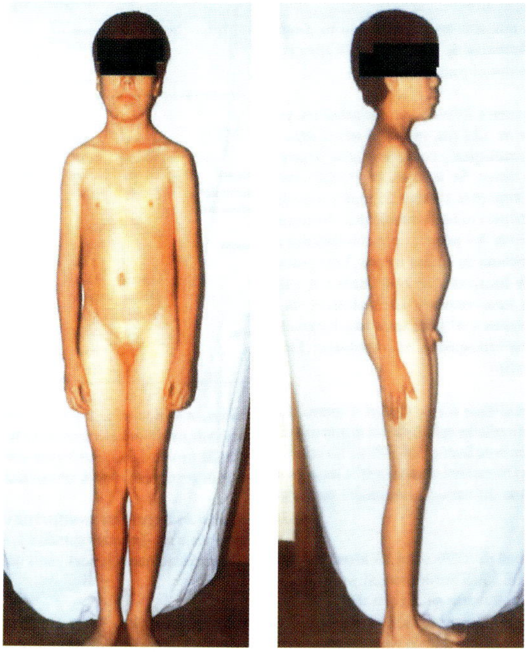

(a)

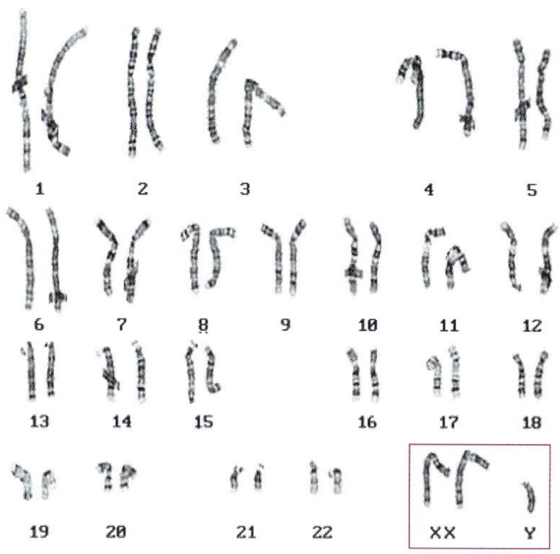

(b)

그림 3-2 . 클라인펠터증후군
(a) 클라인펠터증후군을 보이는 남성. (b) 클라인펠터증후군의 염색체 핵형(47XXY).

는 것으로 밝혀졌다.

1956년 브레드버리(Bradbury)와 바(Barr) 등이 바소체(Barr body)를 관찰하였고, 1959년 제이콥스(Jacobs)와 스트롱(Strong)에 의해 이 증후군 환자의 염색체수가 47이며 성염색체 구성은 XXY인 것이 밝혀졌다. 양친의 한쪽이 배우자(gamate) 형성과정에서 X염색체가 분리되지 않음으로써 발생하며, 발생빈도는 신생남아 500명에 대하여 1명 정도의 비율이다. 이 증후군은 47XXY를 기본형으로 하여 48XXXY, 48XXYY, 49XXXXY 등이 알려져 있다(그림 3-2b). 드물게는 다운증후군을 동반한 클라인펠터증후군으로 48XXY+21핵형을 가지는 경우도 있다. 일반적으로 X염색체 수의 증가와 함께 지능 저하의 정도도 높아지는 경향이 있다. 일반직이나 전문직업에 종사하는 사람도 있으나, 25% 정도가 정신박약이나 정신병리학적 증상을 보인다. 지능 박약아 중에서 1% 정도 발견되며, 산모의 연령 증가와 관계가 있는 것으로 보인다.

2) 터너증후군

터너증후군(Turner's syndrome)은 1938년 터너(Turner)에 의해 기재된 성염색체 이상으로 생기는 증후군으로 보통염색체 수는 이상이 없으나 본래 남성에서는 XY, 여성에서는 XX이어야 할 성염색체가 X염색체 1개만으로 이루어지는 성염색체 결손(45XO)에 의한 질병이다. 여성 출생 2500명에 1명의 비율로 나타나며, 95%가 자연유산되고 모든 자연유산의 5~10%를 차지한다. 전형적인 것으로는 감수분열 때 성염색체의 불분리에 따라 X염색체 1개만으로 이루어져 있지만, 약 30%는 X염색체가 2개나 3개인 세포와 모자이크형을 보이거나 부분결실의 핵형을 보인다.

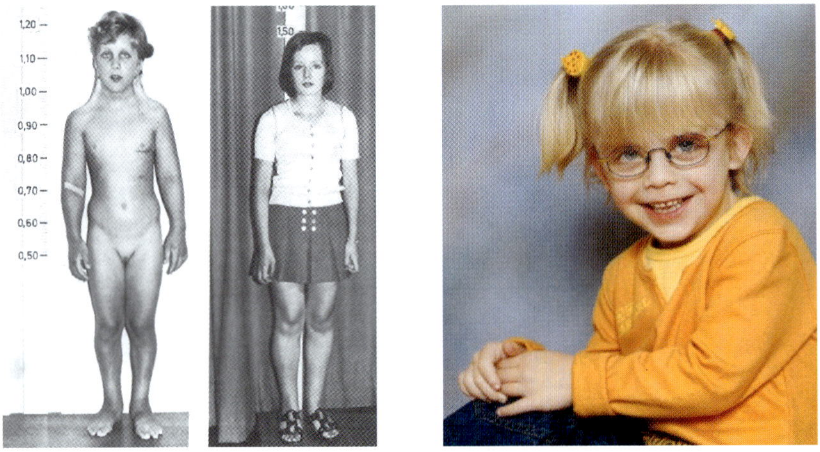

(a) (b)

그림 3-3 . 터너증후군
터너증후군을 보이는 여성은 신장이 매우 작고(a), 성적유아증을 보여 소녀와 같은 외모(b)를 가진다.

외음부는 여성형이고 자궁도 있지만 난소는 기능을 하지 못하여 생식불능과 원발성 무월경이 되고, 2차성징이 결여되어 유방이 발달하지 않고 음모도 없는 등 생식샘기능저하증의 증상을 나타낸다. 행동이나 외관상 여성 성향을 보이지만 여성으로서의 완전성숙이 불가능하다. 양쪽 눈 사이가 넓은 특이한 얼굴 모습을 하며 목 뒷편이 굵고 짧은 특이한 형태를 갖는다. 신장이 150cm 이하로 매우 작고(그림 3-3a), 성적유아증을 보여 소녀와 같이 행동한다(그림 3-3b). 심장기형이나 신장계의 기형을 동반하는 것으로 알려져 있으며, 특정 학습장애는 있더라도 지능은 대개 정상이지만, 때론 정신박약 증세를 보이기도 한다. 이 밖에 대동맥협착이나 선천성 림프부종, 바제도병이 합병증으로 오기도 한다.

3) XXX 증후군

XXX 증후군(XXX syndrome)은 정상 XX 배수체 대신에 3개의 X 염색체의 존재와 2개의 바소체가 특징인 사람 성염색체의 변형으로 체세포는 전체 47개의 염색체를 갖는 47XXX이다(그림 3-4a). 삼배수체 X는 1,000명의 여아 출생 대 1의 비율이고, 진단적으로는 세포에서 별도의 바소체의 존재에 의해 확증된다. X염색체의 선택적인 이동이 감수분열시 발생되기 때문에, 삼배수체 X여성 자손의 절반은 염색체상으로나 표현형으로 정상으로 태어난다. 이러한 증후군을 가진 여성은 슈퍼 여성(super female)으로 비록 대부분 약간의 정신박약과 낮은 지능을 갖으나 임상적으로 명백한 증상을 보이지 않는다. X염색체 수의 증가에 따라 지능 저하와 정신과적 이상이 증가하며, 운동과 언어 발달 장애뿐만 아니라 사람 간의 관계 형성에도 장애를 갖는다.

4) XYY 증후군

XYY 증후군(XYY syndrome)의 염색체 조성은 47XYY 핵형을 가지며(그림 3-4b), 과대한 Y염색체의 표현적 증상으로 신장에 긍정적 효과를 보여 180cm 이상인 초남성화 현상을 보인다. 또한 범죄형이 많고, 정신과 지능 발달이 저해되는 경향이

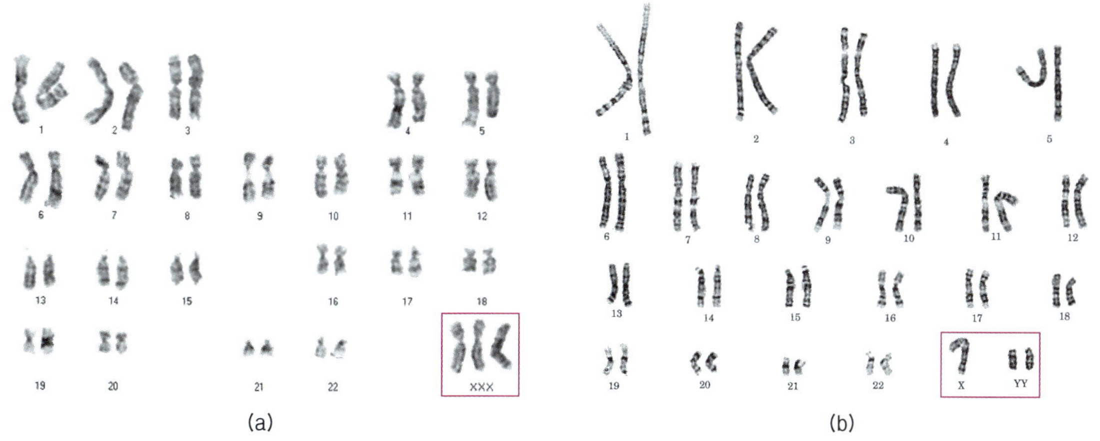

그림 3-4 . XXX 증후군(a)과 XYY 증후군(b)의 염색체 핵형

있으나, 종종 정상 남성에서도 발생한다.

이 증후군은 철저한 보안경비가 요구되는 교도소나 범인재활교육원 등에 수감된 남성들의 유전적 요인을 연구하던 끝에 대상자의 약 3%에 해당하는 구성원들이 이와 같은 증세를 보여 주위를 끌게 된 염색체 이상현상이다. 이는 일반적으로 10,000명 중 6~7명의 빈도로 발생하는 경우와 비교하면 매우 높은 발생빈도이다.

5) 반음양

반음양(hermaphroditism)은 일련의 성 분화 발달과정 중에 "생식샘의 성" 단계 이후에 이상이 생겨서 발생하며, 성기의 형태가 남녀 어느 쪽인지 판별하기 어려운 선천적 기형으로, 진성반음양(true hermaphroditism)과 가성반음양(pseudohermaphroditism)으로 구분한다. 또한 가성반음양은 남성반음양(male hermaphroditism)과 여성반음양(female hermaphroditism)으로 나눈다.

반음양의 치료는 각각의 유형에 따라 다르지만, 성을 결정할 경우에는 어떤 성에서 어느 정도 양육되었는지, 성형수술의 가능성, 본인의 희망, 가족의 희망 등을 충분히 고려하여 결정하여야 하며, 이러한 문제는 매우 어려운 판단을 요한다. 특히, 어느 정도 성장하고 나서 성을 바꿀 때는 영향이 크며 주위 사람들의 따뜻한 이해가 필요하다.

반음양자를 뜻하는 'hermaphrodite'라는 말은 그리스 신화에서 온 것이다. 고대 그리이스의 스포츠와 발명의 신 헤르메스(Hermes)와 사랑과 미의 여신 아프로디테(Aphrodite) 사이에서 태어난 아들로 헤르마프로디투스(Hermaphroditus)라는 아름다운 청년이 있었다. 어느날 그가 냇물에서 헤엄치고 있는 모습에 반한 물의 요정 살마키스(Salmacis)는 평생 두 사람이 떨어지지 않게 해달라고 신에게 기원하였다. 그랬더니 두 사람의 몸이 서로 녹아서 남녀 양쪽이 합쳐진 양성 인간이 되었다고 한다. 반음양자는 고대 그리스와 로마시대로부터 이미 그 존재는 알려져 있으며 많은 아름다운 조각과 회화로 남아 있다.

(1) 진성반음양

진성반음양(true hermaphroditism)은 고환과 난소 양쪽 조직을 모두 가지는 경우이며, 고환과 난소가 따로 존재하는 경우와 하나의 생식샘 내에 양쪽 조직이 공존하는 경우(**난소고환**, ovotestis)가 있다. 성염색체는 XX/46이 가장 많고, 다음으로 XY/46이 많다. 또 XY/XX의 모자이크도 확인되었으나 흔하지는 않다. Y염색체가 존재하지 않는데도 H-Y항원이 존재하여 고환이 발생하며, Y염색체 속에 존재하는 고환결정인자가 다른 염색체 속으로 전좌되는 경우가 많다. 외성기에는 요도하열이 있어 남녀의 구별이 곤란한 경우가 많으며, 내성기에는 질과 자궁이 존재한다.

(2) 남성반음양

남성반음양(male hermaphroditism)의 성염색체 구성은 XY/46으로 생식샘은 고환으로 분화되지만, 내·외성기가 여성형으로 치우쳐 있는 것으로 그 전형적인 것은 **고환여성화증후군**이다. 남성반음양은 남성화 장애와 뮐러관 퇴행장애로 나뉘는데, 남성화 장애는 테스토스테론 생합성 이상에 의한 경우와 테스토스테론 발현 이상에 의한 경우로 분류된다.

(3) 여성반음양

여성반음양(female hermaphroditism)의 성염색체, 생식샘, 내성기는 여성형이지만, 외성기가 남성화를 나타내는 것으로 대부분은 부신피질에 생기는 선천성효소결원에 의한 **부신성기증후군**이다. 부신성기증후군은 XX 성염색체를 가진 여성이지만 다량의 안드로겐 분비로 음핵이 비해해지고 대음순이 부분적으로 융합하여 외부 성기가 남성화된 여성반음양이다. 이 외에 모체로부터의 남성호르몬 작용에 의해 발생하는 경우도 있는데, 이 경우는 비진행성이다.

(4) 혼합형 생식샘형성부전증

혼합형 생식샘형성부전증의 경우, 생식샘이 한쪽은 **흔적생식샘**(streak gonad)이고 다른 쪽은 고환인 경우로, 성염색체 구성은 기본적으로는 XO/45와 XY/46의 모자이크를 나타낸다. 외성기는 남녀를 식별하기 어려운 경우가 많고, 내성기에는 자궁이 존재한다. 이 반음양의 흔적생식샘 또는 고환에서 종양의 발생률이 높다.

6) 동성애

인간 성별(sexuality) 중에서 가장 감정적으로 예민한 부분은 사람의 낭만적인 생각, 느낌, 매력의 방향인 **성 방향성**(sexual orientation) 부분이다. 유럽과 미국의 연구 자료에 따르면, 사람의 약 90~95%가 자기 자신을 **이성애자**(heterosexuality)로 인식하고 반대 성의 사람에게 성적으로 끌린다(Sell et al., 1995; Smith, 2003; Greenberg et al., 2004). 나머지는 자기 자신을 **동성애자**(homo-sexuality)나 양성에 대해서 성적 행동을 나타내는 **양성애자**(bisexuality)로 인식하고 있다. 동성애자란 같은 성에 대해서 성적 매력과 사랑을 느끼고 때에 따라서는 성관계를 갖는 경우를 말하며, 양성애자는 양성에 대해서 성적 행동을 나타내는 경우를 말한다.

2004년 미국 자료에 따르면 동성애자 중 약 65~75%가 남성이고 나머지가 여성이라고 한다(Greenberg et al., 2004). 일반적으로 **게이**(gay)란 말은 보통은 남성의 경우에 대해서만 사용되지만, 여성의 경우에 대해서도 같이 사용되기도 하며, 여성동성애자는 별도로 **레스비안**(lesbian)이라 불린다(그림 3-5). 남성동성애는 오래 전부터 알려져 온 행위이나, 최근 에이즈(AIDS) 문제가 부각되면서 관심의 대상이 되었다.

(1) 동성애의 원인

동성애의 원인에 대한 연구는 많은 연구자들에 의해 진행되었지만 명확한 해답을 얻기에는 아직 부족하다. 현재까지 알려져 있는 몇 가지 동성애의

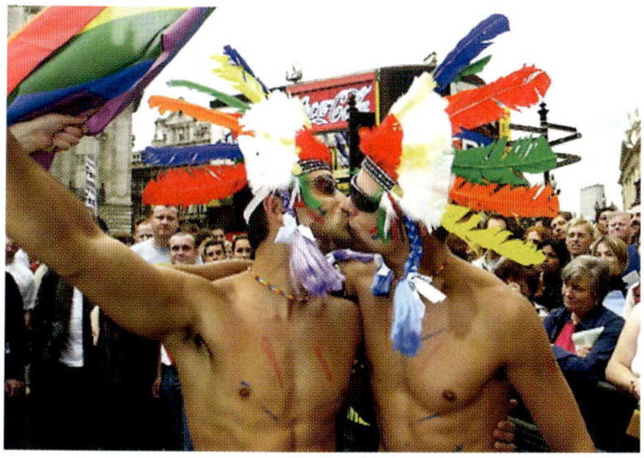

(a)

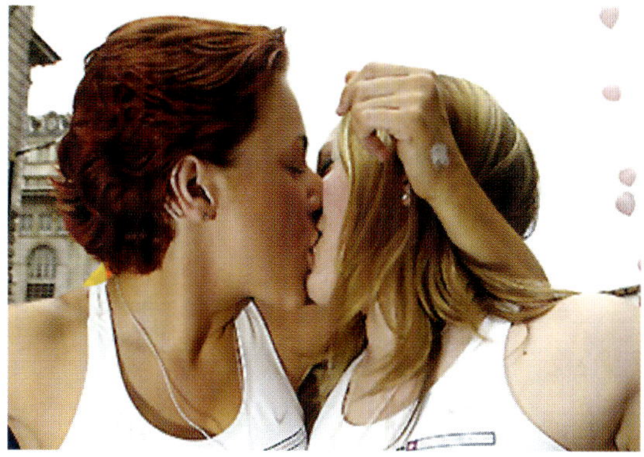

(b)

그림 3-5. 동성애자
(a) 남성동성애자 게이. (b) 여성동성애자 레스비안.

원인을 살펴보면, 첫째로 생물학적인 원인을 들 수 있다. 뇌의 분화에서 안드로겐이라고 하는 남성호르몬의 불균형적인 분비에 의해 남성이 여성의 뇌를 가지게 되거나 또는 과다분비에 의해 여성의 남성화 현상이 발생한다는 것이다. 즉, 뇌에 존재하는 성중추신경에 이상이 있기 때문에 생겨나는 현상으로 보고하고 있다. 1990년대 초의 연구 결과에 따르면, 이성애자와 동성애자의 남성 뇌 시상하부에 있는 작은 세포 집단에서 기질적인 차이가 있다고 보고되었다(LeVay, 1991).

1993년에 분자유전학자인 딘 하머(Dean Hamer)와 그 동료의 연구에 따르면, 남성동성애자의 X염색체의 특정 영역이 남성의 성 방향성에 부분적으로 관여한다고 보고되었으며, X염색체의 이러한 특정 부분이 "게이 유전자(gay gene)"로 명명되었으나, 아직 논쟁의 여지가 많다(Rice et al., 1999; Wickelgren, 1999). 또한 한쪽 손을 쓰는 경향이 성전환자와 동성애자의 성 방향성과 관련된다는 보고가 있다. 즉, 이성애자보다 성전환자와 동성애자에서 훨씬 더 많은 사람들이 왼손잡이라는 것이다(Green & Young, 2001; Lalumiere et al. 2000).

둘째는 유아시절 부모와 갖게 되는 심리적 관계 및 환경적 요인에 의해 동성애적인 기질을 갖게 된다고 한다. 정상적인 가정에서 성장하지 못하였거나 부모에게 사랑을 느끼는 오이디푸스 콤플렉스 같은 경우 또는 부모 중 상대방의 성을 너무 혐오할 경우에 갖는 심리적인 불안감 등이 이러한 원인이 되기도 한다는 것이다.

셋째로는 동성애가 선천적이라는 것이다. 최근까지 동성애는 학습된 행동이어서 어릴 때부터 일찍이 동성애자와 개인적인 접촉을 하고 성적인 경험을 함으로써 동성애자가 된다고 생각하였다. 그러나 어린아이가 성인이 되었을 때 어떤 성 방향성을 가질지를 예측할 수 있는 공통적인 특징을 최근까지도 찾지 못하였다. 어린아이들은 같은 성의 다른 아이들과 어울리지만, 대부분의 아이들은 이성애자로 성장한다. 몇몇 게이와 레스비안은 어린 나이 때부터 자신들이 남다르다는 것을 알지만, 10대나 20대 초반이 될 때까지 자신이 동성애자라는 것을 인식하지 못한다. 오늘날 전문가들의 의견에 따르면, 일반적으로 동성애자는 자신의 성 방향성을 어쩌지도 못할 뿐만 아니라 전부는 아니지만 자신의 성적 선호도를 바꾸기가 쉽지 않다고 한다.

넷째는 시대적으로 발생할 수 있는 역사적 배경 및 환경 때문으로 보고 있다.

그러나 이 네 가지 원인들이 모두 아직까지 명확히 밝혀지지 않아 정확한 해답이 되지 못하고 있다. 현재 성 방향성과 성 정체성 발달에 대한 일관성 있는 이론이 아직 없으며, 동성애는 본인의 환경, 심리적 특성, 가족과 기타 사람들과의 관계 등 여러 가지 복합적인 요인이 중첩되어 나타나는 '일종의 생활양식' 인 것으로 추정된다.

(2) 동성애와 사회

고대 이래로, 동성애자는 대부분의 사회에서 존재해 왔었다. 동성애는 모든 인종과 민족, 종교 집단을 비롯한 어느 사회적인 계급, 어느 직종의 사람에게도 존재하며, 실제로 동성애를 하는 남성들 대부분에 대해서 이성애를 하는 남성과 다른 점을 좀처럼 발견하기가 힘들다. 흔히 이런 남성은 여성처럼 나긋나긋할 것이라고 생각하지만 실제로는 그렇지도 않다. 말하자면 여성처럼 부드러운 동성애자는 15% 정도로 아주 소수이며, 대다수는 보통의 남성과 같이 외모와 마음이 남자답다. 마찬가지로 여성동성애자도 그 대부분이 별 다르게 남자다운 면이 보이는 여자라는 생각을 할 수 없는 평범한 여성들이다. 많은 동성애자가 자신의 성 방향성을 자신의 동료와 이웃으로부터 숨겨왔고, 일부의 동성애자는 자신의 성적 선호도를 공개하는 **커밍아웃**(comming out)을 결정했다. 실제로 국내에서 2000년 9월에 연예인 홍석천이 커밍아웃을 선언했으며, 그 여파로 방송가를 떠났었다.

호모혐오자(homophobia)는 동성애자에 대한 강한 두려움이나 적개심을 나타내지만 동성애에 반대하는 많은 사람들은 게이들을 두려워하거나 적대감을 갖지 않는 **반동성애자**(antihomosexual)들이다. 많은 이성애자는 게이의 성행동이 자연스럽지 않거나 자신의 종교적 신념에 모순되기 때문에 동성애를 받아들이지 않는다. 또 다른 사람들은 게이가 에이즈와 관련되어 있기 때문에 게이와의 접촉을 두려워한다. 연구결과에 따르면, 일반적으로 여성이 남성보다 동성애자에 대해서 조금 덜 부정적인 태도와 신념을 보이고, 조금 덜 반동성애적 행동을 보인다(Johnson et al., 1997; Whitley & Kite, 1995).

동성애자는 자신의 가족과 사회의 다른 구성원으로부터의 적대감과 거부감 때문에 고립되었다고 느끼고 낮은 자아존중감을 가지고 있기도 한다. 가족상담은 동성애 아이와 부모 사이의 관계를 개선시킬 수 있으며, 또한 게이는 다른 동성애자와의 사회적 네트워크를 형성함으로써 자아개념을 향상시킬 수 있다. 동성애자들은 성적 광신자이거나 섹스상대를 게걸스럽게 좇는 사람들이 아니라 한 평범한 인간이라는 경향이 최근 수년간에 일반화되어 이해되기 시작하였다.

7) 성전환증

몇몇 경우에 사람은 자신의 성별이 자신의 생물학적 성과 혼동되기도 하는데, 이러한 상태를 **젠더 혼란**(gender dysphoria)이라고 한다. 이러한 장애를 가진 사람은 생물학적으로 전혀 이상이 없음에도 불구하고 자신에게 유전적으로 주어진 성에 동일시하지 못하고 반대 성을 가진 몸 안에 갇혀 있다고 느끼기도 하며, 이러한 사람을 **성전환자**(transsexual)라 한다. 성전환자는 자신이 해부학상 여성이어야 하는데 무언가 잘못되어서 남성인 것처럼 보이는 것이라고 믿는다. 이러한 자신의 자아개념을 만족시키기 위하여, 이러한 성전환자는 종종 반대 성처럼 옷을 입거나 행동한다. 이 증상을 가진 자가 의상도착자와 다른 점은 의상도착자는 여성의 옷을 입었을 때 자기가 남성이라는 것을

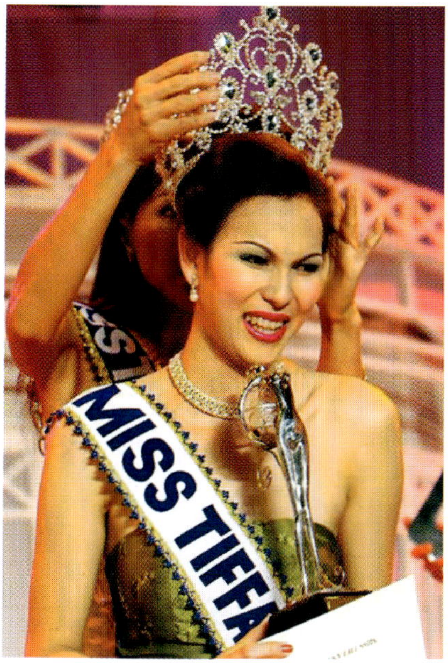

(a)

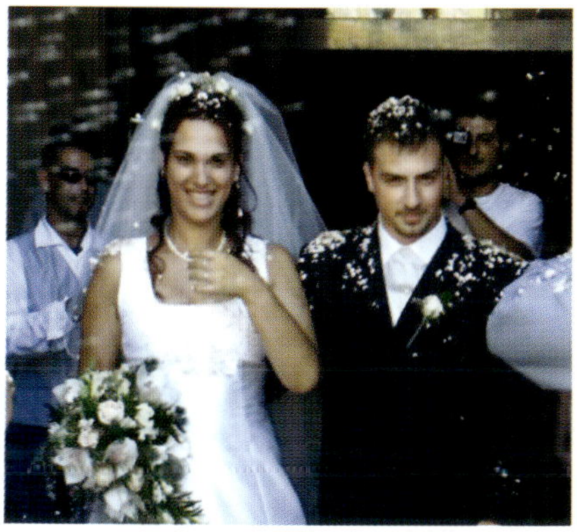

(b)

그림 3-6 . 성전환자에 대한 인식 변화
(a) 성전환자의 미인선발 대회인 '미스 티파니 유니버스' 에서 1위를 차지한 참가자가 왕관을 쓰고 있다. (b) 여성으로 성전환을 한 성전환자(왼쪽)가 결혼식을 올리고 있다.

인식하고 있으나, 성전환자는 자신이 여성이라고 느낀다는 점이다.

성전환자는 자신의 성 정체성의 갈등을 치유하기 위하여 자주 심리치료와 호르몬 치료를 받는다. 또 다른 부류는 자신이 현재 가지고 있는 성의 모든 특징을 없애거나 반대의 성으로 인정받기 위해 노력하며, 그러한 욕망이 지나치게 강할 때에는 성적인 외모를 바꾸기 위하여 **성전환수술**을 받기도 한다. 1960년대 초반부터 성전환수술을 요구하는 사람들의 숫자가 증가하였고, 미국의 경우 여성이 되고 싶다는 남성의 요구가 남성이 되려는 여성의 수술 요구보다 4배나 더 많다고 한다. 성전환수술을 집도하는 의사는 종종 특정 생식기를 제거하고 반대 성의 생식기를 만들어 재구성한다. 그러나 성전환수술 후에 새롭게 만들어진 생식기는 선천적으로 가졌던 생식기와 같은 기능을 수행하지 못한다.

최근에는 성전환자에 대한 사회적 인식이 많이 바뀌어 부정적 시각으로만 보지 않고 한 인간으로 포용하려는 움직임이 일고 있다. 실제로 국내에서 성전환자인 하리수는 2001년 3월에 CF 모델로 연예계에 성공적으로 데뷔하였고, 2002년 12월에는 인천지법에 호적 성별 정정 및 개명 신청을 제출해 허가받기도 하였다. 또한 2002년에 성전환자의 미인선발 대회인 '미스 티파니 유니버스'가 국제적으로 성전환자들에 대한 긍정적인 이미지를 알리기 위해 태국에서 개최되었으며(그림 3-6a), 스페인에서 19살에 성전환을 하여 성전환자로는 처음으로 법적 인정을 받은 여성 성전환자가 결혼식을 올리기도 하였다(그림 3-6b).

3. 성의 조절

1) 출생성비와 태아 성감별

국내 통계청 자료에 따르면, 1980년 **출생성비**(여아 1백명당 남아수)가 105.3이었으나 1985년에는 111.7로 크게 상승되었다(그림 3-7). 이에 따라, 정부는 지나치게 출생성비가 높아지는 것을 막기위해 1987년에 **의료법 제19조 2항**을 개정하여 태아의 **성감별**을 위한 의료행위를 금지시킴과 동시에 이를 위반할 경우에는 의사면허를 취소할 수 있도록 하는 조항을 신설하였다. 이렇게 의료법이 강화되었음에도 불구하고, 태아의 건강 상태를 검사하는 초음파검사로 태아의 성별을 확인하거나(그림 2-4), 태아의 기형 여부를 사전에 알아보는 양수천자(amniocentesis)나 융모막융모표본채취(chorionic villi sampling)를 성감별의 한 방법(그림 2-7 참조)으로 사용하는 사례가 흔하게 발생하였으며, 성감별에 따른 낙태수술이 만연하게 발생하였다. 이로 인해 2004년에는 출생성비가 112로 심각한 수준에 이르고, 2010년에는 123.4로 더욱 심각해 질 것이라고 추정하였다. 이러한 출생성비의 불균형은 엄청난 사회 혼란을 가져올 수 있다고 우려하는 목소리가 높아져 갔다. 더군다나, 1994년 한국보건사회연구원의 조사 결과에 따르면, 임신중인 부인 가운데 태아 성감별 조사를 해본 경험이 있는 부인이 14.5%에 이르는 것으로 나타났다. 특히, 부인의 교육수준이 국졸 이하인 경우는 4.9%에 불과한 반면 대졸 이상인 경우는 4배가 넘는 21.2%에 이르는 것으로 나타났다. 해마다 성감별을 위한 양수천자와 융모막융모표본채취 검사가 6만건, 낙태수술이 3만건 가까이 실시되었다. 특히, 남아선호사상이 뿌리깊어 여자아이의 낙태율이 상대적으로 높으며, 실제로 성감별 결과 낙태수술을 한 경우 남자아이는 3.2%에 불과했으나 여자아이는 17.4%나 되는 것으로 조사되었다.

이러한 심각한 상황에서 1994년에는 **의료법 제67조**를 개정하여 상기 19조 2항을 위반할 경우에는 3년 이하의 징역이나 1천만원 이하의 벌금을 부과하도록 처벌 규정을 보다 더 강화하기에 이르렀다. 또한 대한의사협회의 주도로 의료인 스스로가 태아 성감별과 선택적 인공임신중절의 비윤리적인 행위를 하지 않도록 자율실천운동을 전개하였다. 그리고 1990년대 초부터 대중언론매체와 각종 캠페인 등을 통하여 출생성비 불균형 문제와 선택적 인공임신중절의 근절에 대하여 지속적으로 대국민 홍보교육을 실시하여 왔다. 이러한 노력의 결과로 1994년 이후로 출생성비가 낮아지기 시작하여 2005년에는 107.7까지 낮아졌다(그림 3-7).

이렇게 성감별에 의한 인공임신중절에 영향을 미치는 남아선호도의 강도가 약화되고 있으나, 남아선호를 가지고 있는 부인의 비율은 크게 변하지 않고 있으며 자녀 중 남아가 없는 경우에 남아를 갖기 위한 목적으로 출산을 계속하려는 경향이 강하게 남아 있다. 즉, 셋째 아기 이상의 출생성비는 136.6으로 고질적인 남아선호는 여전하다. 더군다나, 태아 성감별에 대한 단속이 느슨하고, 적발 때의 처벌도 솜방망인 것으로 나타났다. 의료법에

LAW

의료법

제19조의 2 (태아의 성감별행위 등의 금지) ① 의료인은 태아의 성감별을 목적으로 임부를 진찰 또는 검사하여서는 아니되며, 같은 목적을 위한 다른 사람의 행위를 도와 주어서는 아니된다.
② 의료인은 태아 또는 임부에 대한 진찰이나 검사를 통하여 알게된 태아의 성별을 임부 본인, 그 가족 기타 다른 사람이 알 수 있도록 하여서는 아니된다.

제67조 (벌칙) 제19조, 제19조의 2, 제20조 제1항, 제25조 제3항, 제30조 제4항, 제31조 제1항 단서, 제48조 제3항, 제51조 제2항(제61조 제3항에서 준용하는 경우를 포함한다), 제54조 제3항의 규정에 위반한 자 또는 제61조 제1항의 규정에 의한 안마사의 자격인정을 받지 아니하고 영리를 목적으로 안마행위를 한 자는 3년 이하의 징역 또는 1천만원 이하의 벌금에 처한다. 다만, 제19조, 제20조 제1항 또는 제54조 제3항의 규정에 위반한 자에 대한 공소는 고소가 있어야 한다.〈개정 1994.1.7, 2000.1.12, 2002.3.30, 2002.3.30, 2007.1.3〉

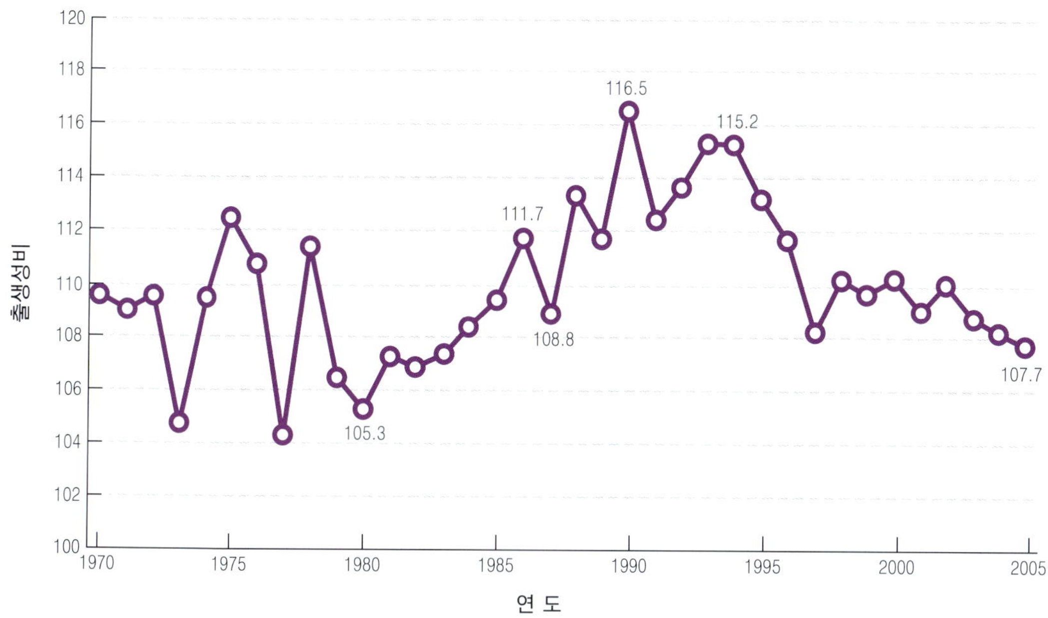

그림 3-7. 연도별 출생성비 변화(통계청, 1970~2005).
※출생성비 : 여아 100명당 남아 수

BOX

여러가지 태아 성감별법

예로부터 사람들은 임신한 태아의 성을 미리 감별해내는 다음과 같은 여러가지 방법을 고안해 내었다. 그러나, 아래에 언급하는 대부분의 방법은 비과학적인 방법이어서 이러한 방법으로 태아의 성을 섣불리 판단하는 일은 없어야 하겠다.

- 동아프리카 원주민: 바늘을 실에 매어 임신한 배위에 늘어뜨려, 그 바늘이 원을 그리면 딸이고, 앞뒤로 흔들리면 아들이라고 생각함.
- 기원전 이집트: 대맥(大麥)과 소맥(小麥)의 두 종자에 매일 임부의 소변을 뿌려서 대맥이 빨리 자라면 딸, 소맥이 빨리 싹이 트고 자라면 아들이라고 생각함.
- 중국의 명의 편작: 임부의 왼쪽 맥이 힘이 있으면 아들, 오른쪽이 크면 딸이라고 생각함.
- 히포크라테스: 임부의 혈색이 좋으면 아들, 나쁘면 딸. 또는 입덧이 심하면 아들 낳을 확률이 높다고 생각함.
- 임부의 증세가 평소 별로 피곤힘을 느끼지 못하고 소화도 잘 되나, 맥박이 약하고, 상복부가 부르면서 펑퍼지고, 허리가 굵어지고 엉덩이가 나와 뒷모습이 휴해지며, 왼쪽 상복부에서 태동이 심하고, 배꼽이 연하면 아들이라고 생각함.
- 배꼽: 임신 3~4개월에 배꼽이 튀어나오면 딸, 임신 8~9개월에 배꼽이 나오면 아들이라고 생각함.
- 유방: 오른쪽 유륜에 변화가 심하면 아들, 왼쪽 유륜에 변화가 크면 딸이라고 생각함.
- 태아의 심장박동이 1분에 144~160이면 딸, 124면 아들이라고 생각함.
- '산법통종': 49의 숫자에 임신 달수를 더하고, 임부의 나이를 빼고 남은 수를 1, 2, 3… 자연수를 순서로 빼면 더 이상 뺄 수 없을 때, 남은 수가 홀수면 아들, 짝수면 딸이라고 생각함 .

태아 성감별 금지 조항이 만들어진 이 후 법정에 선 의사는 1997년 7명, 1999년 6명, 2000년 3명, 2002년 2명 등 모두 18명인 것으로 조사되었다. 게다가 이들 위법 의사에 대한 법원의 판결은 선고유예나 벌금형에 그치는 경우가 대부분이어서 적발 의사들 중 5명만이 징역 8개월과 1년형의 집행유예를 선고받았다. 이들을 포함해서 의사 자격정지 또는 면허취소 따위의 행정처분을 받은 의사는 지금까지 20여 명 안팎이었다(한겨레신문, 2005.1.20). 따라서 출생성비를 자연 상태의 수준인 106으로 회복시켜 그 수준에서 유지시키기 위해서는 여러 방면에서 지속적인 노력이 필요하다고 하겠다.

2) 자연적인 태아의 성 조절

1960년대 한 학자에 의해 발표된 "정자의 염색체와 관련된 학설"에 따르면 성감별이나 낙태의 방법을 취하지 않고 자연적인 방법으로 태아의 성을 조절할 수 있다고 한다. 물론 이 방법은 단지 원하는 성의 태아를 가질 수 있는 가능성만 상승시킬 뿐 과학적으로 완전히 입증된 것도 아니고 100% 확실한 방법도 아니다. 그렇지만 이러한 방법을 일부 활용하여 자신이 원하는 성의 태아를 가질 수 있는 가능성을 조금이나마 높여 준다면 그만큼 성감별과 낙태와 같은 불법적이고 비인도적인 방법을 배척할 수도 있을 것이다.

(1) 남성이 생산하는 정자의 종류 및 특징

a. X정자(여성정자)

① **X정자**(gynosperm)는 X염색체를 함유한 정자로 수정시 여아를 결정한다.
② 크고 타원형의 머리모양을 가지고 있다.
③ 내구성이 더 강해 질 내의 조건이 최적이 아니더라도 생존력이 크다.

b. Y정자(남성정자)

① **Y정자**(androsperm)는 Y염색체를 함유한 정자로 수정시 남아를 결정한다.
② 작고 둥근형의 머리모양을 가지고 있다.
③ 작은 크기로 인하여 운동성이 더 민첩해 난자에 도달하는 속도가 빠르다.
④ 여성 질 내의 자연적 상태인 약산성의 환경에 매우 불리하다.

(2) 아들을 수태할 확률을 높이는 방법

① 가능한 정확한 배란기에 성교하라. Y정자의 생존력이 더 낮고 운동력이 더 높다는 것을 감안하여 여성의 월경주기를 정확히 계산하여 가능한 정확한 배란시기에 맞추어 성교해야 한다는 것이다.
② 여성이 오르가즘에 도달한 후에 남성이 사정하라. 여성이 절정기에 이를 때 질 내에서 알칼리성 액체가 분비되므로 산도가 낮아져 Y정자에게 더 유리한 조건이 된다는 것이다.
③ 성교 전에 소다수 등으로 질 내부를 세척하라. Y정자가 여성의 질 내의 자연적(정상적) 상태인 약산성의 환경에 매우 불리하다는 사실을 감안하여 질 내를 중성화시켜주면 Y정자의 활동이 보다 활발해질 것이라는 의견이다. 그러나 질 내부의 환경을 인위적으로 바꾸는 것은 위생상 좋지 않을 수도 있다.
④ 성기를 깊게 삽입하여 사정하라. 정자가 헤엄쳐 운동하는 거리가 짧아지므로 정자가 질 내에서 보내는 시간을 단축하게 되어 Y 정자에 유리하다는 것이다.
⑤ 배란기 수일 전부터 금욕한 후 성교하라. 여성의 배란기에 맞추어 수일 전부터 금욕한 후 배란기에 이르러 성교하면 배출되는 정액 속에 포함된 정자의 수가 더욱 풍부해져 Y정자에 유리

하다는 것이다.

(3) 딸을 수태할 확률을 높이는 방법

① 배란 2~3일 전에 성교를 하라. X정자가 질 내에서 생존력이 더 길다는 사실을 감안하여 배란 2~3일 전에 성교를 하면 정작 배란이 되었을 때까지 살아남아 수정이 가능한 정자의 대부분이 X정자일 가능성이 높다는 것이다.

② 여성이 오르가즘에 도달하기 전에 사정하라. 질의 내부가 자연적인 상태에서 약산성을 유지하므로 X정자에 더욱 유리하다는 것이다.

③ 성교 전에 희석시킨 식초 등으로 질 내부를 세척하라. 산성에 약한 Y정자는 운동력이 쇠퇴하여 죽고 주로 X정자만 살아남는다는 의견이다. 그러나 질 내부의 인위적인 환경변화는 비위생적일 수 있다.

④ 성기를 얕게 삽입하여 사정하라. 정자가 난자를 만나 수정을 하기 위해 더 긴 거리를 헤엄쳐 가야 하므로, 생존 기간이 더 긴 X정자에 유리하다는 것이다.

⑤ 배란기 이전에 수 차례의 성교를 하고 남성은 그때마다 사정하라. 정작 배란이 일어나는 시기에 하는 성교에서는 배출되는 정자의 숫자가 상대적으로 감소되면서 X정자에 유리하다는 것이다.

3) 성의 결정

옛날에는 여성이 아이를 낳기 때문에 전적으로 아이의 성별은 여성의 책임이었다. 그러나 과학의 발달로 X정자와 Y정자 중 어느 것이 수정되는가에 따라 아이의 성별이 결정된다는 것을 알게 되었다. 이러한 정자는 남성이 제공하므로 아이의 성별은 남성에 의해 결정된다고 할 수 있다. 그러나 이러한 남성의 정자 중 X정자와 Y정자의 상대적인 생존은 여성의 질 내부의 환경에 좌우되므로, 아이의 성별은 다시 여성의 책임으로 돌아가게 된다. 여기서 다시 한번 생각해 본다면, 여성의 질 내부의 환경은 남성이 성행위를 어떻게 이끌어 가느냐에 의해서 결정되고, 다시 이러한 남성의 성행위는 여성이 어떻게 남성을 대하느냐에 의해서 결정된다. 결론적으로 아이의 성별 결정은 남성과 여성, 누구의 책임도 아니며, 남성과 여성의 상호 관계에 의해서 결정된다는 것이다.

제II부 행복한 성

너무나도 귀하고 귀한 한 생명이 이 세상을 살아가며 얻어야 하는 것이 있다면 "행복"이 아닐까 한다. 축복받은 자신이 자신의 또 다른 닮은꼴을 만나 그 축복과 사랑을 나누는 일은 더없이 행복할 것이다. 세상의 그 많은 사람 중에 자신의 닮은꼴, 배우자를 찾는 일은 그래서 중요하다.

이런 배우자를 찾는 기준에 가장 중요한 것은 "사랑"이다. 자신이 가진 모든 것으로 구제하고 또 자신을 내어 줄지라도 사랑이 없으면 아무 유익이 없으리라. 그러나 사랑에도 짝퉁은 예외 없이 존재한다. 우리는 많은 짝퉁의 사랑 속에서 울며 마음아파한다. 고통을 함께 해도 행복한 사랑을 꿈꾸지만, 실제로는 짝퉁 사랑에 너무나도 쉽게 자신을 내어놓는 것 같다. 짝퉁 사랑으로부터 자신을 지키고 성숙한 사랑을 찾기 위해 자신을 소중히 대하고 미래를 준비하는 사람이 되어야겠다.

이제 자신을 돌아보고 자신을 사랑해야 할 때이다. 축복된 자신의 생명을 진정으로 사랑할 수 있을 때, 또 다른 자신의 닮은꼴을 만나 두 번째 행복의 문을 열게 될 것이다. "제II부 행복한 성"을 통해 자신이 사랑할 사람을 찾자. 그 사람과 행복한 성(性)도 꿈꾸자. 그래서 또 다른 작은 닮은꼴을 보면서 행복한 웃음을 짓자.

04_

배우자 찾기와 결혼

1. 배우자 찾기

1) 이성교제

이성교제는 두 사람(Dyad)의 상호작용으로 서로에 대해 친밀한 관계를 형성하고 상호 기대되는 역할을 학습하는 과정으로 청소년들의 중요한 관심사이다. 이성교제의 단계는 주로 친구나 동아리, 스터디를 하는 과정에서 이루어지는데, 초기의 만남은 그룹으로 이루어지다가 시간이 지나면서 고정적인 일대일의 관계로 발전하게 된다. 이성교제의 단계에 따른 과정을 살펴보면 다음과 같다(Duvall, 1985).

첫 번째로 **그룹 교제**(group date)는 이성교제에 익숙하지 않은 나이 어린 청소년에게 많이 나타나며, 여럿이 함께 데이트 경험을 나눔으로써 부담이 적은 형태이다.

두 번째로 **일시적 교제**(casual date)는 한사람과 지속적으로 만나는 것이 아니라 여러사람과 자유롭게 교제를 하는 것이다. 자유롭게 여러 사람을 만나고 헤어짐으로써 상대를 이해하며 지속적인 데이트 상대를 물색하는 것으로써 감정적으로 불안한 사람은 이 유형의 교제만 계속하는 경우가 많다.

세 번째로 **지속적 교제**(steady date)는 자신에게 가장 매력있는 한 사람과 지속적으로 만나면서 심리적 안정을 얻고 상대에게 애정을 느끼게 되는 것이다. 이 시기에 서로가 심리적 구속감을 느낄 수 있고 애무와 같은 성행동이 있을 수 있다. 이러한 과정에서 여성은 예기치 않은 성적 경험이나 원치 않은 성적 압력을 가장 큰 문제로 생각하며, 남성은 무슨 말을 하고 어떻게 행동해야 하는지를 가장 큰 문제로 생각하고 있다고 한다.

네 번째로 **결정적 교제**(pinning date)는 지속적 교제가 만족스럽게 이루어지면서 구혼을 하게 되고 결혼을 위한 전제가 된 단계이다. 이 시기는 결혼 후의 생활계획, 장래 문제에 대한 구체적이고 진지한 의견을 교환하고 육체적으로도 친밀도가 높아지는 시기이다.

이와 같은 이성교제의 단계를 거치면서 청소년들은 다음과 같은 기능들을 경험하게 된다(유영주, 1990).

첫째, 사회화 기능이다. 이성교제는 이성친구와 상호작용을 통해 사회인으로서 기대되는 성인 남녀의 역할 수행을 준비하여 개인을 사회적으로 성숙하도록 준비시킨다.

둘째, 오락적 기능이다. 이성교제는 파트너를 기다리며 함께 보낼 시간을 계획하며 생활의 흥미를 준다. 또한 남녀가 여가를 함께 즐기며 자기 생활의 흥미와 의미를 찾게 되어 즐거움을 얻게 된다.

셋째, 이성에 대한 적응 기능이다. 이성과 직접 만나 접촉하면서 이성에 대한 적응력이 생기게 된다. 따라서 이성교제를 통해 일반적인 사회생활에 있어도 자연스러움과 성숙한 대인관계의 기술을 습득하게 된다.

넷째, 인격도야의 기능이다. 이성과의 교제를 통해 자신의 행위가 파트너에게 어떤 영향을 주는지 알 수 있으며, 파트너의 행위에 대해서도 더욱 의식적이고 자제적인 반응을 배움으로써 자신과 타인의 행동에 이해가 깊어지며 성숙해진다.

다섯째, 배우자 선택의 기능이다. 이성교제 기능이 아무리 다양하다 할지라고 잠재적이고 궁극적인 목적은 배우자 선택 기능이라고 할 수 있다. 남녀 각각은 규칙적인 데이트를 통한 상호작용으로 상대방과의 '관계지음' 방식을 배우며 자신의 배우자를 선택하게 된다는 것이다.

2) 배우자 선택

배우자 선택은, 결혼을 위한 전 단계로서 개인의 행복뿐만 아니라 가족의 성공적인 발달 여부를 결정해 주는 매우 중요한 과정이다. 배우자 선택은 개인의 의사에 따라 자유롭게 선택할 수도 있지만, 사회, 문화, 시대적 상황에 따라 통제되고 변화되어져 왔으며, 이러한 배우자 선택 유형을 선택의 주체에 따라 중매혼, 자유혼, 절충혼의 세 가지 유형으로 나누어 볼 수 있다.

첫째로 **중매혼**은 두 개인의 애정이나 성격적응에 바탕을 둔 결혼이라기 보다 가족과 가족, 가문과 가문의 결합으로 이루어진다. 두 사람의 적응보다는 가족이나 가문에 잘 융합하느냐가 혼인의 가장 중요한 요인으로써 배우자 선택권도 부모나 친족에게 있다.

둘째로 **자유혼**은 자유로운 이성교제를 통해 개인이 자신의 만족이나 행복에 바탕을 둔 배우자 선택이 우선이다. 자유혼은 상호간의 교제를 통해 사랑이 가장 강조되어 배우자를 선택하지만 중매혼보다 이혼율이 높은 경향이 있다.

셋째로 **절충혼**은 자유로운 이성교제를 통해 배우자를 선택한 후 부모에게 동의를 구하는 경우와 부모가 배우자를 선택한 후 자녀에게 교제를 권하는 경우로 구분된다.

이와 같이 선택의 주체에 따라 배우자 선택 유형이 변화되어져 왔으며, 배우자를 선택하는 과정은 다음과 같은 몇 가지 이론으로 설명할 수 있다.

첫째는 **동질성 이론**이다. 이는 연령, 거주지, 인종, 종교, 교육수준 등이 유사할 시 서로에 대한 관심사가 높음으로써 배우자로 선택할 확률이 높다는 것이다(Hill, Rubin & Peplau, 1979).

둘째는 **보완 욕구 이론**이다. 이는 두 사람 사이에 서로가 보완해 줄 수 있는 요인이 있을 때 매력을 느낀다는 것이다(Winch, 1954). 파트너가 여러 분야에 높은 욕구를 가지고 있는 사람은 그렇지 않은 사람에게 매력을 느끼며, 또한 서로의 관심이 다른 경우에 매력을 느낀다는 것이다.

셋째는 **여과망 이론**이다. 이는 동질성 이론과 보완욕구이론에서 다루지 못한 시간에 따른 남녀관계의 발전과정을 보완한 이론이다. 즉, 모든 가능한 데이트 상대들은 관계를 맺기 시작하여 결혼에 이르기까지 6개의 여과망(filter)을 거치면서 그 대상이 좁혀진다는 것이다. 먼저 거리상 이웃이거나 같은 학교, 직장 등으로 근접할 시 1 여과망에서 선택할 확률이 높아진다. 다음으로 2 여과망에서는 인성, 외모, 능력 등의 매력이 작용하여 그 대상이 다시 좁혀지며, 3 여과망에서는 인종, 연령, 종교, 직업이 비슷한 커플로 더욱 축소되어 동질혼이 적용된다. 4 여과망에서는 인생관, 결혼관 등 가치관이나 신념 등에 의견이 합치되는 커플만 남게 되며, 5 여과망에서는 상호보완 여과망으로써 커플의 상호간의 욕구와 필요가 충족될 수 있고, 서로의 단점을 보완해 줄 수 있는 사람들이 여과된다. 6 여과망에서는 학교 졸업, 감정적 준비, 남성의 경우 병역을 마친후 취직을 하여 결혼준비가 되었을 시, 결혼준비상태의 여과망을 통과하여 배우자를 선택하게 된다(Kerckoff & Davis, 1962).

넷째는 **SVR 이론**(Stimulus-Value-Role theory)이다. 먼저 자극 단계로써 파트너는 서로 상호간에 총체적 매력이 균형을 이루어 만족할 때 다음단계로 넘어간다. 다음으로 가치 비교단계를 통해 성이나 종교, 인생의 목표, 성역할 등에 대한 서로의 가치를 관찰한 후 서로 조화를 이룰 수 있다고 생각될 때 그 다음 단계로 넘어간다. 역할 조화 단계에서는 두 사람이 현재와 미래의 상호 역할수행능력에 합의가 이루어질 때 배우자의 선택으로 이어진다(Mustein, 1976).

이 외에도 학자마다 다른 배우자 선택의 이론을 제시하고 있으나, 미래의 행복한 삶을 좌우한다고 할 수 있는 올바른 배우자의 선택을 위해서 현재 우리 자신이 할 수 있는 일은 내가 어떻게 살고 싶은가의 삶의 방향을 제대로 정립하고 살아가는 것이다. 이러한 자신의 삶의 방향이 자신의 행동과 태도로 나타나게 되어, 그에 어울리는 그런 배우자를 만나게 될 가능성이 높기 때문이다. 그러므로 자신이 바라는 배우자와 어울리는 사람이 되기 위해 항상 노력하고 점검하는 자세가 필요하다고 하겠다.

현명한 배우자 선택을 위해 스티넷(Stinnett & Defrain, 1985) 등은 다음과 같은 고려사항을 제안했다.

① 자기자신을 알아야 한다. 자신의 가장 중요한 욕구가 무엇이며, 어떤 유형의 상대자가 자신에게 적합한가를 검토해야 한다. 그리고 자신이 결혼하려는 동기와 결혼에 대한 기대감이 무엇인지를 파악해야 한다.

② 결혼상대자를 알아야 한다. 결혼상대자의 욕구, 성격, 관심, 가치관이 무엇인지를 파악해야 한다.

③ 두 사람의 관계가 서로에게 미칠 영향을 고려해야한다. 즉, 두 사람의 관계가 서로에게 최고의 의미를 갖고 있는가, 미래의 행복을 보장할 수 있는가를 고려해야 한다.

④ 서로의 일치성을 확인해야 한다. 서로를 신뢰하고 있는지 그리고 심리적 안정감을 느끼고 있는지를 검토해 보아야 한다.

⑤ 사랑이 있어야 한다. 사랑이 없는 결혼은 바람직하지 못하다. 사람은 서로의 관계에 대한 평가를 수반하고 있어야 한다.

3) 혼전성관계

혼전성관계란 결혼하지 않은 두 남녀가 수의적으로 성행위를 하는 것을 의미하며, **간음**(fornication)이라고도 한다. 동거하면서 성행위를 하는 경우를 변형된 간음 행위로 여기기도 한다. 혼전성관계는 배우자 선택을 위한 데이트 기간이나 약혼 기간 중에 많이 발생할 수 있는데, 사회가 급격히 변화함에 따라 이에 대한 가치관도 과도기적 변화를 겪고 있는 것으로 보인다. 아직까지 혼전의 순결은 중요시되고 있으나, 혼전성관계가 있었다 하더라도 좋은 방향으로 의미부여를 하거나 별 문제로 삼지 않으려는 경향이 증가하고 있다.

최근의 '미혼 남성들의 성의식과 결혼관'에 대한 설문조사에 따르면, 혼전성경험이 있는 남성은 73%에 달하며, 성관계를 가진 여성의 수는 1명이 8.2%, 2~3명이 28.8%, 4~5명이 18.4%였고, 6~9명도 31.5%나 되는 것으로 조사되었다. 반면 '전국 인공임신중절 실태조사'에 따르면, 20~39세 미혼여성의 성경험률이 39.1%인 것으로 나타났고, 15~44세 미혼여성의 성경험률은 23.3%인 것으로 나타났다(문화일보, 2006.10.11). 한편, 6개 대학 학생 554명을 대상으로 한 성의식 설문조사 결과에 따르면, 응답자의 52.5%는 '사랑하는 사이라면 무방하다', 27.5%는 '결혼을 약속했다면 무방하다'고 답했으며, 5.4%는 '어떠한 조건 없이도 무방하다'고 답했다. 이는 성관계에 있어 결혼 여부를 절대적 조건으로 생각하는 정도가 매우 약화되고 있음을 보여주는 것이다. 성별로 보면 남학생 8.9%, 여학생 20.5%가 모든 혼전성관계에 반대했으며, 남학생 24.2%, 여학생 31.4%가 결혼 상대자일 때 혼전성관계에 찬성한다고 밝혀 여학생이 남학생에 비해 훨씬 신중한 태도를 보였다(매일경제신문, 2006.7.17).

혼전성관계의 동기를 보면 순간적 충동, 흥미, 어쩌다보니 등으로 순간적인 감정의 동요를 이기지 못하고 이루어지는 경우가 대부분이다. 그나마 이러한 감정의 동요가 사랑이라고 생각하고, 사랑한다면 가능하지 않느냐고 역설하는 사람이 과반수가 넘는 것으로 조사되었다. 그러나 다음에서 보여지는 혼전성관계가 이루어지는 양태를 보면, 사랑에 대한 관념이 잘못되었거나 순간적인 감정의 동요를 사랑이라고 착각하는 경우가 대부분인 것으로 보인다.

……

- 그와 사귄 지는 1년 반쯤 되었다. 남들은 우리를 보고 환상의 커플이라고 한다. 한번은 그가 술을 마시고 거의 애처롭게 하소연을 했다. '난 너와 빨리 결혼하고 싶어. 너 나한테 언제 올래. 나 지금은 잘 참고 있지만 못 참을지도 몰라. 너는 날 못 믿는 거지?' …… 난 순결을 지켜야 한다고 생각하면서 다른 한편으로는 사랑하는 그의 요구를 들어주고 싶기도 하다. 내가 비겁한 걸까? 난 요즘 위기를 느끼고 있다.
- 술을 마시던 그는 몹시 괴로운 표정을 지으며 말을 했다. '사실은 어제 그런데(매춘) 갔었어. 친구들과 어울리다 보니 할 수 없었지만, 더 그럴 수밖에 없는 이유는 너의 순결을 지켜주고 싶어서 였어.'
- 그 남자는 만나면서부터 내게 호감을 갖고 결혼을 하자고 했다. 남자의 구애로 한달 만에 성관계를 가졌다. 그러나 석 달이 지난 후 남자가 나를 만나지 않으려 한다.
- 나는 그 남자를 별로 좋아하지 않았다. 그럼에도 불구하고 워낙 그 남자가 우겨서 관계가 계속되었다. 막상 결혼을 하려고 하니 그 집 부모가 궁합이 안 맞는다고 하여 결혼을 파기하였다.
- 나를 직장에 못 다니게 할 정도로 집요하게 따라다녔다. 막상 직장을 그만두니까 이제는 나를 피한다.
- 남자에게 다른 여자가 있는데 헤어지겠다고 해서 믿고 성관계를 가졌다. 이제 와서 둘 다 싫다고 한다. 너무 분하다. 나중에 이혼하더라도 일단 결혼해 놓고 이혼하겠다.

……

성관계 후의 느낌도 혐오감, 임신의 두려움이 있는 것으로 조사되어 긍정적으로 평가되지 않는다. 또한, 혼전성경험의 대상으로 남성은 유흥업소 종업원이나 매춘여성을 선택하는 경우가 44.7%로 가장 높았다. 사랑을 전제로 한 성관계가 아닌 매매에 의한 혼전성관계의 경험은 결혼 후에 성기능장애를 야기하는 경우도 보고되고 있다. 다음 대상은 애인 또는 친구인 경우가 38.1%, 우연히 만난 사람이 10.6%, 직장·거래처근무 여성이 3.7%로 나타났다. 여성의 경우에는 친구, 애인, 아는 남성이 50% 이상으로 나타났다.

혼전성관계를 가진 후 임신이 되었을 경우, 대부분의 미혼 남녀는 낙태를 선택하거나 출산 후 아이를 해외입양기관에 입양한다고 한다. 이런 현상은 개인적으로나 사회적으로 매우 심각한 문제를 야기한다.

4) 동 거

20세기 후반부터 미혼 남녀가 그들의 이성 파트너와 함께 살기로 결정하는 **동거**(cohabitation)가 증가하였다. 미국에서는 1960년에 439,000명의 이성 연인들이 동거를 했고, 2000년에는 그 수가 거의 4,600,000명으로 증가하였다(U.S. Bureau of the Census, 2000). '2005년도 전국 결혼·출산 동향 조사'에 따르면, 우리나라에서도 신세대의 개방된 가치관이 확산되면서 혼전동거에 대한 긍정적 인식이 높게 나타났다. 미혼남성의 57.5%, 미혼여성의 44.7%는 '남녀가 결혼할 생각이 있다면 먼저 살아보는 것도 좋다'는 견해에 동의했다. 남성의 경우 25~29세에서 60.4%로 가장 높은 비율을 보였고, 여성은 30~34세에서 49.3%로 높았다. 미혼남성 45.1%, 미혼여성 61.8%는 '혼자서도 자녀를 잘 키울 수 있다'는 데 동의하여, 이른바 '싱글맘·싱글대디'에 대해 부정적 견해를 갖고 있지 않은 것으로 조사됐다(헤럴드경제, 2006.3.23).

왜 사람들은 결혼 대신 동거를 선택할까? 젊은 사람들이 말하기를 자신들이 정말로 사이좋게 지낼 수 있는지를 알아내는 가장 확실한 방법이 동거라는 것이다. 동거를 결혼의 실패와 이혼을 피할 수 있는 한 방편으로 여기는 것이다(National Marriage Project, 2004). 그러나 미국, 스웨덴, 캐나다의 자료에 따르면, 결혼 전에 동거한 사람들(결혼을 약속하고 결혼 날짜를 잡은 사람은 예외) 사이의 이혼율이 그렇지 않은 사람보다 더 높았다. 이렇게 증가하는 이혼율은 자기 선택(self-selection)에 기인한 것으로 보인다. 즉, 관계를 장기간 유지할 수 없는 사람이 바로 결혼하려고 하기보다는 결혼 전에 자신의 파트너와 먼저 살아보고 결정하려고 하는 것이다(Lillard et al., 1995). 또한, 동거경험이 많은 사람은 더 좋은 인간관계를 갖기 위해 어떻게 해야 하는지를 배우지 못하게 된다. 실제로, 동거경험이 많은 사람이 동거하지 않은 사람보다 미래의 인간관계를 더 많이 실패하였다. 동거경험이 어떻게 해서 결혼생활의 안정감에 부정적 영향을 미치는지가 완전히 이해되지는 않았지만, 동거경험이 결혼생활에 아무런 도움이 되지는 않는 것은 확실한 것 같다(Popenoe & Whitehead, 2002).

동거경험과 결혼생활의 안정감 사이에 역 상관관계가 있음에도 불구하고, 동거는 젊은 성인의 중요한 경험으로 나타나고 있고, 최초의 생활공동체(living-together union)였던 결혼을 대신하고 있다. 미국의 경우 25~39세에 있는 미혼 여성의 25%가 현재 이성 파트너와 동거를 하고 있으며, 한 때는 약 50%가 동거하는 것으로 나타나기도 하였다.

2. 결 혼

현재 우리의 결혼제도는 인간존엄성과 남녀평등을 기초로 하며 일부일처제를 전제로 한다. 현대적 의미에서 **결혼**(marriage)이란 적절한 연령에 도달한 남녀가 자유로운 이성교제를 통해 애정과 신뢰를 확인하고 자유 의사에 의하여 정신적으로 뿐만 아니라 육체적으로 결합하는 것을 의미하며, 최종적으로 혼인신고를 거쳐 제도적인 합법성을 인정받는다.

현대의 결혼욕구 중 가장 강한 동기는 사랑하는 사람과 함께 살고 싶기 때문이다. 사랑의 실현을 위해서는 결혼이라는 관문을 통과해야 하며, 실제 결혼생활을 통해 성숙한 사랑을 키워나간다(그림 4-1a). 이러한 사랑을 바탕으로 해서 사회적으로 법적으로 인정된 성욕구를 충족하며, 경제적, 정신적 안정을 얻게된다. 이렇게 해서 이룩한 행복한 가정은 자녀출산을 통해 더욱 더 강한 유대감을 갖게되며, 사랑과 행복을 경험하게 된다(그림 4-1b). 일부 사람들은 결혼의 목적이 일상생활상 편리하기 위하여, 명예와 지위를 얻기 위하여, 빈곤하고 불행한 가정으로부터 도피하거나, 반대로 부모를 돕기 위하여 결혼을 하기도 한다. 어떤 경우는 혼전임신을 했기 때문에, 부모의 압력 때문에, 사랑에 실패한 후 불행감과 고독감을 잊기 위하여 결혼을 하는 사람도 있다. 그러나 이러한 동기로 결혼을 하는 것은 바람직하다고 볼 수 없는 경우들이다.

결혼은 제2의 인생이며, 가장 축복 받아야 할 생애 최대의 행사이다. 그러나 이러한 결혼은 꿈이 아닌 현실이어서, "해도 후회, 안 해도 후회하는 것"이라는 말이 공공연히 나돌기도 한다. 따라서 준비 없는 결혼은 파경을 가져오며, 결혼 후 4년 이내에 이혼하는 '신혼파경'이 가장 높은 비율을 차지하고 있다는 것은 시사하는 바가 크다 하겠다(표 4-1 참조). 연애기간이 길어도 정작 '새 가정 만들기' 에는 소홀해서 사소한 일에도 티격태격할 뿐만 아니라 해결 노력마저 부족한 경향이 있다는 것이다. 진실로 사랑하는 배우자를 선택하는 것이 행복한 결혼 생활을 시작하는 기본 요소지만, 이것만으로 결혼 생활이 행복해지는 것은 아니다. 부부관계는 사랑과 신뢰를 기초로 하는 것이어서 이에 문제가 생기거나 서로에 대한 관심이 결여될 때는 부부간에 갈등이 생기게 되는 것이다. 이러한 부부 갈등이 심화되면 성적인 문제로까지 비화되기도 한다.

한번 사랑은 영원한 사랑이 아니어서, 사랑의 감정을 계속 유지하기 위해서는 부부간에 끝없는 노력이 계속되어야 한다. 우리의 생활은 문제와 갈등의 연속이며, 그것들을 어떻게 해소하고 대처해 나가느냐가 삶의 질을 결정한다. 많은 전문가들은 부부간에 대화가 매우 중요하다고 강조한다. 특히, 진실되고 사랑스러운 대화를 통해 서로에게 감동

(a)

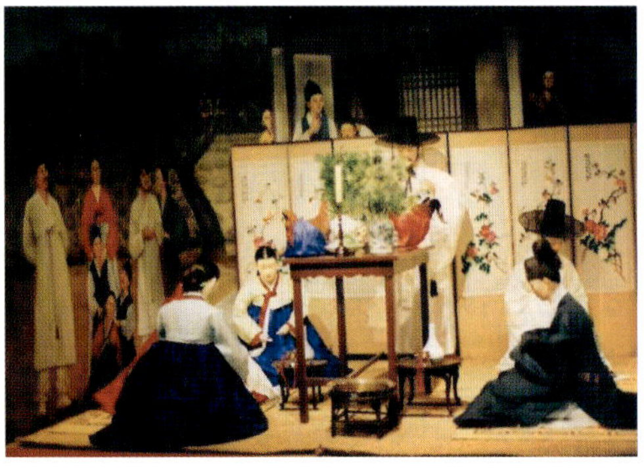

(b)

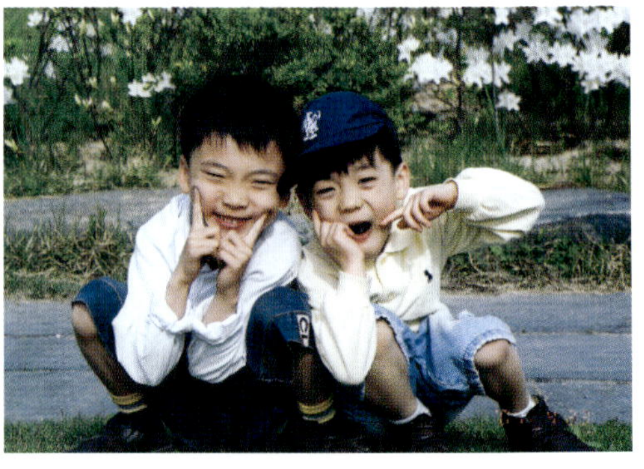

그림 4-1. 행복한 결혼
(a) 사랑을 약속하고 헌신을 다짐하는 전통혼례식. (b) 사랑의 결실로 태어난 아이들의 행복한 모습.

을 전해야 한다. 그렇게 함으로써 상호간의 애정이 생활 속에서 자연스럽게 표현되고, 부부간에 발생하는 여러 가지 갈등이 해소되는 것이다. 따라서 성공적 결혼을 한 배우자들은 긍정적인 **문제해결 능력**과 **의사소통능력**을 가지고 있어 갈등이 발생했을 때, 해결점을 찾기 위해 서로의 감정을 표현하며, 협상하고, 양보할 줄 안다는 것이다. 이와 더불어, 성공적 결혼을 한 배우자들은 기본적인 가치를 공유하고, 공동의 관심사를 가지고 있고, 높은 육체적 친밀감을 가지고 있다고 한다.

1) 부부의 의사소통

효과적인 **의사소통**(communication)은 부부 상호간의 관계와 성적 관계의 초석이다. 효과적인 의사소통을 위해서는 정확하게 자기 의사를 말해야 하며, 또한 열린 마음으로 인내력을 가지고 주의깊게 잘 들어야 한다. 여기서 자기 의사를 정확하고 명확하게 표현하기 위한 말하기는 다음과 같은 방법으로 하는 것이 바람직할 것이다.

① 의도하는 말을 애매하지 않게 구체적으로 정확히 해야 한다. 예를 들면, 만일 당신이 다른 사람의 감정에 상처를 내지 않으려고 직접적으로 표현하는 것을 꺼려한다면, 상대방은 당신이 전달하고자 하는 바를 이해하지 못할 것이다.

② 혼합된 메시지를 보내는 것을 피해야 한다. 예를 들면, 상대방이 당신의 기분이 상했다고 느껴지는 행동과 표현에 대해 이야기하려 할 때 상대방에게 "괜찮아!"라고 말해서는 안 된다.

③ **"나" 전달법**을 사용해서 자신의 감정을 잘 표현해야 한다. 특히 말하는 사람이 듣고 있는 사람의 행동을 비평하고 있거나 어떤 일에 대해서 나무라고 있다면, "너"로 시작하는 말들은 상대방과의 의사소통을 방해한다. 예를 들면, "당신은 항상 친구들과 너무 많은 시간을 보내"라고 말하는 것 대신에, "당신이 친구와 함께 외출하고 있을 때, 나는 외롭고 당신이 너무나 그리워.(감정을 표현하라) 우리가 더 많은 시간을 함께 보내기 위해서 내가 같이 외출할 수 있을까?(개선책을 말하라)"라고 말할 수 있다. 이때, "잘못된" 나 전달법의 함정에 빠지지 않도록 노력해야 한다. "나는 당신이 친구들과 너무 많은 시간을 보낸다고 느껴"라고 말하는 것은 실제로 "너" 전달법인 것이다.

④ 사람들은 자신의 생각을 표현하기 위하여 말과 함께 몸의 자세(바디 랭귀지)와 얼굴 표정과 같

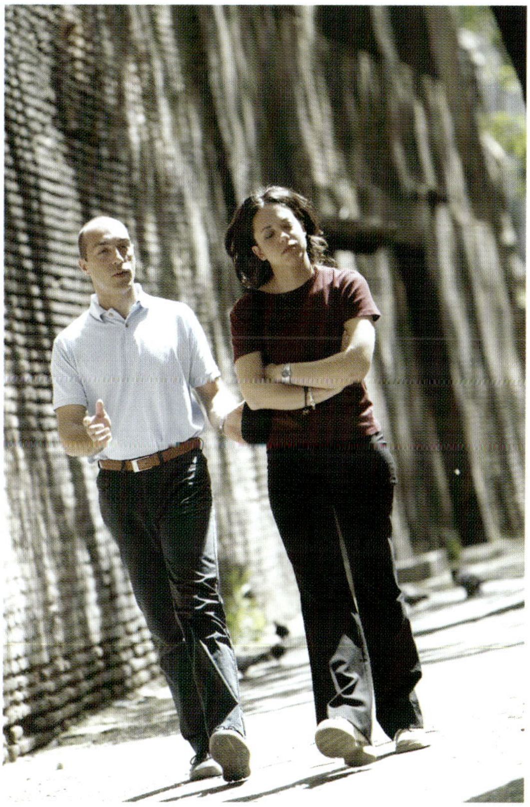

그림 4-2. 비언어적 의사소통
비언어적인 몸짓과 얼굴 표정으로 상대에게 자신의 생각을 전달할 수 있다. 이 커플의 비언어적 신호가 무엇을 말하고자 하는지 한번 생각해 보세요.

은 **비언어적인 의사소통**을 사용한다(그림 4-2). 접촉은 친밀한 성적 감정에 대한 중요한 정보를 전달할 수 있는 비언어적 의사소통의 한 형태이다.

다음으로, 효과적인 의사소통을 하고자 하는 사람은 잘 듣는 기술을 가져야 한다. 정보를 정확하거나 완전하게 듣지 못한다면, 오해가 생겨서 갈등을 가져올 수 있다. 토론할 때, 잘 듣는 사람이 자신의 배우자가 말한 것을 고쳐 말하거나 말을 바꿔서 설명을 잘 한다. 즉, 이런 과정을 통해 말하는 사람이 상대가 말한 것을 정정하거나 명확히 하도록 할 수 있다. 예를 들면, 당신의 파트너가 "너는 친구나 가족과 함께 있을 때면, 항상 나를 더 무시하더라"라고 말한다면, 당신은 "나는 네가 그런 상황에서 무시당했다고 느끼는 줄 몰랐어. 내가 어떻게 하면, 네가 더 인정받고 있다고 느낄 수 있을까?"라고 말함으로써 대응할 수 있는 것이다.

2) 부부의 성적 적응

일반적으로 결혼한 부부는 신혼여행지 첫날밤에 처음 성적 접촉을 하게 된다. 이 첫날밤은 신랑이나 신부 모두에게 긴장된 순간이며, 모든 것이 서툴러 생각처럼 만족스러운 성관계를 갖지 못할 수도 있다. "아름다운 성－신혼 첫날밤"(SBS, 2000.5.13) 프로그램에서 신혼부부의 걱정거리를 방송한 적이 있다. 여성은 1위가 '삽입에 대한 공포' 였고, 2위가 '가슴 크기(몸매)' 였으며, 3위는 '혼전성경험'이었다. 반면에 남성은 1위가 '여성의 성감대 위치' 였고, 2위는 '조기사정'이였으며, 3위는 '성기 크기' 였다. 이렇게 신혼여행에서의 남녀 관심사는 커다란 차이가 있으며, 다음의 사례를 통해 신혼여행지에서 겪은 신혼부부의 첫날밤이 얼마나 어설픈지 알 수 있다.

......

"우리 부부는 결혼한 지 5일만에야 성공할 수 있었어요. 연애를 2년간이나 했음에도 불구하고 첫날밤에 솔직히 너무 창피했어요. 그래서 조금 시도해보다 실패해서 그냥 자고, 둘째 날은 둘 다 뭔가는 해야겠는데 알아야 하죠. 나도 내 몸에 대해서 잘 몰랐고, 남편도 예상 외로 여자의 몸이나 성에 대해서 아는 게 없었어요. 피나는 노력 끝에 신혼여행에서 돌아온 날 겨우 성공할 수 있었지요." _29세 여성

......

한 조사에 따르면 거의 반수에 가까운 부부들이 성문제에 대해 어려움을 겪고 있다고 한다. 성이 결혼생활의 전부는 아니지만 전반적인 부부관계의 만족도를 좌우하는 주요 요인이다. 성관계는 육체적 관계 이전에 서로에 대한 애정과 믿음이 선행되어 이루어져야만 만족스러운 결과를 얻을 수 있다. 그러나 성생활을 부부간에 이루어져야 하는 하나의 의무로 생각하거나, 성생활에서 극치감을 얻는 것만을 부부간의 성적인 행복감의 유일한 기준이라고 지나치게 강조하는 것은 오히려 불만족을 가져올 수 있다. 성은 생식(출산)뿐만 아니라 쾌락, 애정의 기능도 갖고 있어서, 남성과 여성 모두에게 성적 욕망이 있다. 부부간의 성적 적응은 남성뿐 아니라 여성에게도 중요한 과제이며, 상호간에 만족을 갖기 위해서 부부가 서로 노력해야 한다. 부부의 성적 적응이 만족스럽게 되기 위해서는 다음 몇 가지 사항을 고려해야 한다(옥선화, 정민자, 1996).

① 부부간의 성생활 및 성에 대한 정확한 지식을 갖고, 그릇된 성에 대한 관념, 가치관을 버린다. 예를 들어, '성관계는 일주일에 3일은 해야 한다'와 같은 지식은 잘못된 것이다. 성관계의 빈도는 신체적 조건, 상황, 연령에 따라 달라지는 것이며, 특히 성욕에 영향을 주는 것은 신체적 요인뿐 아니라 감정이나 사고체계가 모두 영향

요인으로 작용한다.

② 부부간의 성은 지극히 동등하여야 한다. 성생활은 남성에게만 의존되고 여성의 성에 대한 표현은 금기시 해왔던 과거의 전통은 현대생활에 맞지 않다. 부부간에는 개방적인 성의 표현과 여성의 자연스런 욕망표현도 필요하다. 대체로 한국 주부의 성생활에서 나타나는 문제는 연령이 높을수록 성에 대해, 남편에 대해 불만족스럽다는 것이다. 대체로 그들의 문제점은 성표현을 제대로 하지 못하는 점이다.

③ 부부간의 성에 대한 적응은 시간이 필요하며 그에 대한 노력이 요청된다. 부부의 성격이나 자란 배경, 성의 태도나 가치관, 지식 등에서 차이가 나기 때문에 성에 대한 대화를 통하여 문제점을 풀어나가야 한다.

④ 성은 기교의 문제가 아니라 사랑 또는 정신, 인격체로서의 교류가 중요하다. 상대방에 대한 불신이나 불만, 갈등 등이 있는 상태에서 완벽한 성의 만족이란 있을 수 없다. 항상 서로 아끼는 마음과 인격의 교류를 통하여 성생활을 영위해야 만족스러운 성생활에 이르게 된다. 다음의 한 사례가 이러한 점을 잘 설명해 준다.

……

주말 부부인 우리는, 손을 잡고 집으로 오는 길에 그간 있었던 이야기를 하면서 즐거움을 느끼고, 정겨워지면 입맞춤도 하고, 텔레비전을 시청하거나 신문을 보는 상대방에게 다가가 포옹하기도 하고, 애정의 표시로 쓰다듬기도 한다. 여기서 느끼는 기쁨은 매우 소중할 뿐만 아니라 그 기쁨은 성관계에 비해 결코 가볍지 않다는 것을 얘기하고 싶다.

…… _32세 여성

3) 혼외성관계

혼외성관계(extrarelational sex, extramarital sex, adultery)란 결혼한 사람이 배우자 이외의 사람과 성관계를 갖는 경험을 의미한다. 보다 구체적으로 말한다면, 혼외성관계를 가지는 사람이 결혼한 사람(즉, 유부남이나 유부녀)이고 강제적 관계가 아니라 자발적 관계이며, 정신적 관계가 아닌 육체적 관계로써 이 육체적 관계가 결혼에 위협을 줄 수 있는 관계라는 점을 특징으로 한다(한국형사정책연구원, 1991). 현대사회는 일부일처의 가족제도를 합법화하여 배우자의 부정한 행위시 이혼의 사유가 됨을 명시하고 있으며[**민법 840조**], 우리나라의 경우 배우자의 고소가 있으면 형법상의 죄를 물어 2년 이하의 징역에 처하는 것으로 되어 있다[**형법 제241조**].

부부관계에 치명적 영향을 미치는 혼외성관계

LAW

이혼과 간통에 관한 법률

◉민법 제3장 혼인 (제5절 이혼)

제840조 (재판상 이혼원인) 부부의 일방은 다음 각호의 사유가 있는 경우에는 가정법원에 이혼을 청구할 수 있다.〈개정 1990.1.13〉

1. 배우자에 부정한 행위가 있었을 때
2. 배우자가 악의로 다른 일방을 유기한 때
3. 배우자 또는 그 직계존속으로부터 심히 부당한 대우를 받았을 때
4. 자기의 직계존속이 배우자로부터 심히 부당한 대우를 받았을 때
5. 배우자의 생사가 3년 이상 분명하지 아니한 때
6. 기타 혼인을 계속하기 어려운 중대한 사유가 있을 때

◉형법 제22장 성풍속에 관한 죄

제241조 (간통) ① 배우자 있는 자가 간통한 때에는 2년 이하의 징역에 처한다. 그와 상간한 자도 같다. ② 전항의 죄는 배우자의 고소가 있어야 논한다. 단 배우자가 간통을 종용 또는 유서한 때에는 고소할 수 없다.

의 원인으로 다음 세 가지를 들 수 있다(Edell, 1995; Subotnik & Harris, 1993). 첫째로 개인적 배경 차이에 의한 갈등으로써 두 사람이 좋아하는 활동이나 취미의 관심영역이 달라서 활동을 공유하지 못해 발생하는 것이다. 또한 두 사람의 지적수준과 학력수준이 달라서 서로가 지적욕구를 충족시켜주지 못하거나, 사회계층의 차이, 자아실현의 차이 등으로 서로가 적응하지 못하여 혼외성관계를 갖게 된다는 것이다. 둘째로 욕구에 의한 갈등이다. 이는 과거 어린시절 자라면서 내면에 잠재된 해결되지 못한 분노나 의존성, 신체적 애정표현의 부족 등이 결혼생활에 나타남으로써 혼외성관계로 이어지는 경우가 있다. 또한 현재 부부생활에서 성적인 갈등이나 재정적인 갈등, 배우자에 대한 매력을 상실함으로써 혼외성관계로 이어진다는 것이다. 셋째로 개인적인 성격특성이 매우 성적 관계를 중요시하나 파트너와 불만족할 시 상대적인 박탈감으로 혼외성관계를 갖게 된다는 것이다. 또한 자기 멋대로여서 속박되지 않고 자유를 원하는 반항적인 성격의 소유자이거나, 외롭게 성장하여 마음이 항상 걱정스럽고 불안한 성격의 소유자들이 혼외성관계로 이어진다는 것이다.

대부분의 사람들은 이러한 혼외성관계를 찬성하지 않고, 결혼한 부부가 관련된 경우에는 더욱 찬성하지 않지만, 미국에서의 최근 연구 조사에 따르면 40~59세의 사람이 더 늙은 사람이나 더 젊은 사람의 경우보다 훨씬 더 많은 혼외성관계를 경험하는 것으로 나타났다(Smith, 2003). 결혼한 사람의 대부분은 자신의 배우자를 신뢰하는 것으로 나타났으나, 최근의 미국 조사 결과에 따르면, 미국에서 배우자의 약 20%가 혼외성관계를 갖는 것으로 조사되었다(Atkins et al., 2001; Smith, 2003).

4) 별거와 이혼

이혼(divorce)이란 법률상으로 유효하게 성립한 혼인관계를 결혼당사자들이 모두 생존한 동안에 그 결합관계를 협의 또는 재판상 절차를 거쳐서 소멸시키는 것이다. 이혼은 인위적으로 혼인을 소멸시킨다는 점에서 부부 중 어느 일방의 사망에 의한 혼인관계 해소와 달리, 부부관계에서 일어나는 여러 가지 문제를 탈피하기 위한 하나의 방법이며, 동시에 부부관계를 해소시키는 법률상으로 인정

표 4-1. 혼인건수 대비 이혼건수 비율 및 동거기간별 이혼율 (통계청, 1995~2005)

연도	이혼건수	이혼건수/혼인건수(%)	동거기간(%)				
			0~4년	5~9년	10~14년	15~19년	20년 이상
1995	68,279	17.10%	32.6	25.1	20.6	13.1	8.2
1996	79,895	18.40%	32.1	24.6	19.6	13.8	8.9
1997	91,159	23.50%	31	24.3	19.5	14.6	9.8
1998	116,727	31.10%	29.4	23.3	19.2	15.5	12.4
1999	118,014	32.50%	29.2	22.8	18.9	15.6	13.5
2000	119,982	35.90%	29.3	22.3	18.7	15.3	14.3
2001	135,014	42.20%	28.2	23	19	14.8	14.9
2002	145,324	47.40%	26.9	23.2	19.4	14.7	15.7
2003	167,096	54.80%	24.6	23.1	19.6	14.9	17.8
2004	139,365	44.80%	25.2	22.9	18.9	14.7	18.3
2005	128,468	40.60%	25.9	22.2	18.4	14.8	18.7

하는 제도이다(이영숙, 박경란, 전귀연, 2005). 결혼식에서 행복하고 성공적인 삶에 대한 높은 기대를 가졌음에도 불구하고, 많은 부부는 **별거**(separation)나 이혼이라는 파경을 맞는다. 미국의 경우 최근 초혼의 거의 절반이 이혼을 하였고, 더 젊은 사람의 이혼율이 증가하고 있다고 한다(Kreider & Fields, 2002). 우리나라의 경우도 이러한 경향을 크게 벗어나지 않아, 부부관계의 안정성이 매우 위태로운 수준으로 총 이혼건수가 1995년 6만 8천 건, 2000년 12만 건, 2003년 16만 7천 건으로 해마다 증가하였고, 최근에는 2004년 13만 9천 건, 2005년 12만 8천 건으로 다소 감소하였으나 여전히 높은 수치를 나타내고 있다(표 4-1). 또한, 혼인건수 대비 이혼건수 비율도 1995년 17.1%, 2000년 35.9%, 2003년 54.9%로 급증하였고, 최근에는 2004년 44.8%, 2005년 40.6%로 감소하고 있으나, 이 또한 상당히 높은 비율을 나타내었다(표 4-1). 특히, 10대의 결혼은 적어도 20세가 되어서 결혼한 여성보다 결혼생활에 실패할 가능성이 훨씬 높게 나타났다(Bramlett & Mosher 2001).

또한 통계청 자료에 따른 이혼 사유를 살펴보면, 2000~2002년에는 성격차이, 가족간 불화, 경제문제, 배우자 부정, 정신적·육체적 학대, 건강문제의 순이었으나, 2003~2005년에는 성격차이, 경제문제, 가족간 불화, 배우자 부정, 정신적·육체적 학대, 건강문제의 순이었다. 이혼 사유 중 첫번째 순위를 차지하고 있는 성격차이에 따른 이혼율은 2000년에 40.1%였으며, 매년 꾸준히 상승하여 2005년에는 49.2%를 차지하였다(표 4-2). 더군다나, 동거기간별 이혼에 대한 자료에 따르면, 결혼생활 4년 이내에 이혼하는 비율이 가장 높게 나타났으며, 2000년에 29.3%이었고 2003년에는 24.6%로 2003년까지 조금씩 감소하다가, 다시 상승하기 시작하여 2005년에는 25.9%를 나타내었다(표 4-1). 결과적으로 많은 부부가 결혼생활 4년 이내에 성격차이로 이혼을 하고 있는 것이다. 이는 결혼 이전의 이성교제 기간에 이미 문제를 안고 있음을 의미하며, 결혼생활에서 일어날 수 있는 수많은 문제와 갈등을 효율적으로 처리할 수 있는 능력이 부족하기 때문인 것으로 분석된다(정미향, 김득성, 2001). 이에따라, 결혼 전 이성커플을 대상으로 한 연구에 따르면(엄혜정, 정혜정, 2006a; 2006b), 어린시절 자신이 경험했던 원가족 부모와의 관계가 자신의 자아존중감에 영향을 미치며, 이들의 이성관계만족도에도 영향을 미쳤다. 즉, 역기능적 부모와의 관계 경험은 현재의 이성관계에 부정적인 영향을 미치며, 이는 결혼관계에도 같은 패턴을 반복함으로써 세대 전수된다는 것이다. 이에따라 결혼 전 이성커플의 관계성장을 위한 교육 및 상담이 필요하며, 이와 관련한 **집단상담 프로그램**이 개발되어 그 효과가 입증되었다(엄혜정, 2007).

이러한 이혼의 증가 원인으로 다음의 다섯 가지

표 4-2. 이혼 사유에 따른 이혼율 (통계청, 2000~2005)

연도	성격차이	경제문제	가족간 불화	배우자 부정	정신적·육체적학대	건강문제	기타	미상
2000	40.10%	10.70%	21.90%	8.10%	4.30%	0.90%	13.00%	1.00%
2001	43.00%	11.60%	17.60%	8.70%	4.70%	0.70%	12.70%	1.00%
2002	44.70%	13.60%	14.40%	8.60%	4.80%	0.60%	12.30%	1.00%
2003	45.30%	16.40%	13.00%	7.40%	4.30%	0.60%	11.90%	1.10%
2004	49.40%	14.70%	10.00%	7.00%	4.20%	0.60%	12.10%	2.00%
2005	49.20%	14.90%	9.50%	7.60%	4.40%	0.60%	12.10%	1.70%

를 생각해 볼 수 있다. 첫째로 가치관의 변화이다. 전통사회에서의 부부관계는 남편이 부인을 지배하고 부인은 남편에 복종하는 상하주종관계였다. 그러나 현대 여성들은 이전처럼 비인간적인 대우를 받으며 참고 살아야 한다는 생각보다는 결혼을 존속시킬 정당한 이유가 없다고 생각되면 자신의 새로운 삶을 위한 선택으로 받아들인다는 것이다. 둘째로 여성들의 경제적 자립은 이혼 선택에 영향을 미치며, 셋째로 출산율 감소로 자녀수가 적어짐에 따라 이혼의 결심에 부담이 줄어들었다는 것이다. 넷째로 도덕관, 종교관의 변화이다. 이혼이 인정되지 않았던 유교나 가톨릭적 종교의식에서 벗어나 개인의 행복을 우선시하는 선택을 하게 된 것이다. 다섯째로 이혼의 법제적 요인의 변화이다. 과거의 가족과 관련한 법은 가족을 유지하려는 목적으로 이혼을 금지하려는 의도가 강했으나, 최근 우리나라 민법은 유책(有責)주의를 지양함과 더불어 이혼시 여성의 가사노동 가치를 인정하여 재산분할 청구권을 인정한다. 또한 자녀의 면접 교섭권 신설, 자녀 양육권의 선택 및 조정을 할 수 있는 등 이혼과 관련된 불평등 법조항들이 개정되어 이혼을 쉽게 할 수 있는 원인이 되었다.

그러나 이혼에 따른 문제는 매우 심각하여, 자녀 양육문제, 친척간의 문제, 경제적·사회적 문제, 정서적 문제, 법적인 문제들이 남게 되고, 가족원들이 그 사실을 받아들이고 적응하기까지는 긴장과 갈등 속에서 지내야 한다. 또한 이혼, 사별, 별거는 질병에 대한 감염이나 암 발생률을 증가시킨다는 주장도 있으며, 특히 남성은 고독이나 스트레스에 약하여 이혼 경험이 있는 남성의 사망률은 같이 이혼한 여성의 3.16배가 높다는 연구 결과도 있다. 특히, 이혼이 자녀에 미치는 영향은 매우 심각하다. 이혼 가정의 아이들은 정상적인 가정의 아이보다 비행 소년·소녀가 될 확률이 높고, 자녀들은 공격적이고, 비난적이고, 자기통제력이 부족하고, 순종적이지 못한 경향이 있다. 또한 정서적으로 우울하고 특수한 공포와 불안감, 고독감, 일상생활에서의 무력증 및 갈등 정도가 높은 것으로 보고되고 있다. 한편 소년들은 아주 여성적이면서도 공격성이 강한 양 측면을 갖는 경향이 있고, 소녀의 경우는 정상 가정에서 자란 경우보다 성에 관해 더 허용적이어서 혼전성관계, 동거, 사춘기 때의 빠른 이성교제 등이 나타나는 경향이 있다. 특히, 이혼 가정의 소녀들은 친밀감 형성이나 갈등 상황이 올 때 비효율적인 방법으로 문제해결을 하는 것으로 나타나, 이혼 가정의 소녀들이 소년보다 더 부정적인 영향을 받는 것으로 나타났다.

05_

사랑과 성반응

1. 사 랑

1) 사랑의 정의

사랑(love)을 주고받는 것은 개인의 웰빙에 너무 중요해서 사회과학자는 사랑에 대해 깊이 숙고하고 그것의 기원, 특징, 단계에 대해 연구해 왔다. 사랑이란 무엇인가? 왜 사람은 사랑에 빠지는가? 사랑에 대한 정의를 인터넷 자료에 근거하여 몇 가지 나열해 보면 다음과 같다.

……

- 사랑은 '도로공사' 다
  사랑은 기초 다지고 그 위에 흙 쌓고 단단히 다지는 작업이다.
- 사랑은 '두부' 다
  사랑은 조심하지 않으면 부서질 수 있으니 가만가만 다루어야만 키울 수 있다.
- 사랑은 '붕어빵' 이다
  사랑은 추운 겨울에 무엇보다 절실하게 생각나고 급히 먹으면 데고 중요한 것은 겉이 아닌 속(즉, 단팥)에 있다.

……

사랑은 사람에 따라 다른 의미로 받아들여지기 때문에 정의하기가 어렵지만, 페르(Fehr, 1988)는 사랑의 12가지 특성으로 신뢰감, 돌보는 것, 정직성, 우정, 존중, 상대방이 잘 되도록 마음쓰는 것, 상대방에 대한 관심, 충실성, 헌신, 상대방의 방식을 받아들이는 것, 지지해 주는 것, 상대방과 함께 있기를 원하는 것을 제시했다. 매스터즈와 존슨(Masters & Johnson)이라는 성과학자에 따르면, 사랑의 모든 형태는 사람들의 웰빙에 대한 관심의 표현인, 보살핌(caring)이라는 요소를 포함한다고 하였다. 또한 가족치료학자인 **사티어**(Satir, 1988)는 이성간의 사랑을 인간이 경험할 수 있는 가장 가치 있고 충족감을 주는 감정이며 동시에 사람의 잠재력을 발휘하게 하는 강력한 감정이라고 말했다.

사랑의 의미를 측정하기 위한 질문지를 개발한 심리학자 중의 한사람인 러빈(Rubin, 1973)은 사랑하는 것과 좋아하는 것을 구별지으려는 시도를 했다. 이에 따르면, 좋아하는 것은 애정(affection)과 존중(respect)의 특징을 가진 반면에, 사랑은 친밀함(intimacy), 애착(attachment), 보살핌, 헌신(commitment)의 특징을 갖는다고 한다. 친밀함은 자신의 가장 개인적인 생각과 감정을 신뢰하는 상대에게 드러내는 것이며, 애착은 정서적인 지지를 주고 받기 위해 함께 시간을 공유하기를 바라는 것이다. 헌신은 시간을 내기가 어려울 때 조차도 관계를 유지하고자 결정하는 것이며, 애정은 다른 사람을 향한 다정한 느낌이며, 존중은 다른 사람을 가치롭게 여기며 배려해 주는 것이다.

대부분의 사람은 정서적인 필요를 채워주고자 다른 사람과 사랑하는 관계를 갖기를 열망하며, 만족한 사랑이 보답으로 얻어진다. 즉, 한 사람이 다른 한 사람을 사랑할 때, 당사자는 보답으로 사랑을 받는다. 사랑에 빠져 있는 사람은 자아실현을 성취하는 데 얽매이지 않는다고 느낀다. 왜냐하면, 이들의 관계가 정서적으로, 사회적으로, 정신적으로 성장할 뿐만 아니라 상호간의 독립심을 불러일으키기 때문이다.

2) 사랑의 기술

1956년에 에릭 프롬(Eric Fromm)은 사랑에 대한 자신의 생각을 "**사랑의 기술**(The Art of Loving)"이라는 책에 서술했다. 제목에서 보여진 것처럼 프롬의 기본적인 생각은 사랑이 기술이고, 따라서 배우고 연습해야 한다는 것이다. 프롬에 따르면, 사랑은 **보살핌**, **책임**(responsibility), **존중**, **지식**(knowledge)이라는 네 가지 기본 요소를 내포한다고 하였고, 이 요소들이 상호 의존적이며 성숙한 인간에게서만 찾아볼 수 있는 태도라고 하였다.

사랑에 보살핌이 포함되어 있다는 것은 사랑하는 자의 생명과 성장에 대한 적극적인 관심을 의미하는 것이며, 사랑의 또 하나의 측면인 책임은 다른 인간 존재의 요구에 대한 반응으로서, 전적으로 자발적으로 응답할 수 있고 응답할 준비가 갖추어져 있다는 의미이다. 사랑의 존중 요소는 사랑하는 사람을 있는 그대로 바라보고 그의 독특한 개성이 성장하고 발전하기를 바라는 마음으로, 사랑하는 이를 인정하는 것이다. 또한 상대방에 대한 지식은 나 자신에 대한 관심을 초월해서 상대방의 입장에서 객관적으로 볼 수 있는 능력이다.

3) 사랑의 삼각형이론

1986년에 로버트 스턴버그(Robert Sternberg)는 그림 5-1에서처럼 삼각형의 꼭지점을 형상화한 3개의 요소(친밀감, 열정, 헌신)가 통합된 "**사랑의 삼각형이론**"을 발달시켰다. **친밀감**은 따뜻함의 감정을 불러일으키는 행동을 포함하는 사랑의 '정서적 요소'인 반면에, **헌신**은 관계를 지속하는 것은 물론 사랑하기로 결정하는 사랑의 '인지적 요소'이다. **열정**(passion)은 사랑하는 관계에서 낭만이나 성행위 같은 것들로 이끌어 주는 강한 신체적 매력이나 욕구로 사랑의 '동기적 요소'이다. 많은 경우 성적 욕구가 열정의 주요 부분을 차지하지만, 자존감, 타인과의 친화, 타인에 대한 지배나 복종 같은 욕구들이 열정을 일으키기도 한다. 사랑의 삼각형이론은 사랑의 강도와 균형이라는 두 요소에 의해 기하학적으로 설명될 수 있다. 즉, 이러한 3개 요소의 균형이 삼각형의 모양을 결정하고, 사랑의 강도는 삼각형의 면적에 해당된다는 것이다.

사랑하는 사람들은 종종 파트너와는 다른 친밀감, 헌신, 열정의 감정을 갖는다. 두 사람이 서로 사랑에 빠져 있다 하더라도 상호간에 사랑받는 강도와 3요소의 균형이 서로 다르다면 사랑의 삼각형은 일치하지 않을 것이다(그림 5-1a~c). 스턴버그에 따르면, 사랑의 삼각형의 크기와 모양이 유사한 커플이 그들의 관계에서 보다 더 만족스러워 한다고 하였다. 왜냐하면, 불일치한 삼각형을 가진 커플보다 거의 일치한 삼각형을 가진 커플이 사랑과 관련된 감정과 태도를 더 많이 공유하기 때문이다(Sternberg & Barnes, 1985). 사랑의 삼각형으로 자기가 인식한 삼각형과 상대가 인식한 삼각형을 구분할 수도 있다. 즉, 자기가 상대방에게 표현했다고 인식하는 사랑의 삼각형과 상대방이 받았다고 인식하는 사랑의 삼각형이 차이가 있을 수 있다.

사랑의 요소가 단지 3개만 존재하지만, 이러한 3개의 요소는 여러 방법으로 조합되어 일곱 종류의 사랑을 나타내며(Sternberg, 1998), 표 5-1은 이러한 사랑의 유형과 각 요소들의 조합을 보여준다. 첫째로, 3개의 요소가 모두 결핍된 관계는 사랑도 우정도 아닌 단지 피상적이며 단편적인 관계이다. 둘째로, 열정과 헌신 요소가 결여된 채 친밀감 요소만 있는 경우를 **'좋아함'**이라고 하며, 진정한 친구들과의 관계에서 경험하는 것 같은 감정들로 강한 열정이나 장기적인 헌신 없이도 상대에 대한 친밀감이나 따뜻함 같은 것을 느낄 수 있는 관계이다. 셋째로, 친밀감과 헌신의 요소가 결여되고 열정 요소만 있는 경우를 **'도취성 사랑'**이라고 한다. 이 사랑은 '첫눈에 반한 사랑' 또는 상대를 있는 그대로가 아니라 이상화시켜서 보는 망상으로 치우치는 사랑이기 때문에 문제가 될 수 있다. 넷째, 친밀감이나 열정이 전혀 없이 상대를 사랑하겠다는 헌신만 있는 유형을 **'공허한 사랑'**이라고 한다. 중매결혼을 할 경우 상대방에 대한 매력이나 친밀감은 없지만 서로간에 헌신하겠다는 결심으로 관계를 시작하는 경우가 전형적인 공허한 사랑의 유형이다. 다섯째, 친밀감과 열정의 요소가 결합되어 있고 헌신의 요소가 없는 유형을 **'낭만**

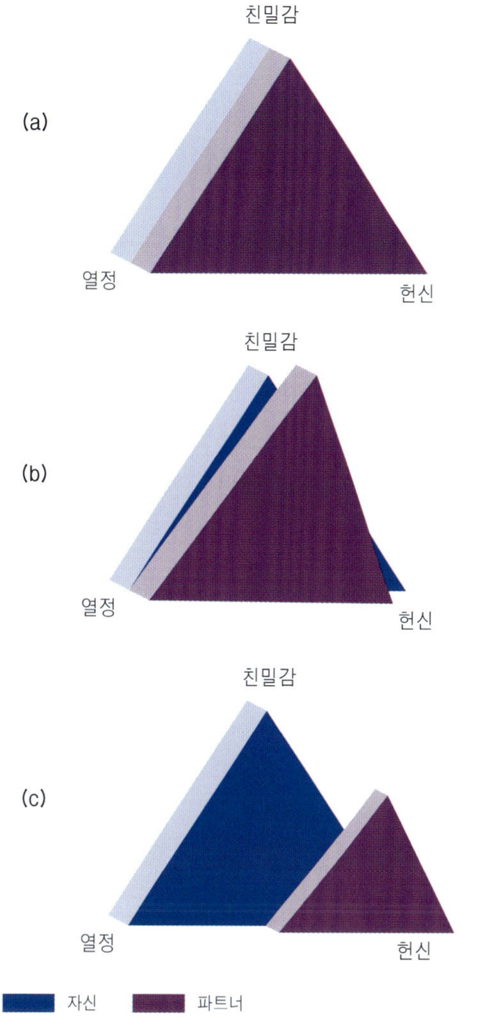

그림 5-1. 스턴버그의 사랑의 삼각형
동일한 "사랑의 삼각형"을 가진 커플(a)은 유사한 삼각형(b)이나 완전히 불일치한 삼각형(c)을 가진 커플보다 더 만족스러운 관계를 갖는다.

표 5-1. 스턴버그의 일곱 가지 사랑의 유형

사랑의 종류	친밀감	열정	헌신
사랑이 아님	–	–	–
좋아함	O	–	–
도취성 사랑	–	O	–
공허한 사랑	–	–	O
낭만적 사랑	O	O	–
우애적 사랑	O	–	O
얼빠진 사랑	–	O	O
완전한 사랑	O	O	O

적 사랑'이라고 한다. 육체적 매력이나 그 밖의 매력이 첨가되어 서로에게 육체적, 감정적으로 밀착되어 있으나, 그 관계의 지속성에 대해서는 가능하지 않다고 생각하는 유형이다. 여섯째, 친밀감과 헌신의 요소만 결합되어 있고 열정의 요소가 없는 사랑의 유형은 '**우애적 사랑**'이다. 대부분의 낭만적 사랑은 차츰 열정이 없어지기 시작하나 친밀감은 남아 있고 장기적이고 깊은 애정으로 대체되는 우애적 사랑으로 변하면서 남게 된다. 일곱째, 열정과 헌신의 요소가 결합되면 '**얼빠진 사랑**'의 유형이 생기며, 여기에는 친밀감 요소가 결여되어 있다. 즉, 남녀가 어느 날 만나 곧 서로 약혼하고 또 곧 결혼하는 경우, 상대에 대한 친밀감을 형성할 겨를도 없이 열정에 근거하여 결혼이 이루어지는 유형을 말한다. 마지막으로, 세 가지 요소가 모두 존재할 때, '**성숙한 사랑**' 혹은 '**완전한 사랑**'이라고 하며, 사랑의 삼각형은 균형을 이룬 정삼각형이 된다.

4) 다섯 가지 사랑의 언어

대부분의 사람들이 자기가 속한 문화권 내에서 부모와 주위 사람들의 영향을 받아 언어를 배우게 되는 것처럼, 사랑을 표현하고 이해하는 일에 있어서 각자가 사용하는 언어가 다를 수 있다고 채프만(Chapman, 1995)은 주장하였다. **사랑의 언어**에는 다음의 다섯 가지가 있으며, 이 중에서 어떤 사랑의 언어가 자신과 상대방의 제1의 사랑의 언어인지를 우선 식별해야 한다. 그런 다음에 상대방이 사용하는 제1의 사랑의 언어를 기꺼이 익혀서 상대방에게 사랑을 효과적으로 전달해야 한다는 것이다.

첫 번째 사랑의 언어는 '**인정하는 말**'이다. 즉, 좋은 일을 한 것에 대해 말로 인정해 주는 것이다. 예를 들어 '미안해', '괜찮아', '고맙다', '잘했어', '훌륭해', '네가 자랑스러워', '사랑해', ' 나는 네가 좋아'와 같이 사과, 칭찬, 격려, 애정 등을 '언어'로 표현해 주는 것이다.

두 번째 사랑의 언어는 '**함께하는 시간**'이다. 이는 누군가에게 온전히 관심을 집중시키는 것을 의미한다. 예를 들어, 함께 외식이나 영화구경을 하면서, 상대방의 말을 경청해 주는 것, 산책이나 여행을 통해 함께 시간을 보내주는 것 등이 이에 포함된다.

세 번째 사랑의 언어는 '**선물**'이다. 선물은 사랑을 나타내는 상징으로 누군가 나를 생각하고 있다는 의미를 함께 부여해 준다. 선물의 크고 작음에 상관없이 자신의 애정과 관심을 전달해 줄 수 있는 것이면 그것이 어떠한 사람에게는 큰 사랑으로 느껴질 수 있다. 또한 누군가 나를 필요로 할 때, 그와 함께 있어주는 것 역시 이에 속할 수 있다.

네 번째 사랑의 언어는 '**봉사**'이다. 봉사란 상대방이 원하는 바를 해주는 것, 자신이 생각하기에 상대방에게 의미있는 어떤 것을 해 주는 것을 의미한다. 요리를 하거나 방 청소를 해 주는 것, 설거지를 대신해 주거나 무거운 물건을 나를 때 짐을 대신 들어주는 것과 같은 봉사의 손길을 통해 사랑을 표현하는 것이다.

다섯 번째 사랑의 언어는 '**육체적인 접촉**'이다. 어떤 사람에게는 등을 토닥거려 주거나, 손을 잡아주는 것, 포옹하며 안아주는 것, 입맞춤하는 것, 부부관계에 있어서는 성적인 관계를 맺는 것 등의 육체적인 접촉이 사랑의 언어가 된다. 이렇게 상대를 만져주거나 포옹함으로써 '당신은 혼자가 아니야', '당신은 나에게 소중한 사람이야', '당신을 사랑해'란 말을 대신 전할 수 있다는 것이다.

5) 사랑과 성

대부분의 사람들은 사랑하기 때문에 교제하고 있는 이성을 배우자로 선택하고 결혼에 이른다. 그러면 사랑의 본질은 무엇인가? 때때로 우리는 사랑에 대한 환상이나 비현실적 오류를 가질 때가 많다.

......

나는 꼭 첫눈에 반한 사람을 만날 수 있을 거야!
참사랑은 오직 하나이며 그래서 이 사람은 이상적인 배우자야!
사랑은 한 번 오지, 두 번 오지 않아!
그래서 이 사랑은 모든 것을 극복할 수 있어!

......

우리는 낭만적 사랑과 현실적 사랑 속에서 어느 한쪽으로 치우치기 쉽지만, 성숙한 사람은 어느 한 쪽만이 절대적인 것으로 믿지 않고 낭만적 사랑과 현실적 사랑을 공유하며 수용한다.

그렇다면 사랑은 성(sex)과 어떤 차이가 있으며, 어떤 유사점이 있는지 살펴보도록 하자. 사랑과 성의 유사점은 양자 모두 격렬한 감정과 생리적 변화를 수반한다는 것이다. 누군가 다른 사람이 자신을 사랑한다는 것을 알면 행복감과 기쁨이 생기며, 성 역시 극치감을 통해 강렬한 기쁨과 쾌락의 절정을 경험할 수 있는 것이다. 강렬한 사랑에 빠지면 뇌에서 암페타민의 화학적 유사물인 **페닐에틸아민**이 분비되어 암페타민의 환각상태와 유사한 현기증을 일으킨다. 성교가 끝나면 사람은 쓰러져 금단현상을 겪는데, 이는 체내에 페닐에틸아민이 감소했기 때문이다. 또한 사랑과 성은 여러 가지로 표현할 수 있으며 부족할수록 더 많은 것을 요구하게 된다. 다시 말하면 사랑은 선물, 행동으로, 반면 성은 포옹, 키스, 애무 등으로 표현하며(그림 5-2), 사랑과 성 모두 많이 얻을수록 필요성을 덜 느끼고 적게 얻을수록 또한 필요성을 더 느낀다는 것이다. 사랑과 성의 차이점은 사랑은 전면적이며 행복에 필수적이지만 성은 부분적이며 사랑하는 상대를 선택하는 기준보다 낮다는 것이다. 또한 사랑과 성에 있어서 남녀의 차는 여성은 관계의 감정적 측면에 남성은 성적 측면에 더 관심을 갖는 경향이 있다. 이에 올바른 성과 사랑에 대한 인식을 갖는 일은 중요하며, 서로에게 너무 경직되거나 다른 사람과 비교하여 사랑을 평가하는 잘못을 저지르지 말아야 한다. 위에서 지적한 여러 점을 고려하여 자신과 상호 조화를 잘 이룰 수 있는 파트너를 사랑하고 선택해야 하겠다.

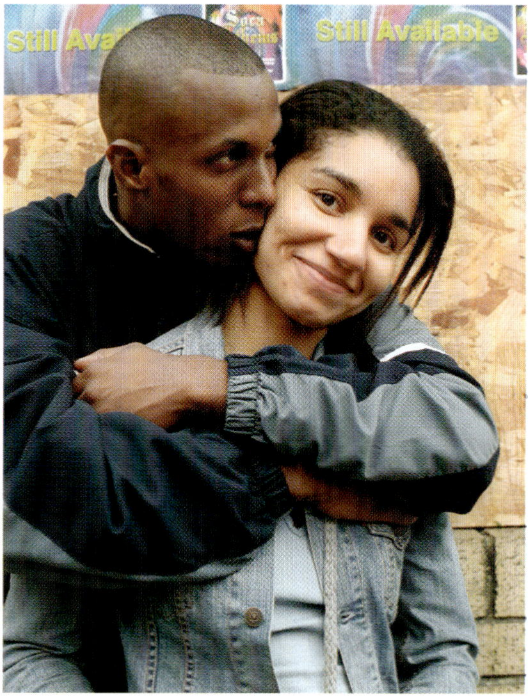

그림 5-2 사랑의 표현
사랑은 인종 간의 격차를 극복하며, 포옹이나 키스와 같은 스킨십으로 사랑을 표현한다.

또한 결혼 전 이성커플들의 성적 만족과 관계의 질에 대한 상호 연관성 연구에 따르면(Sprecher, 2002), 시간이 경과함에 따라 성적 만족에 변화가 일어났을 때, 관계 만족, 사랑, 책임감에도 변화가 일어났다. 성적 만족은 여성보다는 남성이 관계의 질과 더 강력히 연결되어 있어 성적 만족감과 사랑은 연관됨을 알 수 있다.

2. 사랑의 스킨십

1) 키스

이성에게 입술을 본격적으로 허용하는 **키스**(kiss)는 자기의 전부를 허용하는 것으로 받아들이는 행동으로 볼 수 있다. 키스는 성행동 중 그 양식과 강도를 달리함에 따라 얼마든지 성감을 조절할 수 있다. 키스의 방법이나 기교는 나라와 민족에 따라 다양하지만 여성 쪽이 키스에 의한 깊은 도취에 유도되기 쉽다고 한다(그림 5-3). 여성은 극소수이지만 진한 키스만으로도 극치감에 가까운 상태에까지 끌어올릴 수 있다. 키스하면서 침을 교환하는 것은 기본적으로 최고의 성감을 주고받기 위한 것으로서 극치감을 한층 더 황홀하게 만들 수 있는 수단이기도 하다.

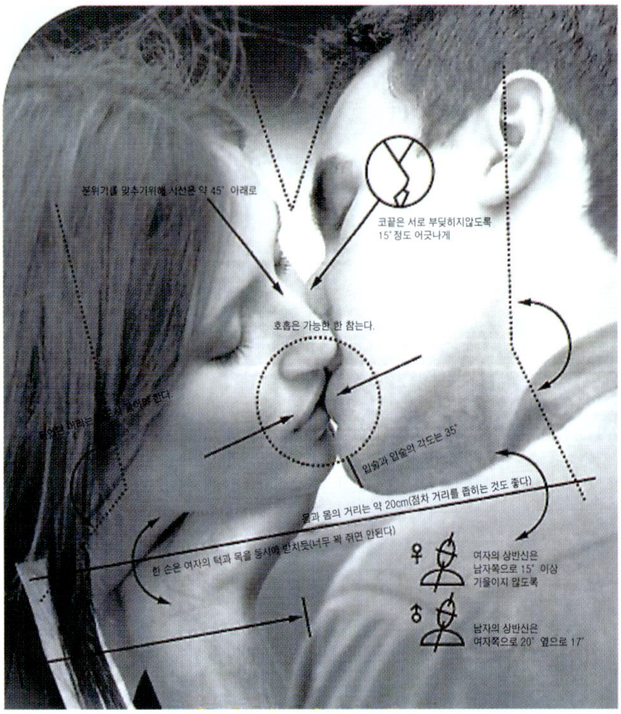

그림 5-3. 키스의 방법
인터넷에 올라온 재미있는 키스의 방법.

2) 전 희

전희(foreplay)는 성교를 시작하기 위한 준비 활동을 뜻한다. 그러나 어느 정도의 유희까지가 전희인지는 정확히 말하기가 쉽지 않다. 왜냐하면 실제로 특히 여성의 경우, 음경의 삽입보다는 오히려 전희 과정에서 더 진한 극치감을 경험할 때가 있기 때문이다. 남성의 경우는 전희 과정을 둘이 모두가 흥분하여 질 속에서 애액이 나와 충분히 습윤해지기 시작할 때까지라고 생각하기도 한다.

매스터즈와 존슨(Masters & Johnson)은 성기능 장애를 가진 많은 남녀가 전희 중에 곧바로 삽입하려는 경향이 있기 때문에 전희에서 얻을 수 있는 쾌감을 누리지 못한다고 보고하였다. 전희는 실제적인 성교에 대한 단순한 준비 과정이라기보다 그 자체를 즐거운 성활동으로 보아야 한다. 여성은 전희에 의하여 수치심과 경계심 등의 심리적인 억제가 해제되어야 자유로운 성행위를 향유할 수 있게 된다. 여성의 극치감의 높이와 강도는 실로 이 전희에 달려 있기 때문이다.

3) 성감대

성감대(erogenic zone)란 성적쾌감을 느끼게 하는 피부부위를 말하는데, 성감이라고 하는 감각은 어떤 하나의 감각수용기가 자극되어 일어나는 것은 아니며 여러 가지 감각 수용기의 작용과 혈관, 신경, 호르몬 이외에 대뇌의 신피질에 의한 심리적인 요인이 합쳐진 복합감각이다. 특히, 구멍이 있거나 털이 난 곳은 피부감각이 발달되어 성감을 느끼기 쉬운 민감한 곳이다.

일차성감대란 접촉에 의해서 직접 자극을 느끼는 성기의 부분으로 여성에서

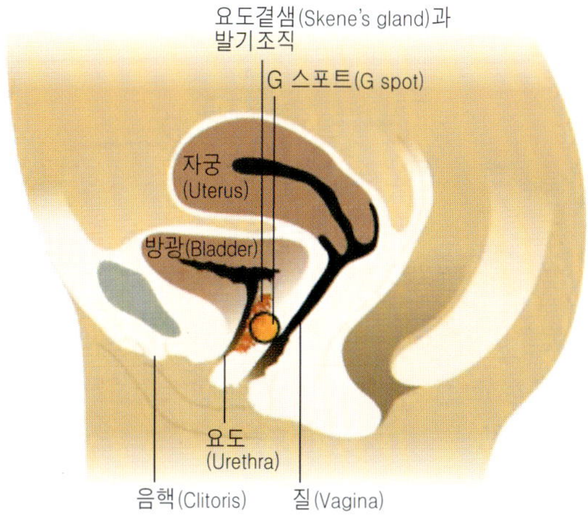

그림 5-4 . 여성의 G 스포트

는 음핵, 소음순, 대음순, 질전정, 질, 유방 등이 있고, 남성에서는 음경, 음낭, 고환 등이 있다. 이들에 대한 설명은 "제1장 성의 해부학"을 참조하기 바라며, 여기에서는 여성의 일급 성감대로 알려진 'G 스포트' 만 설명한다. 이차성감대란 성적으로 자극을 느끼기 쉬운 부분으로 입술, 항문, 회음, 귀, 겨드랑이, 넓적다리의 내측 등을 말한다.

(1) G 스포트

1950년 독일의 산부인과 의사이자 성과학자인 그뢰펜베르크(Gräfenberg)는 여성의 질 내에 강렬하게 성감을 일으키는 부분이 있어서 그곳을 자극하면 일종의 사정반응이 일어나는 **G 스포트**(G-spot)의 존재를 보고하였다. G 스포트는 제1급의 성감대로 통계보고에 의하면 여성의 30~40%에서 이 조직이 발견된다고 하며, G 스포트의 'G'는 Gräfenberg의 첫 자를 딴 것이다.

G 스포트는 질 입구로부터 3~4cm 안쪽 질상부 점막, 즉 치골과 자궁목 사이의 중간쯤되는 곳에 있는 난형의 완두콩 크기 만한 덩어리로서 보통 남성의 손가락으로 짚어지는 점을 말한다(그림 5-4). 이곳에는 요도로 통하는 수많은 구멍이 있으며 G 스포트의 자극으로 여성의 쾌감이 정점에 달하면, 전립샘과 닮은 이 구조는 팽창되고 팽창된 부분으로부터 분비액이 나온다. 이것은 요도로 통하는 작은 구멍 속에 정액과 같은 액체가 되어 요도 내로 흘러 들어간다. 이 분비액이 합류되어 바깥 요도구멍에서 사출되는데 이 현상을 '**여성의 사정반응**'이라 하며, 이때 여성은 참을 수 없이 오줌이 마려운 듯한 요의를 느끼면서 곧 강렬한 극치감을 느끼게 된다. 이 극치감은 음핵을 자극당했을 때보다 더 강렬한 것이라고 말하는 여성이 많다. 이와 같이 여성의 사정현상에 의해 분출되는 애액의 양은 성감도가 높은 여성일수록 많으며, 또한 사정반응을 보이는 여성은 그만큼 극치감을 느끼기 쉬운 여성이라 할 수 있다.

(2) 입

입(mouth) 입구에 있는 **입술**(labium)은 피부와 점막이 경계되는 부위로 감각이 예민한데, 그것은 여러 가지 물질이 출입되는 생리적 기능을 수행하기 위해 신경말단이 많이 집중되어 있기 때문이다. 여성의 입술은 소음순과 함께 부드러운 점막이 노출되어 성적 충동을 일으키는 부위이기도 하다.

침의 분비는 자율신경(교감신경과 부교감신경)에 의해 조절되지만 교감신경이 지배하는가 부교감신경이 지배하는가에 따라 침의 질이 변한다. 심리적으로 편안하고 음식물을 소화시켜야 할 때는 부교감신경이 작용하여 묽은 침이 분비되고, 긴장된 상태에서는 교감신경에 의해서 점성이 강한 끈적끈적한 침이 분비된다. 사정 직전이나 극치감 시에 입안이 건조한 느낌을 갖는 경우는 침 분비가 적어졌기 때문이 아니고 교감신경에 의해 점액성인 침이 분비되었기 때문이다.

(3) 귀

귀(ear)는 전신 중에서 가장 감도가 높은 성감대 중의 하나이다. 갑자기 귀를 자극하면 가려운 기분으로 몸을 움츠리고 큰 쾌감을 느끼는 여성이 많고 남성도 마찬가지이다.

특히, 얇고 편평한 **귓불**은 외부의 찬 공기에 노출되어 있고 열의 방출률도 다른 부분과는 비교도 안될 정도로 높아 온도차를 가장 잘 느낄 수 있는 곳이다. 또한 귓불은 그 속에 있는 무수한 모세혈관을 통하여 전신의 체온을 조절하는 방열기의 역할을 한다. 따라서 귓불에 온도차가 생기면 그것이 자극이 되어 성감과 밀접한 관계가 있는 미주신경과 감각수용기를 통해서 대뇌로 전달된다. 말을 속삭일 때의 입김은 보통 몸의 표면 온도보다도 높기 때문에 이 온도차가 귀에 효과적인 성적 자극이 되어 미주신경에 전달되고, 또 고막 안쪽에 있는 동맥에도 전달됨으로써 뇌 전체에까지 확산된다.

(4) 머리털

머리털(hair)의 털뿌리 아래에는 그곳을 둘러싸 듯이 그물처럼 생긴 털뿌리 종말이라고 하는 신경말단이 분포하고 있다. 머리털 자체는 느끼지 않지만 여성의 머리털을 부드럽게 어루만져주면 머리털을 통하여 털뿌리의 아래에 있는 신경이 미묘한 감각을 뇌에 전하게 되고, 이 자극이 성적쾌감으로 전환된다.

(5) 겨드랑이

겨드랑이(axilla)는 평소에는 감추어져 다른 것에 접촉되기 어려운 부위이지만 신경말단이 무수하게 집중되어 있어 자극에 매우 민감하다. 겨드랑이는 피부가 매우 얇고 부드럽고 털이 나 있으며, 땀샘도 많아 특유한 냄새(암내와 숫내)를 풍기면서 이성을 유혹하기도 한다. 성감이 고조되어 있을 때 이곳을 자극하면 쾌감에 몸을 떠는 여성도 적지 않다. 그러나 겨드랑이 냄새가 매우 심하여 배우자에게 견디기 힘든 고통을 주는 경우도 있다.

(6) 목

목(neck)의 줄기에 존재하는 목빗근이라고 하는 근육 근처에는 교감신경과 미주신경이라고 하는 대뇌에 이르는 신경이 집중되어 있다. 더욱이 목에는 목동맥과 목정맥이 있으며 생명의 중추라고도 할 수 있는 숨뇌에도 가깝기 때문에 생체방어의 의미에서도 민감한 부분으로 되어 있다. 목빗근이 뻗어 있는 귀 뒤쪽에서 목의 앞쪽에 걸친 부분과 아래턱으로 가려 있는 목 부분이 가장 민감한 성감대이지만 너무 강하게 자극하면 쾌감으로 유도하지 못하고 간지러움을 야기할 수도 있다.

(7) 회 음

회음(perineum)은 남성에서는 항문과 음낭의 사이이며, 여성에서는 항문과 소음순 최하단 사이로서 양자를 연결하는 중요한 부분이다. 회음의 피부에는 성기와 동일한 신경이 분포되어 있으며 그밖에 층판소체라고 하는 감각수용기가 밀집되어 있어 압박 자극에 대해 매우 민감한 반응을 나타낸다.

(8) 항 문

항문(anus)의 항문괄약근과 항문거근이 여성의 질을 둘러싸고 있는 구해면체근과 회음을 경계로 마치 8자의 모양(일명, 8자근)으로 연결되어 항문과 질의 운동은 서로 밀접한 관계가 있으며 같은 생리적 반응을 보인다. 그러나 항문은 질과 마찬가지로 입구 부근만이 민감하고 항문의 내부는 매우 둔감하며, 세균이나 외부자극에 의해서 감염되거나 손상되기가 매우 쉽다. 미국의 경우 에이즈 감염경로 중 최고의 비율을 차지하는 것이 항문성교라는 사실은 항문과 질의 내부가 외부세균이나 자극에 대해서 매우 취약하다는 사실을 뒷받침해 주고 있다.

(9) 넓적다리

넓적다리(thigh)의 근육은 외음부와 통하고 있기 때문에 이곳을 눌러서 근육을 자극하면 그것이 성기에 전달된다. 특히 넓적다리 안쪽은 성기에 매우 가까운 부분이고 수치심 많은 여성에 있어서는 부끄러운 부분일 뿐만 아니라 감각수용기도 밀집되어 있어서 성감을 느끼기 쉬운 부분이다.

(10) 엉덩이

엉덩이(hip)에는 크고 힘센 볼기근이 있으며, 이 근육은 여성에는 항문과 질, 남성에는 음경의 근육과 연결되어 있다. 성교 중에 남성이 허리운동에 사용되는 근육은 주로 등 쪽 근의 하부와 볼기근이다. 거기다가 넓적다리의 거대한 근육이 성적흥분을 느낌으로 해서 볼기근과 함께 율동적으로 수축하는 일이 흔히 있다. 이 수축이 성기에 대한 간접적인 자극을 가져와 전신적으로 성적반응을 일으킨다.

3. 성반응 주기

사람의 **성반응**(sexual response)에 관해서 과학적으로 연구하기 시작한 것은 그리 오래 전의 일이 아니다. 인간을 연구대상으로 하기에는 여러가지 제약요건이 있었으며 실제로 여성의 성반응에 대한 연구는 여성의 인권운동과 마찬가지로 전혀 고려대상이 되지 않았다. 결국 여성은 성에 대해서 반응이 없으며 단순하게 남성의 성적인 자극에 대한 반응만을 인정하였지 여성 스스로 자신의 성적인 반응은 있을 수 없다고 하였다. 그러나 이러한 성적인 반응에 대한 과학적인 연구가 몇몇 산부인과 의사와 심리학자들에 의해 조심스럽게 이루어지면서 여성도 남성과 마찬가지로 성에 대해 특별한 반응기전을 가지고 있다는 것을 알게 되었고 여성들의 보다 나은 성생활을 위한 연구가 이루어졌다. 20세기 중반에 이르러 여성에게도 극치감(orgasm)이 존재한다는 사실이 공식적으로 발표되었고, 여성들도 남성과 동등한 입장에서 성생활을 영위할 수 있게 되었다.

1966년 미국의 산부인과 의사인 윌리엄 매스터즈(W. H. Masters)와 존슨(V. E. Johnson) 부부가 워싱턴대학의 성의학 연구소에서 처음으로 사람의 성행위와 자위행위 시에 나타나는 신체적 변화에 관한 과학적 연구결과인 "인간의 성반응(Human Sexual Response)"을 발표하였다(그림 5-5). 과거에는 설문이나 대상자들의 생각에 의해 이루어진 내용이 많았으나, 매스터즈와 존슨(Masters & Johnson)은 18세에서 89세까지의 남녀 약 600명에 대한 조사에서 성행위 중에 인간의 몸 전체에 어떠한 변화가 어떻게 일어나고, 그 변화가 어떻게 이행되어 가는가 하는 것을 과학적으로 체계화하였다. 그들은 남녀의 성행위는 흥분기로 시작하여 고조기, 극치기를 거쳐 해소기로 끝나는 4단계로 되어 있다고 하는 이론을 생리학 및 해부학적 견지에서 상세한 관찰을 토대로 확립하였다.

1) 흥분기

흥분기(excitement phase)는 성적 자극에 의해 성적으로 흥분하는 시기로, 전신적으로 **혈관충혈**(vasocongestion)과 **근육긴장**(myotonia)이 일어난다. 남녀 모두 높아진 성적 자각을 갖게 되어, 특정 생각, 시각, 촉각, 심지어는 소리 또는 냄새로 인해 여성에게서는 음핵과 질 입구로, 남성에게서는 음경으로 혈액이 집중된다(그림 5-6). 또한 신체도

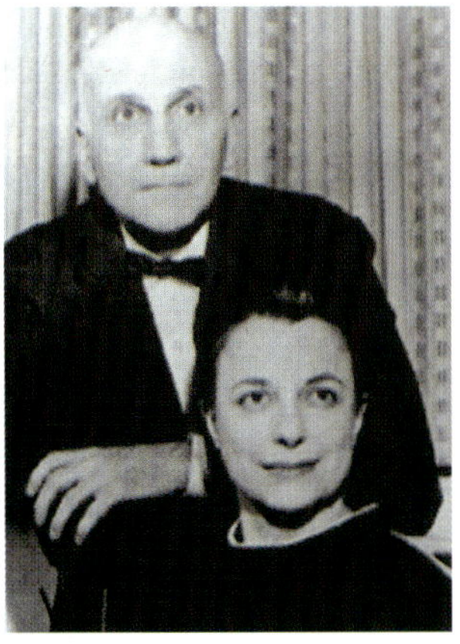

(a)

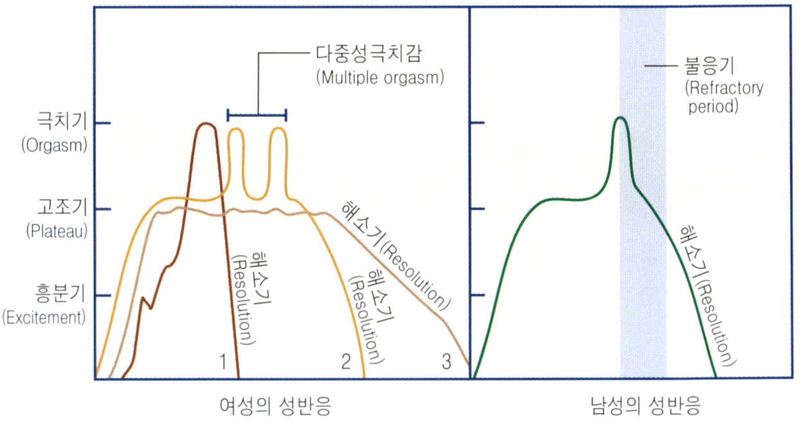

(b)

그림 5-5 매스터즈와 존슨 부부가 제시한 성반응 주기
(a) 매스터즈와 존슨 부부. (b) 남성과 여성의 성반응 주기.

성교에 대비함에 따라 호흡이 거칠어지고 심장의 박동수가 증가되며 혈압이 상승한다.

(1) 남 성

남성 흥분기의 가장 큰 특징은 음경이 **발기**(erection)되어 비뇨기가 생식기로 변화되는 것이다. 음낭은 두께가 증가되어 편평해지고 고환은 정관이 단축되므로 치켜 올라가게 된다. 음경귀두는 확장되나 단단해지지 않기 때문에 여성의 질 내부에 삽입될 때 여성의 성기에 상처를 입히지 않는다.

발기는 국부적인 혈관 충혈반응으로, 작고 연한 비뇨기로서의 음경을 크고 단단한 생식기로서의 음경으로 변하게 하여 여성의 질 내 삽입을 가능하게 해준다('발기'에 대한 자세한 내용은 "제1장 성의 해부학" 참조). 발기를 일으키는 혈관기전은 신경계의 불수의적인 반사작용에 의하여 조절된다. 자율신경계의 부교감신경 부분이 음경 혈관의 직경과 판막을 조절하며 이에 의하여 팽대와 발기를 일으키게 한다. 남성의 성기가 발기되는 것을 지탱해 주는 것은 현수인대라고 하는 근육으로써 이것이 어느 정도 성기를 받쳐주는가에 따라 발기의 각도가 결정된다. 발기 반응에 영향을 주는 뇌중추는 피질 변연계의 여러 부위에 위치하며, 음경이 발기되면 흥분상태를 오랫동안 유지할 수 있다(그림 5-6a).

대부분의 남성은 성기를 직접 자극하거나 성적으로 반응하고 있는 여성의 나체에 접촉하거나, 사진이나 그림 등을 통해 시각적인 자극을 받는 경우 매우 강하게 흥분하게 되어 발기한다. 성기 이외의 신체 부위에 접촉하는 자극, 향수나 여성의 체취 등의 후각적 자극에 의해서도 민감한 남성은 발기한다. 또한 유혹적인 목소리, 매력 있는 여성의 거동, 성적 공상, 유혹적 환경 등이 음경의 혈관에 생리적 반사작용을 일으킴으로써 발기하는 경우도 있다. 다시 말해서 음경의 발기는 일반적으로 물리적인 자극이나 기계적인 자극에 의해서 일어나지만 정신적인 자극(시청각적인 매체)에 의해서도 될 수 있다.

이러한 남성 음경의 발기에는 생리적 발기, 야간 음경발기, 반사발기, 약물발기가 있으며, 생리적 발기란 앞에서 언급한 것처럼 오각을 통해 입력된 성적 자극이 대뇌에 전달되어 자율신경을 통해 음경에 발기 명령을 전달하여 이루어진 발기이다. **야**

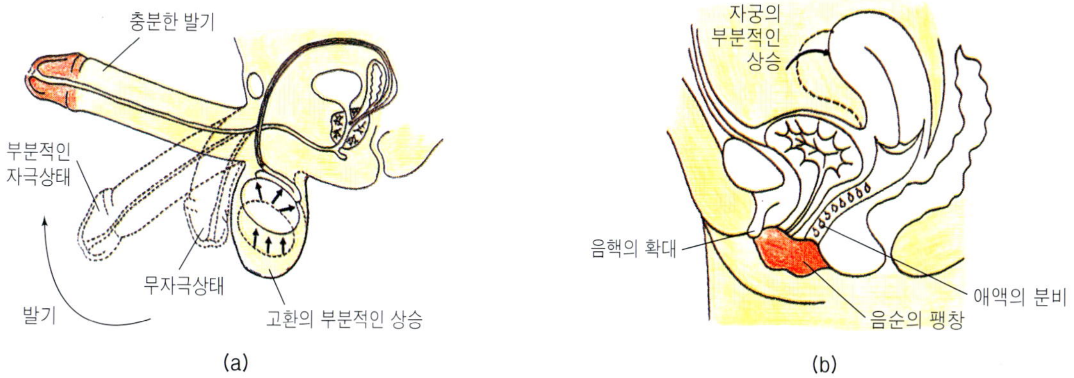

그림 5-6. 성반응의 흥분기
(a) 남성의 흥분기. (b) 여성의 흥분기.

간 음경발기(nocturnal penile erection)는 수면중에 자신도 모르게 이루어지는 발기로서 연령에 따라 차이는 있으나 성적으로 건강한 남성은 하룻밤에 3～4회, 한번에 20분간 지속된다. **반사발기**(reflex erection)는 성적 동기없이 반사적으로 일어나는 발기이며, **약물발기**는 혈관확장제로 이루어진 발기로 발기현상에 관여하는 내분비계와 신경계를 우회하여 직접 음경을 확장시켜 야기된 발기이다.

(2) 여 성

여성 흥분기의 가장 큰 특징은 질 내에서 질분비액이 증가되어 **윤활화**가 일어나는 것이다. 남성보다 국부적인 성기와 피부의 현저한 충혈현상으로 음순이 부풀고, 피부 홍반이 형성되며, 근육의 긴장이 일어난다(그림 5-6b). 유방은 부풀어오르고 유두는 단단하게 발기하며, 사람에 따라 다르지만 음핵이 충혈되어 어느 정도 부풀어져서 발기되기도 한다. 자궁벽이 혈액으로 충혈되고 자궁이 확대되며, 자궁은 정지된 상태에서 골반강 밖으로 상승한다. 이것은 임신의 가능성이 높아지도록 자궁목의 위치를 바꾸어주기 위한 것이다. 내외의 성기가 전반적인 확장과 팽창을 일으켜 질을 둘러싸고 있는 **오르가즘 융기**가 두껍게 변한다.

질의 **질분비액**은 성적 자극이 있은 후 30초 이내에 질벽에서 분비되기 시작하며, 이러한 질의 윤활화는 음경을 받아들이는 준비가 완료된 것을 알리는 신호이다. 다시 말해서, 성반응이 시작되면 습기가 없고 꽉 닫혀 있던 질은 충분히 윤활성 물질이 분비되어 음경을 받아들이기 위해 열려진 수용기로 변하는 것이다. 남성의 발기와 여성의 윤활화는 동일현상이라고 생각되고 있으며, 자율신경계의 부교감신경에 의하여 불수의적으로 조절되고 있다. 이러한 질의 윤활화는 국부적 충혈현상인 오르가즘 융기의 형성과 관계가 있으며, 질의 윤활화를 일으키는 초기의 혈관충혈 반응을 **윤활팽창기**라 부르기도 한다.

한편 남성이 음경을 삽입해서 질 내가 넓다거나 좁다거나 느끼는 것은 질 내경이 커서가 아니라 질분비액의 분비량이 많고 적음으로 인하여 생기는 것이다. 질 내가 느슨하다고 느끼는 것은 그 만큼 질분비액이 충분히 분비되어 있다는 것을 의미한다. 매스터즈와 존슨은 질분비액이 질 전체에서 스며 나온다는 것을 발견하였다. 즉, 질이 젖게 되는 남성은 사정 후, 그 이상 자극해도 반응을 보이지 않는 **불응기**(refractory period)를 짧은 순간 경험하게 되는데, 일정한 시간이 지날 때까지는 음경이 발기되지 않으며 사정을 할 수 없게 된다. 이러한 불응기는 극치감의 사정 전 단계와 연령과 관계가 있다. 나이가 들수록 불응기가 길어지고 사정 횟수가 감소되나 발기 능력은 연령에 의해 비교적 장애를 받지 않는다. 즉, 노인이라도 한 주일에 몇 차례나 성행위를 즐길 수 있으며 그때마다 발기한다. 그러나 사정할 수 없는 일도 있고, 사정하려고 하는 기분을 느끼지 않을 수도 있다.

일반적으로 사정은 음경귀두와 음경 몸통의 리드미컬한 접촉자극에 의해서 유발되지만, 사정을 유발하는 데 요구되는 감각자극의 양에는 개인에 따라 여건에 따라 큰 차이가 있다. 남성이 그다지 성적으로 흥분하고 싶지 않을 때 혹은 심리적인 억압이나 갈등 상태에 있거나, 진정제를 복용하거나 또는 불응기에 있을 때는 음경을 강하게 반복 자극할 필요가 있다. 한편 매우 흥분되기 쉬운 젊은 남성의 경우는 가벼운 접촉이나 아름다운 여성을 상상하는 것만으로도 성기의 자극 없이 발기되어 사정되는 때가 있다(조기사정).

(2) 여 성

일반적으로 10~20분 이내에 질의 괄약근과 회음근 및 오르가즘 융기가 0.8초 간격으로 리드미컬한 수축으로 **극치감**(orgasm)이 일어나며 오래 지속된다(그림 5-8b). 극치감은 흥분기와 고조기에 축적된 긴장이 폭발적인 해방으로 회음과 질의 근육조직의 심부에 있는 압각수용기와 내장 감각 수용기가 극치감을 뇌에 전달하여 강렬한 쾌감을 지각하게 된다.

여성의 성감곡선은 완만하게 상승하여 그것이 어느 높이까지 도달하면 더욱 높은 극치감에 도달할 수 있게 되며, 그 후는 다시 그 이전의 높이까지 되돌아가 계속해서 완만하게 하강한다. 어느 일정한 높이까지 되돌아갔을 때 다시 자극이 주어지면 극치감에 다시 도달할 수 있게 된다. 남성은 극치감이 있은 후 일정기간 성적자극에 무반응하게 되는 것과 대조적으로 여성은 극치감에 도달한 직후에 고조기에 들어가려고 하는 상태인 **후고조기**를 갖는다. 남성에서는 후고조기가 존재하지 않으나, 여성은 극치감에 도달한 후에 흥분의 해소가 서서히 일어나기 때문에 극치감 후의 후고조기라고 하는 흥분의 지속 상태가 있을 수 있다. 극치감의 전 고조기이거나 후고조기이거나 여성은 고조기에 있는 한 약간의 자극에 의하여 매우 쉽게 극치감에 도달할 수 있는 체제로 구성되어 있다. 즉, 여성은 아직 고조기에 있는 동안은 몸이 피로해서 더 이상의 자극을 원하지 않을 때까지 몇 번이고 반복해서 극치감을 체험하는 **다중성 극치감**(multiple orgasm)을 경험할 수 있다(그림 5-5b).

많은 여성에서는 음핵에 대한 자극이 없으면 극치감이 일어나지 않는다. 성교 시에 음핵의 자극은 여성의 극치감을 일으키게 하는 데 필수적이라는 것이다. 많은 여성들은 질과 음핵의 감각이 혼합하여 반응한다고 생각하지만 음핵의 자극 쪽이 극치감에 보다 큰 공헌을 한다는 것이 일반적인 생각이다. 질 자극으로 인해서 느끼는 쾌감은 음핵으로 인한 그것과는 본질적으로 다르다. 질 자극만이 있을 경우에는 성적인 상상이 동반되어야만 극치감에 이르게 되지만, 음핵 자극의 경우에는 성적인 흥분을 일으키는 매체가 없어도 극치감에 이를 수 있다는 것이 일반적인 생각이다. 음핵의 자극이 극치감을 일으키는 데 결정적인 역할을 하지만 음핵은 실제의 극치감 표현에 있어서는 아무런 역할도 하지 않는다. 극치감은 반사현상이며, 이는 질 주위의 횡문근의 반복 수축에 의하여 표현되는 것이

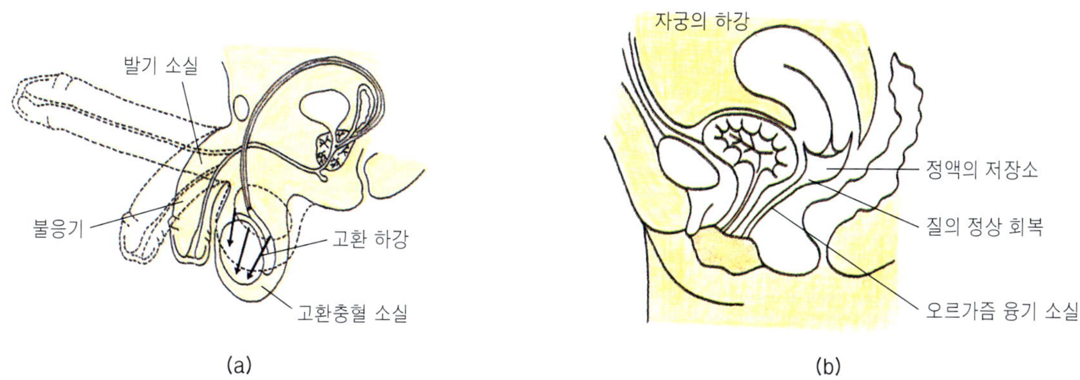

그림 5-9 성반응의 해소기
(a) 남성의 해소기. (b) 여성의 해소기.

다. 따라서 극치감은 음핵의 자극에 의해서 유도되지만, 그 발현은 질의 수축에 의해서 완성되는 것이라고 할 수 있다. 이 경우 질에 의한 극치감은 생리적이라기보다는 오히려 심리적인 기반에 의한 것이다.

4) 해소기

해소기(resolution phase)에는 여러 가지 생리적 반응이 완만하게 평상 상태로 되돌아간다. 성적 자극에 대한 신체 반응은 급속히 저하되고 성교에 의해 상승된 심박동수, 혈압, 호흡 등은 극치감이 있은 수 분 후에 평상상태로 되돌아가 근육이 이완된다(그림 5-9).

(1) 남 성

음경은 서서히 부드러워지고, 배뇨할 수 있는 상태가 되며, 고환의 팽창은 본래대로 되돌아간다. 음경은 극치감을 체험한 직후 해면체에서 혈액이 체내로 환원되기 때문에 크기는 발기했을 때의 반으로 위축되며, 30분 이내에 다시 해면체와 음경귀두에서 혈액이 감소되어 크기의 증가분은 모두 소실된다(그림 5-9a). 연령이 많은 남성에서는 성교 후의 음경의 위축이 보다 신속하여 수분 이내에 일어나는 경우가 많다.

(2) 여 성

극치감에 도달하고 나서 5초 내지 10초 내에 수직방향으로 향하여 위축되어 있던 음핵은 평상상태로 되돌아가고 오르가즘 융기도 신속히 사라진다. 질이 이완되어 평상상태로 되돌아가는 데는 10~15분이 걸린다. 자궁목은 극치감 후 20~30분 동안 열려 있으며 그 사이에 자궁은 골반의 원위치로 내려간다(그림 5-9b). 자궁목은 정액이 고여 있는 곳까지 하강하여 그 속에 잠기게 된다. 그리고 붉게 채색되어 있던 소음순은 성기 부분에서 혈액이 배제됨에 따라 후고조기로부터 10~15초 후에는 그 색채가 소실된다.

제Ⅲ부

안전한 성

성(性)은 생명의 통로이다. 성(性)은 모든 생명의 근원지와 같다. 이렇게 소중한 성(性)이 안전하게 보호되어야 함에도 불구하고, 실제로는 우리를 힘들게 하는 많은 상황들이 발생한다.

새로운 미디어 수단이 개발될 때마다 그 미디어를 활용한 음란물이 판을 쳐 왔다. 이제 인터넷이 일상 속으로 깊이 파고든 현 시점에서 음란물의 성행은 위험수위를 넘고 있으며, 개인 사생활을 담은 비디오까지 인터넷을 통해 유통되고 있어 우리를 긴장시키고 있다. 또한 하루가 다르게 성폭력의 양상도 다양하고 복잡하게 일어나고 있어 더욱 우리를 긴장시킨다. 더군다나 낙태가 한 어린 생명을 죽이는 과정임을 인식하지도 못한 채 아무런 갈등없이 너무나도 많이 낙태가 성행하고 있다. 이러한 문제를 해결하기 위해 피임교육을 비롯한 많은 사회적 장치가 이루어지고 있지만, 우리 자신이 변하지 않는 한 그 근본의 문제는 변하지 않는 것 같다.

음란하고 폭력적인 우리의 환경이 사망에서 생명으로 옮겨져야 할 때이다. 축복받은 한 생명 한 생명이 세상을 변화시키고자 하는 비전을 꿈꾸면서 행복의 문을 열고 세상으로 나가야 할 것이다. "제3부 안전한 성"을 통해 자신을 지키고 세상을 변화시킬 꿈을 꾸자. **자신의 행복 바이러스**로 이 세상을 전염시키자.

06_

피 임

1. 피 임

피임(contraception)이란 생식세포인 정자와 난자가 합쳐지는 과정인 수정 현상이 정상적으로 일어나지 못하게 하여 임신을 피하는 방법을 말한다. 1950년대 후반의 급격한 인구증가와 식량문제로 피임을 통한 **산아제한**(birth control)의 필요성이 강조되었으나, 그 이후 여성들의 활발한 사회활동과 과다한 교육비 등으로 말미암아 1990년대에 와서는 출산율이 자연적으로 감소하여 1996년 정부의 산아제한 정책이 완화되기에 이르렀다. 이러한 사회적 현상과는 별도로 아이의 출산시기와 터울 조절, 그리고 심리적, 정서적, 경제적인 부모됨의 준비를 통한 개개인의 행복한 삶을 추구하기 위해서 피임의 중요성은 강조되어 왔으며, 무분별하고 책임없는 성행위에 의해 생기는 임신 등은 사생아를 비롯하여 낙태를 유발하게 되어서 피임의 중요성이 더욱 강조되고 있다. 특히, 낙태는 피임의 한 방법이 아니라 한 생명을 죽이는 살인행위인 동시에 여성 자신의 건강에 매우 심각한 부작용을 야기하므로, 낙태는 모성의 보호와 인명존중의 관점에서 볼 때 바람직하지 못하며 가장 바람직한 **가족계획**(family planning)은 피임을 통한 수태조절인 것으로 여겨진다. 이러한 피임은 여러 가지 방법으로 개발되어 사용하고 있으며, 아주 오래 전 고대 이집트의 유적에서도 발견될 만큼 오랜 역사를 가지고 있고 방법도 다양하다.

올바른 피임을 시행하려면 피임법의 효과성, 부작용의 위험성, 사용법의 편리성 및 선호도, 성교의 빈도 등이 신중히 고려되어야 한다. 또한 피임법의 비용, 취소 가능성, 성병 예방 효과, 자신의 나이, 성교를 방해하는 점 및 도움이 되는 점, 종교적인 부분이 고려되어야 한다. 여성은 30~35년 정도(10대부터 평균적으로 50세까지) 지속되는 긴 생식 기간을 가지고 있기 때문에 자신의 인생 단계에 따라 필요한 피임법을 적절하게 선택해야 한다. 그러나 대학생 1,000여 명의 성풍속도에 대한 설문조사 결과에 따르면, 남학생의 71.6%, 여학생의 67.7%가 피임을 소홀히 하는 것으로 나타났다. 더욱이 피임을 하지 않는 이유에 대해 '우연히 발생한 성관계라 준비가 되지 않았다'는 응답이 남학생 50.8%, 여학생 61.9%로 높게 나타나 대학생 사이에 '즉흥적 사랑'이 넓게 퍼져 있음이 나타났다(경향신문, 2005. 11. 14).

대부분의 피임법은 여성의 생리주기에 기초하고 있어 여성이 취해야 하는 방법들이지만, 많은 방법은 배우자 모두의 도움을 필요로 하며 사랑을 키워가는 과정이 수반되어야 한다. 보건복지부와 한국보건사회연구원, 저출산고령사회위원회가 실시한 '2005년도 전국 결혼·출산 동향 조사'에 따르면, 기혼 부부의 80.2%가 피임을 실천하고 있었으며, 가장 선호하는 피임법은 정관절제술(23.8%)·난관결찰술(13.3%)과 같은 불임법이었다. 일시적 피임으로는 자궁내장치(19.4%)와 남성용 콘돔(17.1%)이 높은 비율을 보였다(헤럴드경제, 2006.3.23).

1) 피임의 효과

피임법의 효과성은 고려해야 할 가장 중요한 요소이다. 피임법의 이론적 효과성(theoretical effectiveness)은 1년 동안 정해진 한 가지 피임법을 지속적으로 올바르게 사용한 100명의 부부 중에서 임신하지 않은 여성의 수로 계산한다. 예를 들면, 한 피임법이 80%의 효과성이 있다면, 이 피임법을 사용한 100명의 여성 중 80명이 1년 동안 임신하지 않았고, 20명이 임신한 것이다. 실제 효과성(actual effectiveness)은 일상의 조건에서 한 가지 피임법을 사용한 100명의 부부 중 임신하지 않은 여성의 수로 계산한다. 여러 가지 피임법에 따른 이론적 효과성과 실제 효과성을 표 6-1에 나타내었다.

피임을 하지 않은 성교는 10%의 효과성을 가지고 있어서 피임을 하지 않았다면 임신의 확률은 매우 높은 것이다. 이러한 높은 임신의 확률을 인위적으로 낮추는 피임법에는 여러 가지가 있으나 사람에 따라서 여러 가지 부작용이 나타나며, 어떠한

표 6-1. 여러가지 피임법의 효과성

피임법	실제 효과성(%)	이론적 효과성 (%)
금욕	-	100
월경주기법	75	91~99
질외사정법	73	96
살정자제	79	85
피임용격막	84	94
피임용 스펀지 (출산 경험 없는 여성)	80	91
피임용 스펀지 (경산부)	60	80
자궁경 캡(출산 경험 없는 여성)	84	91
자궁경 캡(경산부)	68	74
남성용 콘돔	85	98
페미돔	79	95
복합경구피임약	92	99.7
미니필	97	99.5
피임용 패치	92	97.7
피임용 질 고리	92	97.7
루넬	97	99.95
데포-프로베라	97	99.7
자궁내장치	99.2~99.9	99.4~99.9
난관결찰술	99.5	99.5
정관절제술	99.85	99.9
질세척	60	?
피임법 불사용	10	10

피임법도 100%의 피임을 보장하지도 않는다. 그런데다가 많은 사람은 피임하는 것을 잊어버리거나 사용법의 무지로 인한 부적절한 사용으로 그 효과성이 떨어진다. 더 심각한 것은 임신을 원하지 않으면서도 피임을 안 하는 경우도 있고, 이렇게 해서 원하지 않은 임신이 되었을 경우 많은 사람이 낙태를 선택한다는 것이다.

2) 잘못된 피임 상식

(1) 질세척으로 피임을 할 수 있다

질세척(vaginal douche)이란 성교 후 정자가 자궁 안으로 들어가는 길을 찾기 이전에 곧바로 상당량의 물을 질 내에 주입하여 정자를 물로 씻어내는 방법으로 이러한 생각의 기원은 적어도 고대 이집트 시대를 거슬러 올라간다. 해를 거듭하면서 이 세척에 사용되는 성분에도 변화가 일어나 질을 깨끗이 씻기 위해 특별히 제조된 용액을 사용하기도 하였다. 그러나 여성이 성관계를 가진 후에 세척할 즈음에는 정자가 자신의 운동성으로 인해 질의 안쪽으로 계속 헤엄쳐 들어가 이미 자궁목과 자궁에 도달해서 씻겨질 수가 없게 된다. 따라서 몇몇 여성은 질세척을 피임법으로 사용하지만, 이것은 효과적인 피임법이라 할 수 없다. 더군다나, 여성이 살정제나 이를 함유한 피임도구를 사용한다면, 질세척은 오히려 살정제를 불활성화시킬 수도 있다.

(2) 첫 성교시에는 임신을 하지 않는다

처녀막이 고스란히 있었다면 출혈을 하게 되고 약간의 고통을 느낄 수도 있으나, 이런 요인들이 정자와 난자가 결합하는 데 영향을 미치지는 않는다.

(3) 여성이 극치감을 느끼지 않으면 임신할 수 없다

극치감으로 인해 질이 수축하여 정자의 이동을 재촉하는 것은 사실이나 정자 중의 일부는 여성이 몇 번의 극치감을 느끼든지, 아니면 전혀 못 느끼든지 상관없이 자궁목으로 이동한다.

(4) 서서하는 체위로 임신을 막을 수 있다

정자가 중력의 반대방향으로 이동할 수가 없기 때문에 두 사람이 서서 관계를 하면 임신이 되지 않을 것이라는 생각이다. 그러나 정자들은 위에서 아래로 헤엄치는 것만큼이나 아래에서 위로 헤엄쳐 올라가기도 잘 한다.

(5) 월경 중일 때는 임신을 피할 수 있다

월경기간이 임신이 되지 않는 기간의 기준이 되는 것은 사실이지만, 그것이 임신을 피하는 100% 안전한 길은 아니다. 연합군에 의해 성폭행을 당한 패전 독일 여성들의 임신을 대상(500여 명)으로 조사한 자료에 따르면, 월경 후 안정기(1주일)에 임신한 여성이 32.5~45.5%, 월경 전 안정기(1주일)에 임신한 여성이 10~29.7%이었고, 월경중에 임신한 여성도 8.1%나 되었다. 월경중에 배란이 되어 임신이 되는 이유는 확실히 알려져 있지 않지만, 질의 자극에 의해 과다 방출된 호르몬과 말초신경의 자극이 난소 팽활근을 수축시켜 배란을 유발하기 때문인 것으로 추정하고 있다. 또한 불규칙한 하혈을 하는 여성들이 있는데, 일부 사람들은 이런 하혈을 월경으로 잘못 알고 피임전략을 짜는 실수를 저지르기도 한다.

(6) 질외사정법으로 확실히 피임할 수 있다

사정을 조절할 수 있다고 말하는 많은 남성들은 음경을 질 밖으로 빼내기 전에 이미 사정을 하거나, 흥분이 절정에 오르면 약속을 잊어버리고 그냥 사정해 버린다. 비록 남성이 사정하기 전에 성기를 밖으로 꺼낸다 하더라도, 사정 직전에 분비되는 쿠퍼샘(Cowper' s gland)액에는 이미 많은 수의 정자를 담고 있어 임신의 가능성이 남아 있게 된다.

(7) 모유수유 시에는 임신을 하지 않는다

일반적으로 모유를 수유하는 동안에 배란과 월경이 일어나지 않는다. 그러나 이러한 사실을 믿고 피임을 소홀히 하다가 임신을 한 일부 사람들이 낙태를 선택하기도 한다. 그러므로 모유수유 시에도 피임을 소홀히 해서는 안 된다. 모유를 수유하지 않는 경우에는 출산 1개월 이내에 곧바로 피임을 시작해야 하지만, 매일 모유를 수유하는 경우에는 6개월부터 피임을 시작해야 하며, 이유식과 함께 모유를 수유하는 경우에는 6개월 이전에 피임을 시작해야 한다.

3) 배란일을 알아내는 법

피임을 위해서는 정확한 배란일을 알아내는 것이 중요하다. 배란된 난자의 수정능력은 24시간을 넘지 않고, 여성 생식기 내에서 정자의 생존기간은 4일을 넘지 않는다고 알려져 있으므로, 배란일 전후의 약 5일 간을 피한다면 피임이 가능하기 때문이다. 그러나 최근의 연구결과에 따르면, 난자의 수정능력이 48시간 정도이며, 정자의 수명 또한 길게는 7일까지 생존할 수 있는 것으로 보고되어 임신가능 기간을 조금 더 길게 잡아야 할 것으로 보인다. 현재 배란일을 알아내는 방법으로 다음과 같은 것들이 있다.

(1) 배란통

여성은 배란기간 동안 생리통보다는 통증이 약하지만 **배란통**(mittelschmerz)이라는 유사한 통증을 느낀다. 즉, 신경이 예민한 여성 중에는 배란기간 중 오른쪽이나 왼쪽의 아랫배에 가벼운 통증을 느끼거나 갈색의 대하 또는 피가 섞인 냉이 흘러나오는 현상을 느낄 수 있다. 이때 두통이나 위통이라든지 나른함을 경험하는 여성들도 있다. 일부 맹장염이 아닐까 걱정하는 경우가 있는데, 맹장염처럼 아랫배가 딱딱해지거나 토할 것 같은 증상은 없으므로 안심해도 된다.

(2) 월경주기, 기초체온, 점액관찰을 이용

여성에게는 월경주기가 매우 규칙적으로 일어나며, 배란일 즈음에는 기초체온과 자궁목에서 분비되는 점액의 점도가 변화된다. 이러한 원리를 이용하여 배란일을 알아낼 수 있으며, 이러한 방법들의 자세한 설명은 다음의 "2. 금욕 및 자연피임법"을 참조하기 바란다.

(3) 배란검사

배란시기에 난포자극호르몬(FSH)과 황체형성호르몬(LH)의 양이 최고치에 달하는데, 소변으로 분비되는 황체형성호르몬의 양을 측정함으로써 배란일을 알아낼 수 있다. 이러한 목적으로 단일항체법을 응용한 가정용 **배란검사**(ovulation test)가 현재 판매되고 있다.

2. 금욕 및 자연 피임법

1) 금 욕

피임에 대한 관점으로 본다면, **금욕**(sexual abstinence)은 질성교(vaginal intercourse)를 억제하는 것을 의미한다. 인위적으로 정자를 여성의 생식기 안으로 집어 넣지 않는 한 질성교가 없다면 여성은 임신할 수 없으므로, 금욕은 100% 효과성을 가지고 있다고 볼 수 있다. 사람은 여러 가지 이유로 해서 자신의 삶 속에서 다양한 기간 동안 성관계를 금욕하기도 하며, 특히 자연피임법 중 월경주기법, 기초체온법, 점액관찰법은 예측되는 가임기에 금욕을 하는 피임법인 **주기적 금욕법**(periodic abstinence)으로 볼 수 있다.

2) 질외사정법

(1) 원 리

질외사정법(withdrawal)은 **성교중단법**(coitus interruptus)이라고도 하며, 구약 성경의 창세기에 오난(Onan)이 실시한 것으로 기록상 가장 오래된 피임법이다.

……

유다가 오난에게 이르되 네 형수에게로 들어가서 남편의 아우의 본분을 행하여 네 형을 위하여 씨가 있게 하라 * 오난이 그 씨가 자기 것이 되지 않을 줄 알므로 형수에게 들어갔을 때에 형에게 아들을 얻게 아니하려고 땅에 설정하매 (창세기 38:8~9)

……

이 방법에 따르면, 사정반사는 자율신경계의 교감신경에 의하여 지배되고 있으나, 이로 인한 남성의 극치감은 횡문근에 분포되어 있는 운동신경에 의하여 조절될 수 있어 사정을 수의적으로 조절할 수 있다고 한다.

(2) 방 법

남성이 성교 중 사정에 가까운 시기를 감지해 내서 사정 직전에 자신의 음경을 여성의 질과 생식기 주변에서 빼내어 사정을 질 밖에서 함으로써 수정을 원천적으로 방지하는 방법이다.

(3) 문제점

① 남성의 통제력에 의해 행해지므로 실행하기가 매우 힘들다. 따라서 남성은 자신의 사정불가피성 수준을 잘 인지하고 통제력에 대한 충분한 신뢰감을 가질 때까지 많은 연습을 해야 한다. 따라서 신혼 초 젊은 남성일수록 이 피임법의 실패율이 높은 것으로 알려졌다.

② 정신적으로 많은 부담을 안고 성교를 진행하게 되어 심리적인 문제를 가지게 되고 다소 성적인 만족이 저해된다.

③ 성교 시 사정 전의 흥분에 의해 분비되는 쿠퍼샘(Cowper's gland)액을 통해 다량의 정자가 방출될 수 있으며, 이로 인하여 임신도 가능하므로 다른 피임법 보다 위험 부담이 높다.

④ 바로 직전의 사정으로 인해 정자가 요도에 존재할 수 있다. 이러한 가능성을 줄이기 위해서는 사정 후에 소변을 배출하여 요도에 있는 정액을 모두 제거해야 한다.

⑤ 신체에 대한 직접적인 부작용은 없으나 장기적으로 실행할 경우 일부 성기능 장애(㉠ 조기사정 등)를 야기할 수도 있다.

⑥ 질 밖에 사정된 정자가 젖어 있는 질 내부로 잠입할 가능성이 존재한다.

⑦ 실패할 경우 임신에 대한 위험부담이 있다.

3) 월경주기법

(1) 원 리

오기노(Ogino)**법** 또는 **리듬조절법**이라고도 하는 **월경주기법**(rhythm control)은 배란 현상이 항상 다음 번 월경이 시작될 예정일로부터 약 14일 전에 일어나는 원리를 이용하는 것이다. 정자는 대략 4일 정도 생존하고 난자는 24시간 생존하기 때문에, 수정은 배란 전 3일부터 배란 후 1일까지 일어날 수 있다. 이에 따라, 여성이 가장 임신할 가능성이 높은 매달 특정 기간 동안 금욕하는 피임법이다.

(2) 방 법

① 주기적으로 매달 월경일을 최소 8회 정도 기록한다.

② 월경주기의 규칙을 관찰하여 자신의 가장 짧은

주기와 가장 긴 주기의 길이를 결정한 후에, 도표를 사용하거나(표 6-2) 다음의 수식을 사용하여 다음 가임기간을 예측한다.

[가임기 첫날]=[월경 시작일]+[가장 짧은 월경주기의 날 수]−18
[가임기 마지막날]=[월경 시작일]+[가장 긴 월경주기의 날 수]−11

③ 예측되는 가임기간 동안 금욕한다.

(3) 장 점

월경주기가 규칙적인 여성의 경우에는 매우 효과적인 피임방법이다.

(4) 문제점

① 월경주기가 불규칙적인 여성에게는 비효과적이다.
② 여성에 따라 월경주기가 다양하므로 획일적으로 적용될 수 없고 개인에 따른 월경주기를 관찰해야 한다.
③ 배란일은 스트레스나 환경의 변화, 감기 등으로 쉽게 변화되므로 이에 따른 월경일을 정확하게 예측하는 것이 어렵다.

4) 기초체온법

(1) 원 리

건강한 여성의 경우 월경주기 동안 기초체온을 측정하여 기초체온표를 작성해 보면 저온기가 어느 정도 계속된 다음 고온기(0.3℃ 정도 상승)가 계속되다가 다시 저온기가 되면서 월경이 시작되고, 임신이 되면 계속 고온기가 유지된다(그림 6-1). 보통 저온상태의 최종일에 고온상태와의 경계에서 체온이 저온상태보다 약간 더 떨어지는데 이날을 '**저온함락일**'이라고 하며, 일반적으로 배란은 '저온함락일'을 기점으로 전후 이틀 사이에 일어난다. **기초체온법**(basal body temperature method; BBT)은 이렇게 예측된 배란일 즈음에 금욕하는 자연피임법이다.

표 6-2. 가임기간 계산표

가장 짧은 월경주기의 날 수	가임기 첫날	가장 긴 월경주기의 날 수	가임기 마지막날
21	3번째 날	21	10번째 날
22	4번째 날	22	11번째 날
23	5번째 날	23	12번째 날
24	6번째 날	24	13번째 날
25	7번째 날	25	14번째 날
26	8번째 날	26	15번째 날
27	9번째 날	27	16번째 날
28	10번째 날	28	17번째 날
29	11번째 날	29	18번째 날
30	12번째 날	30	19번째 날
31	13번째 날	31	20번째 날
32	14번째 날	32	21번째 날
33	15번째 날	33	22번째 날
34	16번째 날	34	23번째 날
35	17번째 날	35	24번째 날

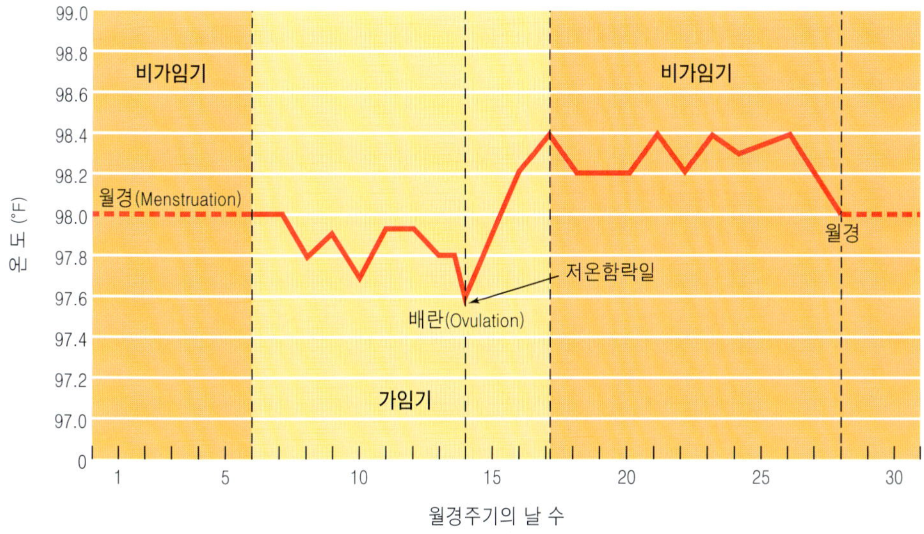

그림 6-1. 기초체온법에 의해 작정된 기초체온표

(2) 방 법

① 저온기와 고온기의 온도차가 0.3℃에 불과하므로 소수점 첫째자리까지 측정이 가능한 기초체온용 온도계를 준비하여야 한다.

② 매일 아침에 일어나자마자 움직임을 최소로 하여 구강 내 체온을 측정한 후 그래프에 기록한다. 이러한 기록을 몇 달 동안 계속하면, 배란이 규칙적일 경우 언제 배란을 할지 결정하는 데 도움이 된다.

③ 그래프 상에서 저온기를 유지하다가 약간 온도가 감소한 후 고온기로 온도가 상승하게 되는 경향을 관찰한다.

④ 고온기를 맞이한 4일 이후부터 다음 월경이 시작되기 전까지의 약 10일간이 피임이 가능한 안정일이라 할 수 있다.

(3) 문제점

① 매일 아침 일어나자마자 기초체온을 측정하는 것이 쉽지 않아서 일반인이 기초체온 측정을 습관화하기가 어렵다.

② 감기와 같은 질병으로 몸에서 열이 날 때는 기초체온의 측정이 불가능하여 개인의 건강상태에 매우 의존적이다.

③ 배란 전의 안전한 (피임)기간은 미리 예측하기가 어렵다.

5) 점액관찰법

(1) 원 리

점액관찰법은 1974년 빌링스 박사(Dr. John Billings)에 의하여 제안된 방법으로 **경부점액법**(Billings cervical mucus method)이라고도 한다. 모든 여성은 월경이 끝난 후부터 며칠 동안은 점액이 전혀 분비되지 않아 질 내부가 비교적 건조한 상태를 유지하다가 배란 수일 전부터 점액이 분비되기 시작한다. 초기의 점액은 흰색을 띤 끈끈한 점착성의 물질이나 점차 색깔이 엷어지다가 배란 24시간 전에는 달걀흰자와 같이 거의 투명하고 미끈거리는 점액으로 변하고, 배란 후에는 점액이 다시 흰색으로 돌아가며 결국에는 점액이 더 이상 분비되지 않게 된다(그림 6-2). 이러한 원리를 이용

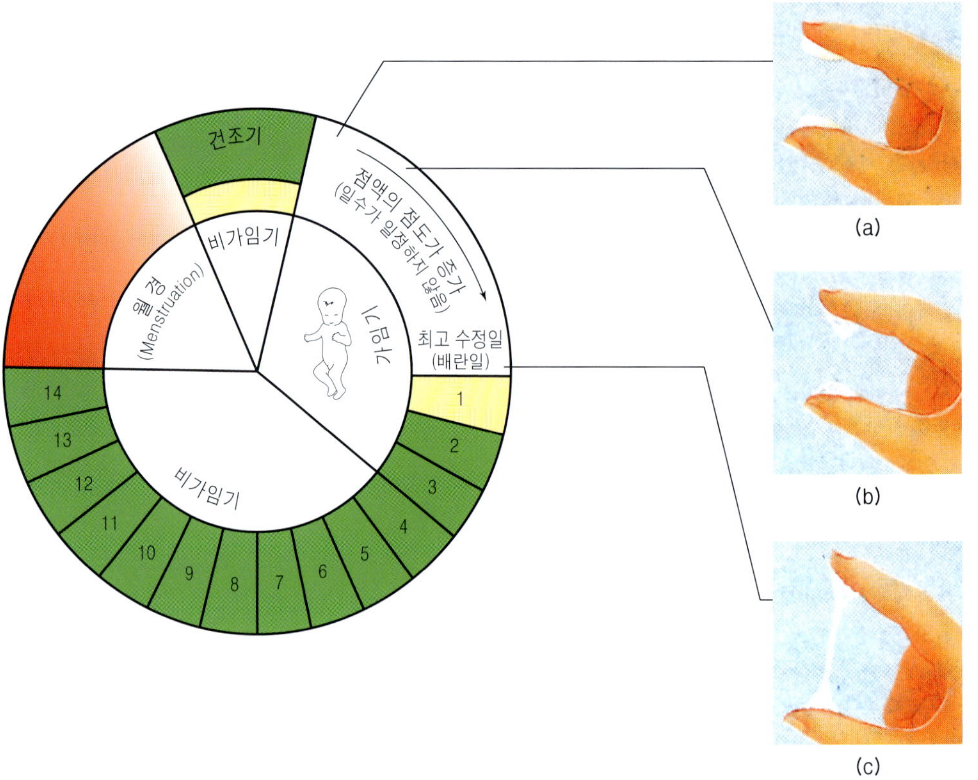

그림 6-2. 점액관찰법에 따른 자연피임법의 원리와 점액의 변화
배란 수일 전부터 점액이 분비되기 시작하는데, 초기에는 끈끈한 점액(a)이 분비되다가 배란일에 가까워질수록 미끈거리는 점액(b→c)이 분비된다.

하여 배란주기에 따라 자궁목에서 분비되는 점액의 탁도와 점도에 의하여 배란일을 예측하는 것이다. 이러한 점액관찰법에 기초체온법을 같이 사용하는 방법을 **증상체온법**(symptothermal method)이라 하며, 가장 권장할 만한 자연피임법이다.

(2) 방 법

① 매일 점액의 존재와 점액의 탁도 및 점도를 관찰하여 기록한다.
② 맑고 미끈미끈하고 투명한 점액이 나타난 날들의 맨 마지막 날이 '최고 수정일' 이므로, 다른 날들과 다르게 표시한다.
③ 피임을 위하여 보다 더 투명하고 점도가 높은 점액이 분비되기 시작한 날부터 '최고 수정일' 다음의 3일간 금욕한다.

(3) 주의사항

① 건조한 날이 계속되거나 변화하지 않는 분비물이 있는 기간 동안에는 하루건너 저녁 시간에만 관계를 갖는다. 왜냐하면, 잔존하는 남성의 정액과 분비물을 구분하기 위하여 낮 동안에는 그 건조 상태나 분비물 상태에 변화가 있었는지 관찰해야 하기 때문이다.
② 만일 건조 상태나 분비물 모양에 변화가 생겼다면 이 변화가 있는 기간 전부와 이어서 3일간은 금욕해야 한다.

3. 약물 및 차단 피임법

1) 살정자제

(1) 원 리

살정자제(spermicide)는 정자가 질에서 자궁목을 통해 자궁에 들어가기 전에 정자를 죽이는 능력을 가지고 있는 거품, 크림, 젤리, 발포성 정제, 좌약, 필름 등의 형태로 공급되는 약물이다(그림 6-3a, b). 살정제 중에는 표면활성제를 함유하고 있는 것도 있는데 이것은 정자의 세포막을 분해시켜 산소흡수를 차단함으로써 세포대사를 막아 버린다. 또한 정자는 산성 액체나 매우 강한 알칼리액에 약하기 때문에 일반적으로 살정자제는 산성이나 강한 알칼리성을 띠고 있다. 미국에서 판매되는 살정자제에서 가장 일반적인 활성을 가진 성분은 **노녹시놀-9**(nonoxynol-9)이다.

거품, 크림과 같은 에어졸 비누포말제는 급속히 확산하여 자궁목을 막아주어 피임효과가 크다. 피임용 발포성 정제는 질 속에 분비물이 많은 경우에는 효력이 있지만, 분비물이 적으면 잘 용해되지 않아 효과를 기대하기 힘들고, 공기에 노출되면 2주 이내에 그 기포력을 잃는 경우가 많다. 좌약은 체온에 의해서 용해되는 것으로 다른 살정제에 비해 확산력이 좋지 않으며, 심지어는 좌약이 거의 녹지 않을 때도 있다고 한다. 영국에서 개발된 독특한 살정자제인 **질 삽입용 피임필름**(vaginal contraceptive film; VCF)은 질 내로 삽입되면 바로 젤 같이 녹아 질 입구에 붙게 되어 아주 효과적이다(그림 6-3b).

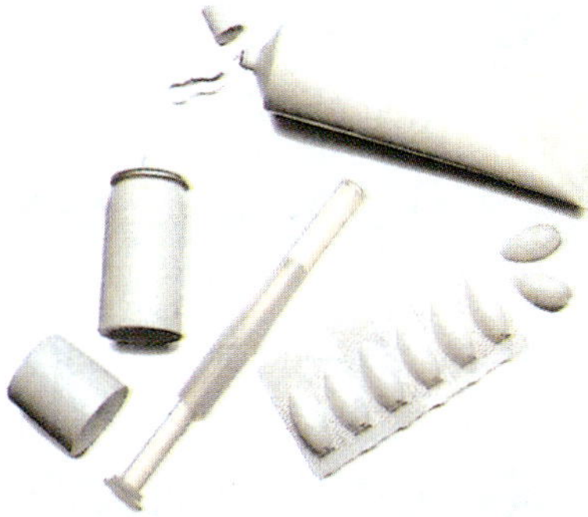

(a)

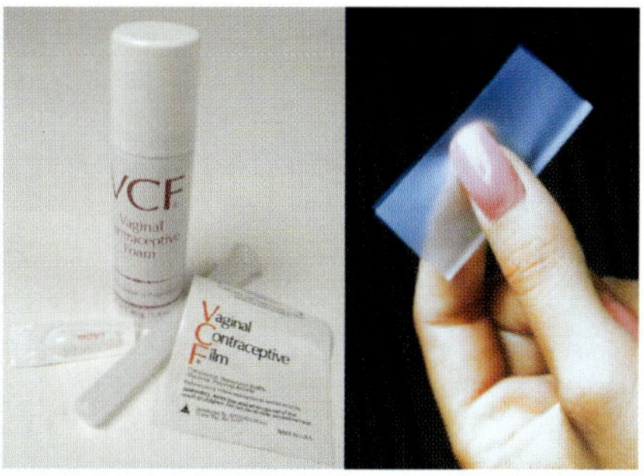

(b)

그림 6-3 . 살정자제
(a) 젤리와 좌약 형태의 살정자제. (b) 필름 형태의 질 삽입용 피임필름.

(2) 방 법

① 성교 직전(음경을 질에 삽입하기 직전)에 살정자제를 도구를 사용해서 자궁목 근처의 질 내부 깊숙이 주입한다. 살정자제의 올바른 위치와 주입 시기는 살정자제의 효과성에 매우 중요하다(그림 6-4).
② 성교 후 적어도 6시간 정도는 질세척을 하지 않는 것이 좋다.

(3) 장 점

① 부작용이 적은 편이다.
② 필요할 때만 사용할 수 있다.
③ 구입하기 편하다.

(4) 문제점

① 살정자제가 올바르게 정확히 사용되면 94%의 효과성을 보이나, 일반적으로 피임실패율이 약 20% 정도의 낮은 효과성을 보인다.

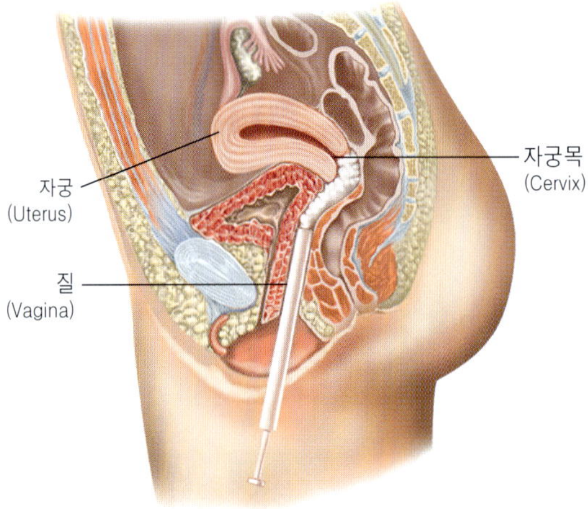

그림 6-4 . 살정자제 사용방법
거품이나 젤리 형태의 살정자제를 도구를 사용하여 그림에서와 같이 질 내부 깊숙히 주입하여 자궁목을 덮도록 한다.

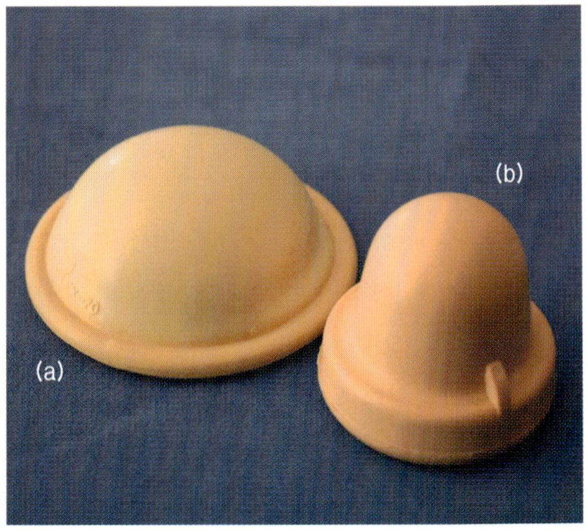

그림 6-5 . 피임용 격막(a)과 자궁경 캡(b)

② 피임 실패로 임신이 되었을 경우 기형아에 대한 불안감이 있다.

③ 불결하여 위생상 문제가 있다.

④ 살정자제 주입 후 1시간 이상 지나도록 성교를 하지 않으면 약효가 거의 없어지므로 주의해야 한다.

⑤ 노녹시놀-9에 의한 생식기 외상이 빈번히 발생한다. 이러한 생식기 외상은 HIV에 감염된 배우자와의 성관계 시에 에이즈(AIDS)에 걸릴 위험을 높인다(Wilkinson et al., 2004; Lech, 2002).

2) 피임용격막

(1) 원 리

피임용격막(contraceptive diaphragm, pessary)은 1882년 독일의 멘싱가(Mensinga)에 의하여 개발된 여성용 피임기구이며, 유연성이 강한 스프링의 금속 테에 얇은 고무 막을 두른 반구형의 덮개 모양을 한 구조로 자궁목의 입구를 덮어 정자가 들어가는 것을 막는다(그림 6-5a). 1960년까지는 대부분의 서구 여성들이 사용하던 피임도구였으나 피임약의 개발 이후 차츰 그 사용빈도가 줄어들었다.

(2) 방 법

① 사람마다 자궁목의 크기가 다르므로, 사용하는 격막은 개인에 따라 의사가 그 크기를 선정해 주어야 한다.

② 피임용격막을 삽입하기 전에 가장자리 주변과 측면에 살정자제를 바르며, 살정자제는 매번 사용할 때마다 발라야 한다.

③ 성관계를 갖기 수 시간 전에 스프링을 압축해서 피임용격막을 접은 후에 질 내부로 삽입한다(그림 6-6).

④ 피임용격막이 자궁목 주변에 도달하면 그 스프링은 확 펴져서 반구형 덮개 모양을 하게 되고 자궁목 위를 단단히 덮게 된다.

⑤ 성교 후 최소한 6시간 이후에 빼내어야 하나, 24시간 이상 착용하면 감염의 위험이 있다.

(3) 장 점

① 값이 저렴하다.

② 부작용 없이 사용 후 세척하여 여러 번 사용이 가능하다.

③ 올바르게 사용하면 여성의 피임방법 중 피임효과가 확실한 편이다.

(4) 문제점

① 정자가 격막의 테두리를 통하여 자궁 쪽으로 이동해 들어갈 가능성이 존재하므로 격막에 살정자제 크림이나 젤리를 함께 사용할 것을 권하고 있다.

② 산부인과 전문의의 진찰과 사용법에 관한 정확한 지식이 필요하다.

③ 생리기간에는 사용할 수 없다.

3) 자궁경 캡

(1) 원 리

자궁경 캡(cervical cap)은 피임용격막과 많은 부분 같은 방법으로 작용하지만, 더 작아서 자궁목만 덮는다(그림 6-5b). 자궁경 캡은 상대적으로 최근까지 미국에서 사용되지 않았으나, Prentif cavity-rim 자궁경 캡은 1988년 미국 식품의약국(FDA)에서 승인되었다. 자궁경 캡을 사용할 때 살정자제를 보조적으로 사용해야 하나, 미래에는 살정자제가 필요없는 실리콘 고무로 만들어진 자궁경 캡이 출시될 것이다.

(2) 방 법

① 자궁경 캡을 삽입하기 전에, 살정자제로 1/3을 가득 채운다.

② 위치를 잡게 되면, 자궁목 기저 부분 주위에 꼭 맞게 되어서 48시간 동안 피임 효과를 주게 된다(그림 6-7).

③ 피임용격막과는 달리 반복되는 성관계에 따른 추가적인 살정자제가 필요 없다.

(3) 주의사항

자궁경 캡은 높은 효과성을 보여주지만, 출산을 경험한 여성에게서는 그 효과성이 다소 떨어진다.

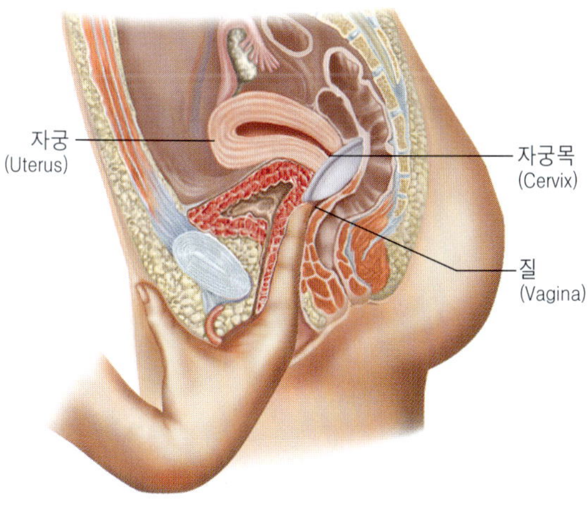

그림 6-6. 피임용격막의 사용방법
피임용격막 가장자리 주변에 살정자제를 바르고 손가락으로 잘 압축한 후에 질 내부 깊숙히 삽입하여 자궁목을 덮도록 한다.

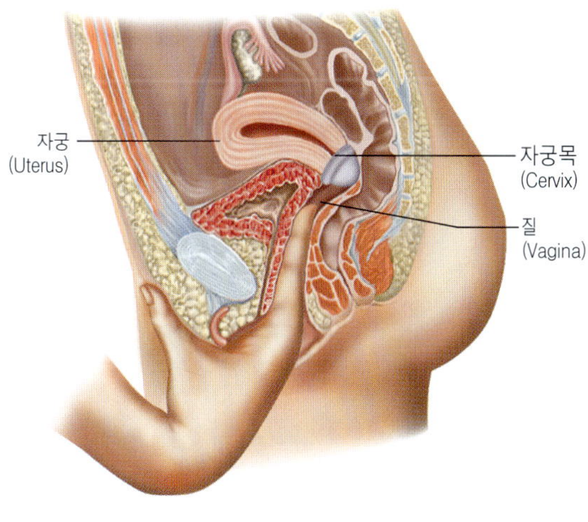

그림 6-7. 자궁경 캡의 사용방법
자궁경 캡에 살정자제를 1/3 가득 채운 후에 질 내부로 깊숙히 삽입하여 자궁목을 덮도록 한다.

4) 피임용 스펀지

(1) 원 리

피임용 스펀지(contraceptive sponge)는 살정자제(노녹시놀-9)를 함유한 작은 베개 모양의 폴리우레탄 재질의 기구로 피임용격막처럼 사용한다. 1990년대에 가장 인기 있었던 투데이 스펀지(Today Sponge)는 1995년 판매금지되어 미국 시장에서 사라졌었다. 이 스펀지는 세균에 오염되지는 않았지만 이 제품을 제조하는 데 사용한 물이 설사를 일으키는 세균에 오염되었다는 것이 미국 식품의약국(FDA)에 의해 발견되었기 때문이다. 뉴저지 제약회사는 투데이 스펀지를 원제조자로부터 제품판권을 취득하여 투데이 스펀지의 미국 판매에 대해 2005년 4월에 FDA의 승인을 받았다.

(2) 방 법

① 피임용 스펀지를 수돗물에 적신 후 자궁목을 덮기 위해 질 깊숙히 삽입한다.

② 성교의 횟수와 상관없이 24시간 동안 피임 효과를 보여준다.

③ 성교 후 최소 6시간 동안 그대로 두어야 한다.

④ 한번 제거한 스펀지는 버려야 한다.

(3) 주의사항

피임용 스펀지는 독소충격증후군(TSS)의 위험 때문에 24~30 시간 이상 방치해서는 안된다.

5) 남성용 콘돔

(1) 원 리

남성용 콘돔(male condom)은 남성들이 가장 흔하게 사용하는 피임법으로 음경을 덮어 씌워 정자가 사정되어 질 속으로 들어가는 것을 막음으로써 피임을 하는 것이다. 17세기 영국에서 찰스 2세의 궁정 의사로 있었던 콘돔에 의해 만들어졌으며, 콘돔 사용의 본래 목적은 피임보다는 성병을 방지하기 위해서였다고 한다.

초기에는 어피(魚皮)나 양의 창자에 향수를 뿌려서 만들어 사용하였으나(그림 6-8a), 지금은 대부분 매우 얇고 질긴 라텍스 고무(latex rubber)로 만들어지며(그림 6-8b), 최근에는 자연적인 성교에서 느끼는 성적인 만족을 느끼게 하기 위해 감촉이 좋은 폴리우레탄을 이용해서 만들기도 한다. 또한

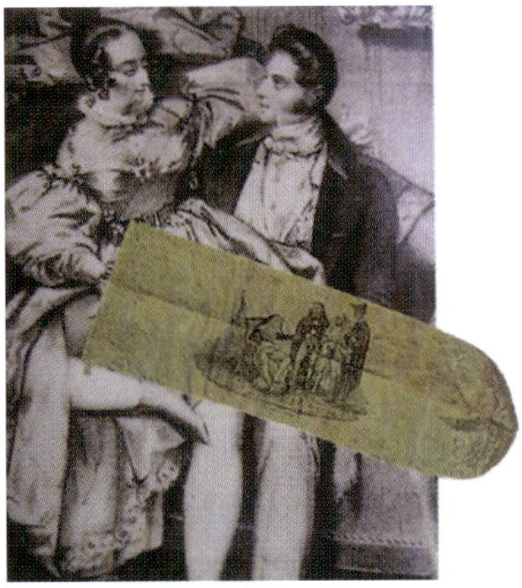
(a)

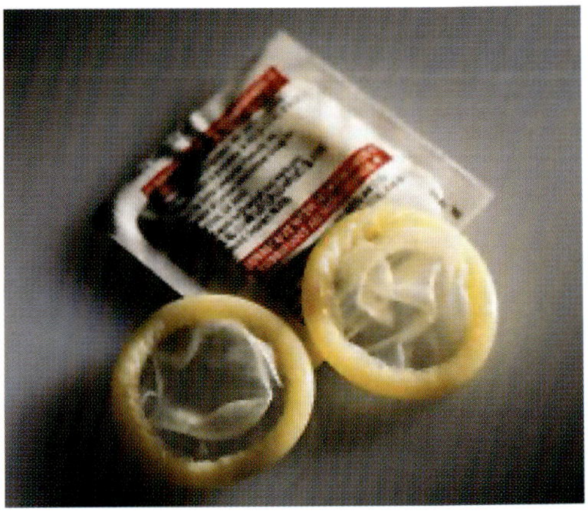
(b)

그림 6-8. 남성용 콘돔

(a) 초창기에 어피나 양의 창자로 만든 콘돔. (b) 최근 라텍스로 만든 콘돔.

콘돔 내부에 살정자제를 바른 것도 나오고 있으며, 색깔을 다양하게 하거나 독특한 형태를 한 콘돔도 생산되고 있다.

(2) 방 법

① 성교 전의 전희 때 음경이 발기된 후 파트너와 생식기 접촉이 있기 전에 콘돔으로 음경을 덮어 씌운다. 이때 손톱이나 반지 등에 의하여 콘돔이 찢어지지 않도록 조심해야 한다(그림 6-9a).

② 콘돔은 구조적으로 맨 끝에 조그만 공간이 있는데, 성교시 사정된 정자가 이 곳에 고이게 된다. 이 부분을 잡고 비틀어서 공기가 빠져나가게 한다. 만일 이 공간에 공기가 빠져나가지 않았다면, 정액이 콘돔 끝에 모일 수가 없게 된다.

③ 둘둘 말려진 콘돔을 음경의 귀두 부분 위에 올려 놓은 후, 콘돔의 끝을 붙잡고 있는 상태에서 콘돔을 풀어서 음경의 아랫부분까지 덮어 씌운다. 이때, 가능하면 콘돔과 음경 사이에 공기가 들어가지 않도록 해야 한다(그림 6-9b, c).

④ 사정 후 콘돔의 아랫부분을 손으로 잡고 정액이 새어 나오지 않도록 한 상태에서 질로부터 자신의 음경과 콘돔을 빼어낸다.

⑤ 정액이 자신의 파트너의 몸에 흘리지 않도록 하고, 콘돔의 바깥 부분은 감염된 파트너로부터 오염되었을지도 모르므로 콘돔의 바깥 부분이 자신의 생식기 주변에 닿지 않도록 주의하면서

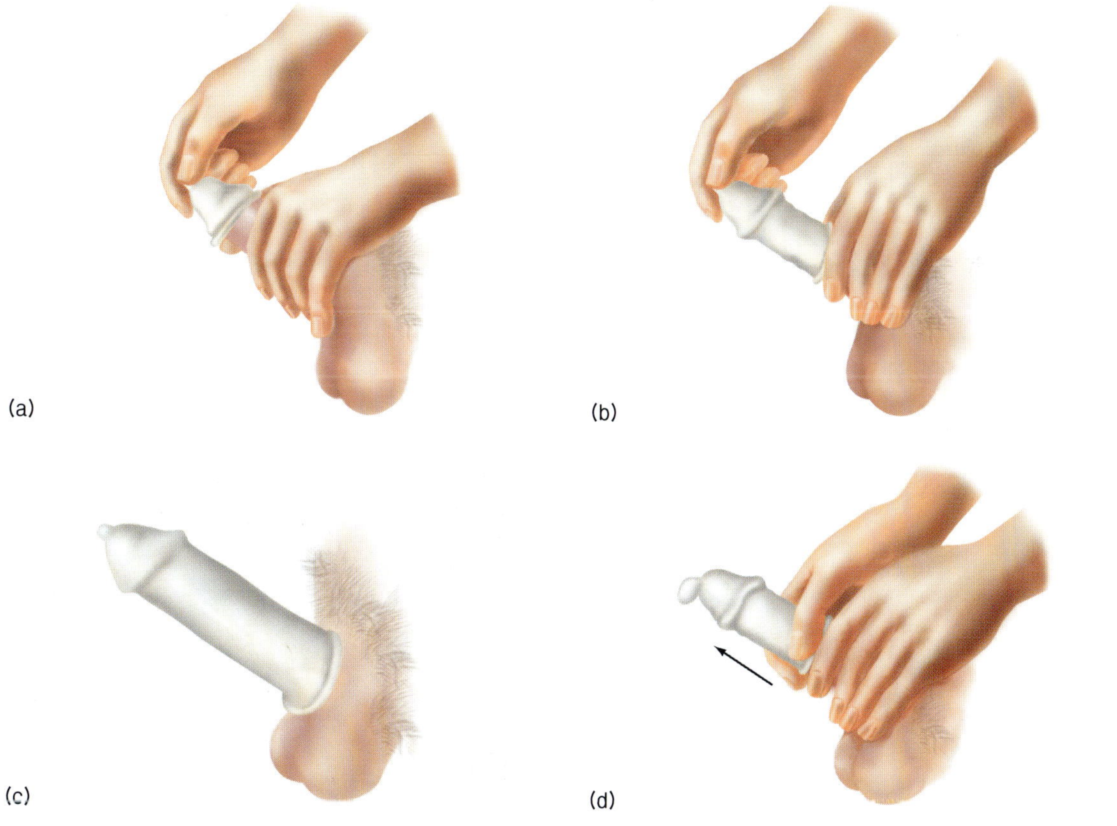

그림 6-9. 남성용 콘돔의 사용방법
단계별 자세한 설명은 본문을 참조하기 바랍니다.

음경에서 콘돔을 제거한다(그림 6-9d).

⑥ 사용한 콘돔은 버린다.

(3) 장 점

① 값이 싸고 약국이나 보건소에서 쉽게 구할 수 있다.

② 의사의 특별한 지시 없이 사용 가능하다.

③ 에이즈(AIDS)를 비롯한 여러 가지 성병의 확산을 예방하는 효과가 탁월하다.

(4) 주의사항

① 콘돔은 성교시 찢어지거나 벗겨져서 사정된 정자가 질 속으로 흘러들어가는 경우가 있기 때문에 5~10% 정도는 피임에 실패할 수도 있다.

② 만일 콘돔이 찢어진 것이 발견되면 즉각 살정자제를 질 내 투여하거나 사후피임약을 복용하면 임신을 막을 수도 있다.

③ 제조 연월일을 확인하여 재질이 변화될 정도로 오래된 것은 사용하지 않는 것이 좋다.

6) 페미돔

(1) 원 리

페미돔(femidom)은 양쪽 끝에 고리를 가진 폴리우레탄으로 만들어진 덮개 모양의 **여성용 콘돔**(female condom)으로 1993년 미국 식품의약국의 승인을 받아 1995년에 첫 시판되었다. 이 페미돔은 여성의 질 내부를 감싸주도록 고안되어 정자의 이동을 차단하는 보호막의 기능을 함으로써 피임하는 것이다(그림 6-10).

(2) 방 법

① 먼저 편안한 자세를 취한다(눕거나 양 무릎을 벌려 앉거나, 의자에 한쪽 발을 올리고 선다).

② 내환을 검지로 지지하면서 엄지와 중지로 꼭 쥐면 내환이 좁아져 삽입이 용이하게 된다(그림 6-11a).

③ 다른 손으로 질 입구의 접힌 피부를 펴고 꼭 쥔 상태의 내환을 질 내로 삽입한다(그림 6-11b).

④ 페미돔 안으로 검지를 넣고 내환을 질 내부로 가능한 한 안쪽으로 밀어 넣어준다. 내환이 치골(질 내 검지를 넣고 몸 앞쪽으로 구부리면 치골을 느낄 수 있음)을 지나서 놓이면 바르게 된 것이다(그림 6-11c).

⑤ 삽입 후 페미돔의 외환과 몸체의 일부가 질 외부에 남아 음순을 덮는 것은 정상적이다(그림 6-11d).

⑥ 페미돔이 비틀어져 있다면, 내환을 잘 조정하여 똑바르게 되도록 한다.

⑦ 성교시 남성의 음경이 페미돔 내부로 삽입되어야 한다.

⑧ 제거 시에는 외환을 비틀어서 입구를 막음으로써 정액이 흘리지 않도록 주의하고 혹시나 감염된 병원균이 자신의 생식기 부위에 접촉하지 않도록 주의한다.

⑨ 페미돔을 부드럽게 잡아 당겨서 제거한 후 버린다.

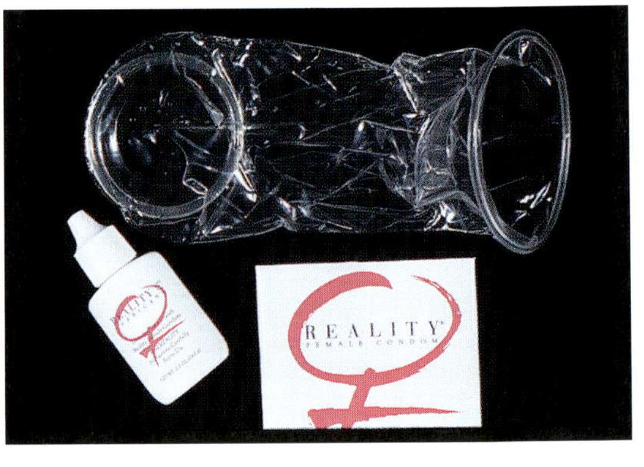

그림 6-10. 페미돔

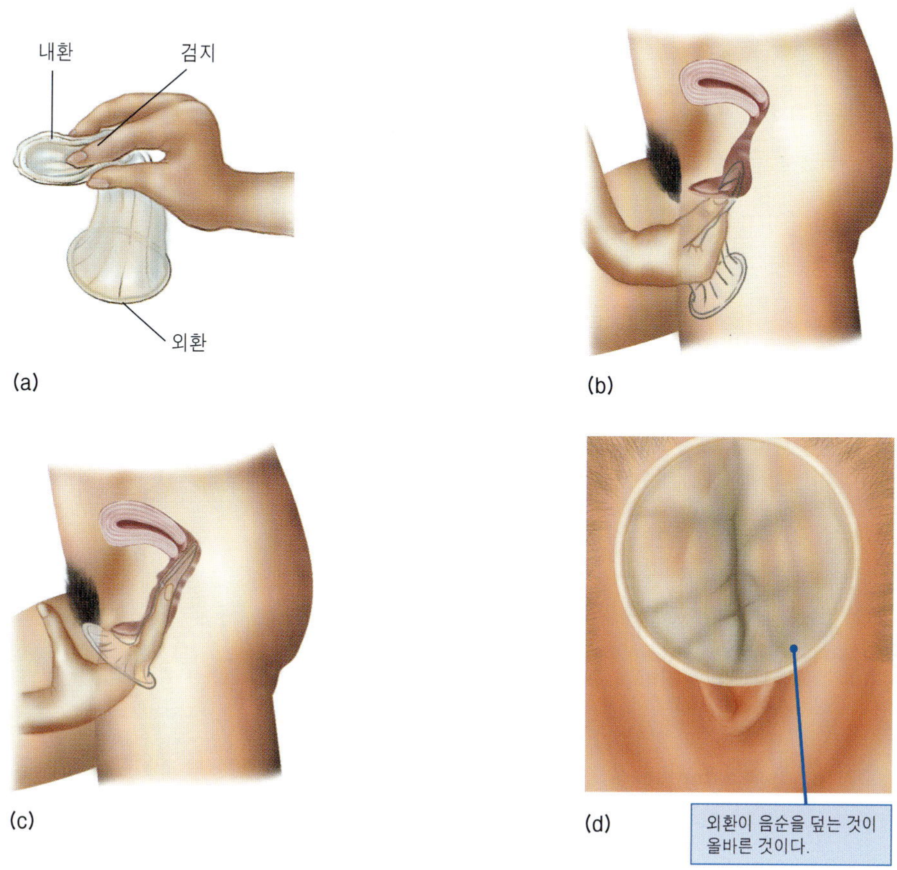

그림 6-11 . 페미돔의 사용방법
단계별 자세한 설명은 본문을 참조하기 바랍니다.

(3) 장 점

① 남성용 콘돔에 비해 값이 비싸나, 냄새가 거의 없고 착용감이 좋아 성 만족도가 높은 것으로 알려져 있다.

② 남성용 콘돔과는 달리 라텍스 고무가 아닌 폴리우레탄으로 만들어져 재질이 강하고 매우 부드럽다.

③ 남성용 콘돔은 성기가 발기되어야 사용이 가능한 반면에 페미돔은 성교 전에 삽입이 가능하다.

④ 남성들이 콘돔사용을 기피하는 요인인 조임 현상과 사정직후 성교를 중단해야 하는 단점이 해소되었다.

⑤ 여성 스스로가 임신 및 성병으로부터 자신을 보호할 수 있다.

7) 자궁내장치

(1) 원 리

히포크라테스의 기록에 따르면 이미 2500년 전부터 의학적인 목적으로 어떤 이물질을 여성의 자궁 속에 넣었었다. 그리고 카라반(caravan)들은 사막을 여행할 때 낙타가 임신하는 것을 막기 위해 낙타의 자궁 속에 돌, 뼈, 금속 또는 풀뭉치를 넣어 왔었다. 그러나 이러한 방법이 사람에게 처음 시도된 것은 1920년대 독일 의사인 그뢰펜베르크(Gräfenberg)에 의해서 이며, 이후에 오타(Ota)에 의하여 현재의 **자궁내장치**(intrauterine device; IUD)와 같은 모양을 갖추게 되었다. 현재의 자궁내장치에는 황체호르몬제를 함유한 프로게스타서트(Progestasert)와 미레나(Mirena), 그리고 구리를 함유한 패러가드(ParaGard) 두 종류가 있다(그림 6-12).

구리를 함유한 자궁내장치가 어떻게 하여 임신을 방지하는지는 확실치 않지만, 배란을 막거나 자궁관이나 자궁근육의 균형을 깨뜨려서 난자나 정자가 자궁관 내부에서 정상적인 속도를 가지고 이동하는 것을 방해하는 것으로 보인다. 자궁 내에서 아주 미세한 염증을 일으켜 수정란의 착상을 어렵게 만들어서 결국 유산된다는 제안에 대해서는 증거가 거의 없다(Dardano & Burkman, 1999).

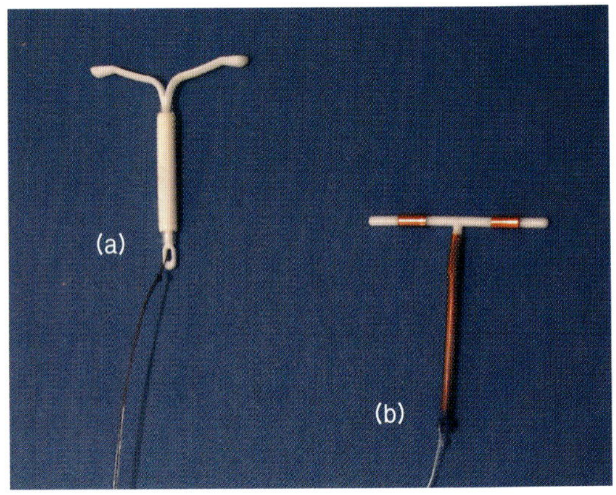

그림 6-12 . 자궁내장치
(a) 황체호르몬인 프로제스틴을 함유한 자궁내장치. (b) 구리를 함유한 자궁내장치.

(2) 방 법

① 본인 자신이 자궁 속에 설치할 수 없고 산부인과 의사가 진찰한 후 하는 것이 좋다.

② 대개 월경하는 동안에 삽입하는데, 월경하는 동안은 임신되었을 가능성이 없고, 자궁목이 부드러워 링을 삽입하기가 쉽기 때문이다.

③ 자궁내장치에는 실과 같은 꼬리가 붙어 있어서 장치를 삽입한 후에도 자궁목 밖으로 나오게 된

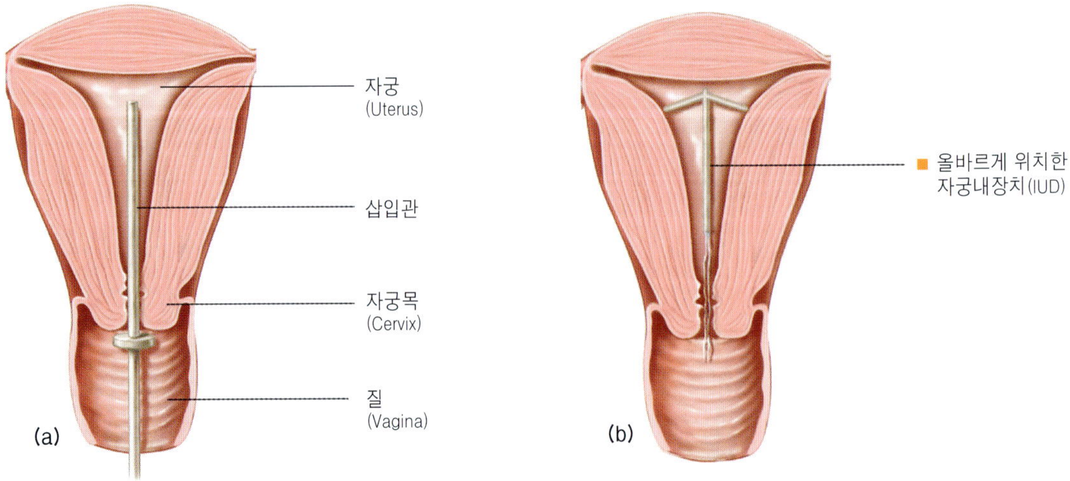

그림 6-13 . 자궁내장치를 삽입하는 과정
삽입관을 사용하여(a) 자궁내장치를 여성의 자궁에 올바르게 삽입한다(b).

다. 이 실은 상당히 길지만, 가늘어서 여성 본인도 남성도 거의 느끼지 못한다(그림 6-13). 이러한 실의 존재는 아직 자궁내장치가 제자리에 있다는 표시이므로, 만약 실이 없거나 링이 자궁 밖으로 빠져 나왔다면 의사에게 진찰을 받는 것이 좋다.

④ 자궁내장치는 크기에 따라 몇 가지 종류가 있는데, 한번도 임신하지 않은 여성은 소형을 쓰는 것이 바람직하다.

(3) 장 점

① 자궁 내에서 이탈되지 않는 한 99%의 피임률을 보장하는 아주 효과적인 피임법이다.

② 삽입 중에 아무런 이상이 없으면, 자궁내장치를 제거한 후 임신을 하는 데에도 아무런 문제가 없는 아주 안전한 피임법이다.

③ 프로게스타서트는 1년, 미레나는 최대 5년, 그리고 패러가드는 최대 10년 동안 약효가 지속된다.

④ 가장 작은 고급의 재사용 가능한 피임법이다.

(4) 문제점

① 여성 자신이 느끼지 못하는 사이에 이탈될 가능성이 존재한다. 특히, 월경기간 중에 빠져 나올 가능성이 가장 크다.

② 불규칙적인 하혈이나 하복부 통증을 수반하는 부작용이 계속 보고되고 있다.

③ 자궁외임신의 가능성이 있다.

④ 출산에 경험이 없는 여성, 자궁이 작거나 변형되어 있는 여성, 빈혈이 심하거나 월경혈이 많거나 부정자궁출혈, 자궁암, 자궁섬유종이 있는 여성은 부적당하다.

⑤ 투명하고 냄새가 없는 점액의 대하가 많아지며, 냄새가 진하면 의사에게 진찰을 받아야 한다.

⑥ 구리를 함유한 자궁내장치는 골반내감염(pelvic inflammatory disease; PID)을 야기해서 불임을 가져온다고 오랫동안 생각되어져 왔다. 그러나 자궁내막이 세균에 오염되어 있는 경우에만, 자궁내장치가 삽입되는 과정에서 골반내감염의 위험이 있다는 증거가 제시되었다. 따라서 구리를 함유한 자궁내장치의 사용이 이전에 생각했던 것보다 훨씬 더 안전하며, 성병의 위험이 없는 여성은 구리를 함유한 자궁내장치를 안전하게 사용할 수 있다.

⑦ 매우 드물지만(1/2500명) 자궁내장치가 자궁벽을 관통하여 자궁천공을 유발하기도 한다. 이것은 불완전한 삽입이 원인일 때가 많고, 혹 복강내에 들어간다면 수술해서 빼내야 한다.

⑧ 임신을 알지 못하고 사용하여 유산과 염증을 일으킬 수 있다.

4. 호르몬 피임법

1) 복합 호르몬 피임약

(1) 복합경구피임약

a. 원 리

복합경구피임약(combined oral contraceptive pill, the pill)은 1956년경에 개발되어 1959년 미국 식품의약국으로부터 승인을 받으면서 임신의 두려움으로부터 많은 여성을 해방시켜 주었고 현재의 성문화에 상당한 영향을 미쳤다. 초창기에는 과다한 호르몬의 양에 의하여 여러 가지 부작용도 많았지만 지금은 상당히 줄어들어서, 1965년 이후로 피임하는 미국 여성의 25%가 꾸준히 복합경구피임약을 이용한 피임을 선택해 왔으며(Jones, 1999), 유럽 여성은 40% 이상이 경구피임약을 사용하고 있다. 이러한 서구의 선진국에 비해 우리나라에서는 3% 정도의 여성들만이 복용하고 있으나, 점차로 사용률이 증가하고 있는 추세이다. 이러한 낮은 복용률의 주된 요인은 경구피임약을 복용했을 때 매스꺼움, 장기복용 시 불임, 살찜, 호르몬 부작용과 같은 과거로부터 전해내려오던 먹는 피임약에 대한 잘못된 인식이나 편견, 즉 부작용에 대한 우려 때문으로 보인다.

복합경구피임약은 에스트로겐과 프로제스틴(progestin; 프로게스테론의 합성 형태)을 혼합한 **복합 스테로이드제제**(combined steroid therapy)로 여성의 난소에서 난자의 성숙과 배란을 억제할 뿐만 아니라 자궁목 점막을 두껍게 하여 정자의 통과를 차단하고, 자궁내막을 변질시켜 수정란의 착상을 방해한다. 이러한 복합 스테로이드제제는 이 중 한 가지 작용이 일어나지 않더라도 다른 작용에 의해서 피임효과를 발휘할 수 있다. 1984년 **삼상피임약**(triphasic pill)이 미국에 도입되었으며, 이 피임약의 에스트로겐 함량은 일정하지만 프로제스틴 함량은 매주마다 달라진다(그림 6-14a).

b. 방 법

① 월경 5일째부터 21일간 매일, 되도록 같은 시간(주로 잠자기 전)에 먹어야 한다. 대부분 월경기간 7일간은 피임약을 복용하지 않으나, 28일분으로 처방되어 있는 경우에는 마지막 7일분이 불활성 약(placebo pill)으로 처방되어 있는데 이것은 매일 한 알씩 복용하는 습관을 붙이기

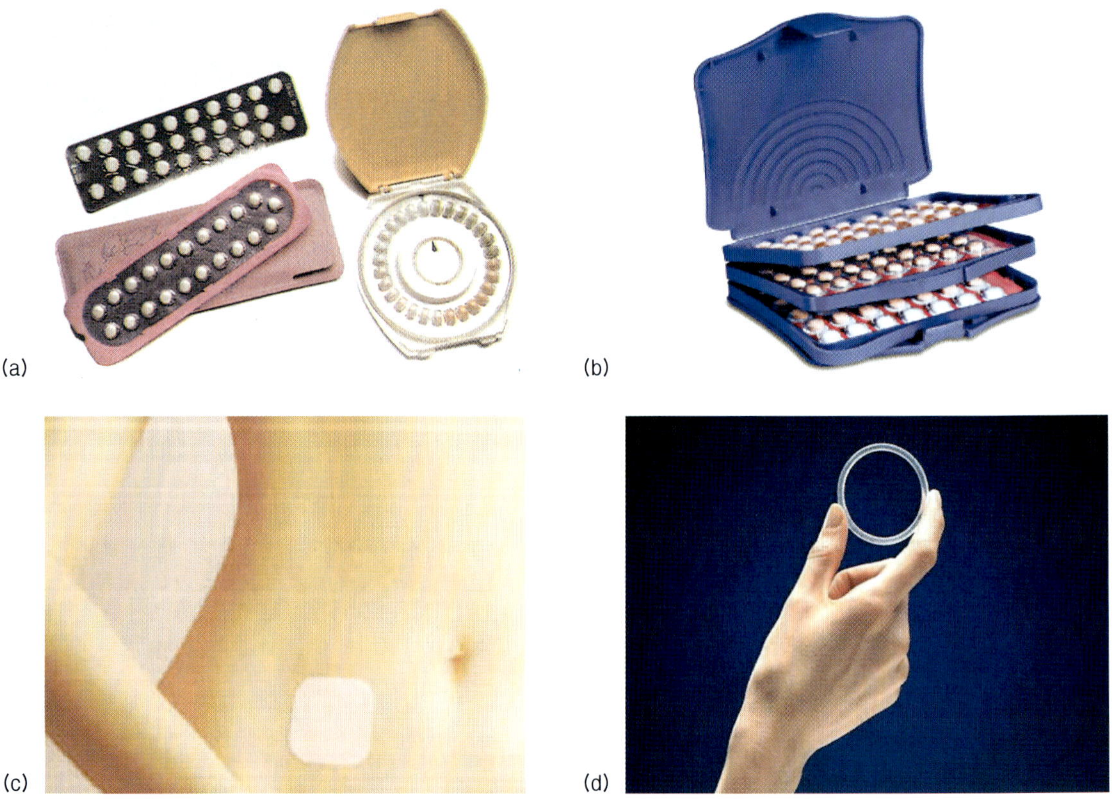

그림 6-14 . 복합 호르몬 피임약

(a) 복합경구피임약. (b) 시즈널. (c) 피임용 패치(오소-에브라). (d)피임용 질 고리(누바링).

위해서이다.

② 혹시라도 약의 복용을 깜빡 잊었으면, 잊은 것 만큼의 약을 합쳐서 먹고, 그 후부터는 처방대로 복용하면 된다. 그러나 가능하면 약의 복용을 잊는 일이 없도록 해야 한다.

③ 체모가 많고 긴 여성에게는 프로게스테론 양을 적게 처방하고, 질에서 출혈이 되든가 부작용이 있으면 에스트로겐 양을 많이 투여하도록 하는 것이 일반적이다.

c. 장 점

① 피임효과가 뛰어나 심리적인 안정감이 있다.

② 월경주기가 불규칙한 여성도 월경주기가 일정해진다.

③ 자궁내막이 발달하지 않기 때문에 자궁이 잘 수축되어, 월경통과 월경기간 그리고 월경량을 감소시킨다

④ 피임약은 즉시 피임을 중단할 수 있다.

⑤ 자기 성기가 기구나 장치에 의해서 접촉되는 것이 싫은 여성에게 선호된다.

d. 문제점

① 복용일과를 짜서 정확하게 시행하여야 한다. 경구피임약의 성패는 처방을 얼마나 충실히 지키는가에 달려 있다.

② 구토증, 체중증가, 유방의 과민팽대 및 통증, 과다한 질분비물, 경미한 두통, 현기증, 여드름, 기미, 피로감, 정신적인 억압증상, 자궁출혈, 질내 감염, 드물게 탈모현상 등의 부작용이 발생한다.

③ 만성적인 장애인 편두통, 우울증, 천식, 비만, 당뇨병, 고혈압, 자궁목의 유섬유종, 심장병, 간장병, 신장병 등이 더욱 악화될 수 있다.

④ 비타민이나 미네랄(광물질)의 흡수를 저해하여 혈전정맥염에 걸릴 위험성이 높다. 이것은 정맥에 응혈이 생겨 결국 수족을 잃거나 마비가 되고, 또 시력을 잃는 수도 있고 끝내는 치명적인 결과를 초래할 수도 있다. 격렬한 두통이 있거나 숨이 차거나 시력이 나빠지거나 또 다리와 가슴에서 통증을 느끼게 되면 즉시 의사의 진찰을 받아야 하며, 이상하게 몸이 붓거나 피부와 눈에 갈색반점이 생기고 황색을 띠면 곧 대책을 강구해야 한다.

⑤ 유방암을 발생시킬 수 있다는 보고가 있다.

⑥ 3~4년 이상 장기적으로 사용할 경우 피부암, 악성 흑색종양, 자궁암 등에 걸릴 확률이 높아지므로 주의해야 한다.

⑦ 35세 이상의 흡연자와 50세 이상의 노인은 심혈관계질병이 발생할 위험이 높다. 좌식습관을 가지고 있고 과체중인 여성이 고혈압이나 당뇨 또는 고콜레스테롤 증상을 보인다면 심혈관계질병의 발생 위험이 높다.

⑧ 복용을 중지한 후 2~3개월간은 유산되기가 쉬우므로, 임신을 원할 때에는 6개월 정도 다른 피임법을 사용하는 것이 좋다.

⑨ 복용 첫 달은 호르몬 변화에 적응하는 기간이라 피임에 실패하는 경우가 간혹 있으므로, 콘돔 등 다른 보조 피임법을 같이 사용하는 것이 바람직하다.

(2) 시즈널

시즈널(Seasonale)이라 불리는 새로운 경구 피임약은 2003년 9월에 미국 식품의약국의 승인을 받았다. 이러한 경구 피임약은 과거의 피임약에 비해서 더 적은 양의 호르몬을 함유하고 있다. 시즈널은 84일(12주) 동안 복용하며, 연간 4번 즉 계절별로 한 번의 월경주기만 갖게 된다. 또한 이 새로운 피임약은 배란을 억제하는 것은 물론, 자궁내막

이 발달하는 것을 막아, 월경도 가볍게 한다(그림 6-14b).

(3) 피임용 패치

피임용 패치(contraceptive patch)인 오소-에브라(Ortho-Evra)는 2001년에 미국 식품의약국의 승인을 받았고, 2002년 4월 말 경에 출시되었다. 패치는 호르몬을 1주일 동안 피부를 통해 주입한다(그림 6-14c). 3주에 걸쳐 3개의 패치를 사용하고 제거하면 월경이 일어난다. 과거의 피임약에 비해서 이 패치의 기본적인 장점은 편리성이다. 즉, 매일 피임약을 복용하는 것을 기억하는 것 대신에 일주일에 한 번만 패치를 교환한다는 사실을 기억하면 된다.

(4) 피임용 질 고리

피임용 질 고리(contraceptive vaginal ring)인 누바링(NuvaRing)은 2001년에 미국 식품의약국의 승인을 받았고, 2002년 중반에 시판되었다. 도넛 모양의 이 기구는 피임용격막과 유사하게 질 내에 착용하지만, 프로제스틴과 에스토로겐을 분비함으로써 작용한다(그림 6-14d). 매일 피임약을 복용하는 것 대신에, 3주 동안 고리를 제자리에 잘 착용하고 있다가 1주 동안 제거해서 월경을 하게 하면 된다. 피임용 패치처럼, 피임용 질 고리는 편리성을 제공한다. 즉, 3주 후에 고리를 제거하고 이 상태로 1주일을 지낸 후에 다시 새것을 삽입하는 것만 기억하면 되는 것이다.

2) 황체호르몬 피임약

황체호르몬 피임약(progestin-only contraceptives)은 매우 높은 효과성을 가지고 있지만, 몇몇 심각한 부작용을 가지고 있다. 이러한 피임약은 여성의 월경주기를 바꾸기 때문에, 무월경이 오고 가벼운 출혈이나 많은 양의 출혈을 보이며 월경이 길어질 수도 있다. 또한 장기 복용하면 낮은 에스트로겐으로 인한 골다공증이 야기되기도 한다.

(1) 피하이식 피임법

현재 세계적으로 유통되는 **피하이식 피임법**(contraceptive implant) 종류에는 놀프랜트(Noreplant), 임플라논(Implanon), 제들레(Jadelle) 등 세 가지이다. 이 중 국내에서도 시판되는 임플라논은 2006년 7월에 미국 식품의약국의 승인을 받은 성냥개비 크기의 피임장치로(그림 6-15a), 상

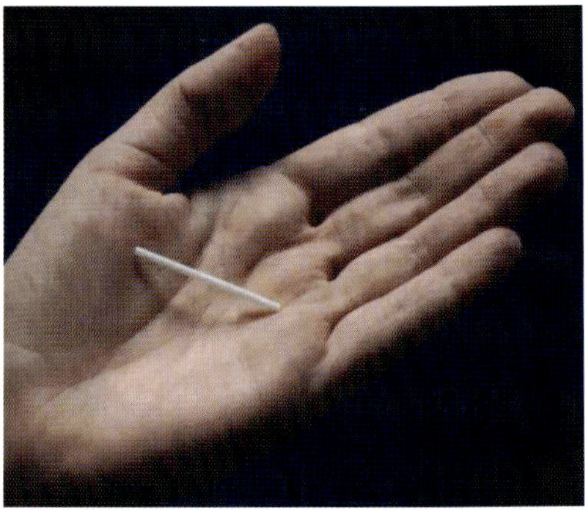

(a)

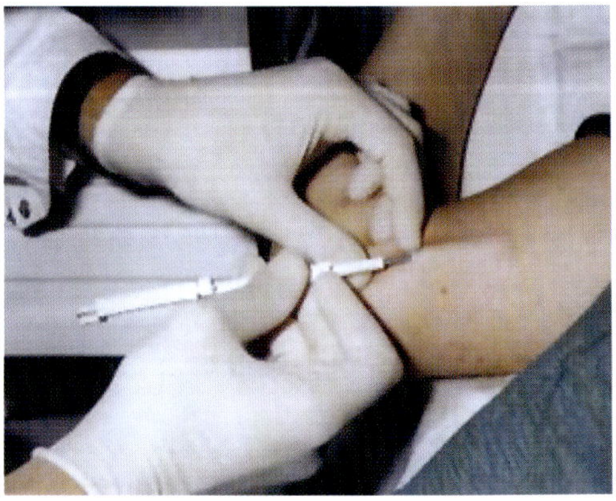

(b)

그림 6-15. 피하이식 피임법
(a) 피하이식 피임법의 하나인 임플라논. (b) 상완부위의 피부 아래로 임플라논을 삽입하는 모습.

완부위의 피부 아래로 외과적으로 삽입된다(그림 6-15a). 그 곳에서 **프로제스틴**이 천천히 분비되어서 3년 이상동안 배란을 억제하고 자궁목의 점액을 진하게 만들어 정자와 난자의 결합을 차단한다.

이 피임장치는 혈전 등 몇 가지 심각한 부작용 위험이 있으며 담배를 피우는 경우 이러한 부작용 위험은 더욱 높아진다. 또한 이 피임법은 외과적으로 수술을 필요로 하고, 5년마다 수술적으로 제거 및 재삽입을 해야 하므로 많이 쓰이지 않는다.

(2) 미니필

미니필(Mini-pills)은 비상 시 사용하는 방법으로 낮은 용량의 황체호르몬 제제를 계속적으로 복용하므로 월경이 일어나지 않지만, 용량이 낮아 배란이 일어날 수 있다. 이 약의 효과는 복합 경구 피임약보다 약간 낮으며, 비월경기 월경 출혈과 자궁외 임신을 더 많이 유발한다.

3) 주사용 피임제

주사용 피임제(contraceptive injection)에는 에스트로겐과 프로제스틴 모두를 함유하고 있는 루넬과 프로게스테론 제제로 배란을 억제하는 데포-프로베라가 있으며, 모두 99% 이상의 높은 피임 효과가 있는 것으로 알려졌다.

루넬(Lunelle)은 2000년 10월에 미국 식품의약국의 승인을 받았으며, 이 주사제는 경구피임약과 유사한 특성과 문제점을 가지고 있다. 루넬의 가장 큰 부작용은 체중증가이다. 루넬을 사용하려면 매달 병원을 방문하거나 약국을 방문(워싱턴주의 경우)해서 주사를 맞아야 한다.

데포-프로베라(Depo-Provera)는 1992년 미국 식품의약국의 승인을 받았으며, 3개월마다 의사에 의해 주사를 맞는 주사제이다(그림 6-16). 이 피임제를 처음 사용하는 사람들에게 가장 흔한 부작용은 사용 첫 달에 발생하는 비월경기 월경 출혈이다. 이 시기 이후의 가장 흔한 부작용은 무월경으로 최대 1년까지 불임을 경험할 수 있다. 특히 주목할 만한 부작용은 골밀도 감소이므로 골다공증 환자나 위험성이 있는 경우 사용을 금하며, 임산부나 수유부 또한 장애가 있을 수 있으므로 사용을 금한다.

4) 사후피임약

(1) 원 리

사후피임약(postcoital contraception)이란 'morning after pill'이라고도 하며, 피임을 하지 않고 성교를 했을 경우 이용하는 방법으로 보통

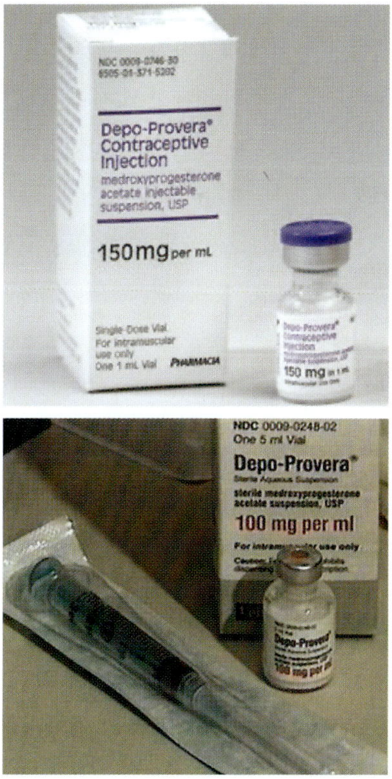

그림 6-16. 주사용 피임제
주사용 피임제인 데포-프로베라.

쓰이는 경구피임약의 용량을 높여 복용함으로써 수정 또는 착상을 막아 임신이 되지 않도록 하는 **비상피임법**(emergency contraception)이다. 사후피임약은 2회용의 특정 경구피임약을 사용하는데, 복합경구피임약인 프리벤(Preven)과 황체호르몬 제제인 플랜비(Plan B)가 있다.

사후피임약을 복용하게 되면 대부분의 여성에게 보통의 생리와 비슷한 정도의 소퇴성 출혈(withdrawal bleeding)이 나타나고, 이후의 생리는 많은 경우 본래 주기와 같거나 며칠 짧아질 수 있다. 그러나 주기 중 이른 시기에 복용한 경우에는 배란을 지연시켜 피임이 되므로 이런 때는 주기가 길어지게 된다.

(2) 방 법

① 강간 등 피임에 대한 아무런 대책 없이 성관계가 일어난 경우에 복용한다.

② 프리벤은 성관계 후 최대한 72시간 이내에 복용하고, 플랜비는 성교 후 48~72 시간 사이에 복용한다.

③ 12시간 후에 같은 사후피임약을 다시 한번 더 복용해야 한다.

(3) 문제점

① 오심, 구토 등 여러 가지 부작용이 우려되므로 함부로 사용해서는 안되고 반드시 산부인과 전문의의 처방아래 복용해야 한다.

② 피임을 100% 보장해 주는 것이 아니므로, 예정 월경일에서 1주일이 지나도 월경을 시작하지 않으면 임신여부를 확인해봐야 한다.

③ 원치않은 임신의 위험률을 75% 정도로 낮출 수 있으나, 피임이 실패한 경우 난관의 운동성을 낮추는 본래의 작용 때문에 간혹 자궁외임신이 될 수 있다.

④ 혈전증 등의 병력을 가진 에스트로겐 금지 환자에게는 사용해서는 안된다.

5) 남성용 경구피임약

2000년대에 개발된 **남성용 경구피임약**은 남성의 정자생산을 중단시키기 위해 여성용 피임약에 사용되는 호르몬인 프로제스틴을 함유하고 있으며, 이로 인한 성욕감퇴를 막기 위해 남성호르몬인 테스토스테론 보충제를 보통 12주에 한 번씩 주기적으로 주사해야 한다. 이러한 방법으로 정액 내의 정자 수가 3분의 2 이상 줄어들었으며, 임상실험에서는 정자가 완전히 사라진 경우도 있었다고 한다.

그러나 남성용 피임약이 상용화하기까지는 중요한 변수가 있다. 과연 남성들이 이 약을 복용하느냐의 문제다. 실제 남성용 피임약 개발은 기술적인 문제보다 이런 심리적 요인 때문에 지연되어 왔다. 1960, 70년대 각각 남성용 피임약 발매 계획이 있었으나 성공하지 못했다. 솔직히 날마다 약을 먹거나 12주마다 주사를 맞는 것이 쉬운 일은 아니다. 남성용 경구피임약은 여성용과 마찬가지로 두통, 메스꺼움, 체중 증가 등의 부작용을 일으킨다. 성적 욕구와 성적 능력에 전혀 영향을 끼치지 않는다는 제약회사의 설득에도 마음이 편치 않을 것임이 틀림없다. 이러한 번거로움과 부작용, 심리적 압박까지 감수하면서 피임약을 쓰겠다고 나서는 남성이 과연 얼마나 될지 두고 볼 일이다.

한편, 최근 영국 런던 킹스 대학의 크리스토퍼 스미스 박사는 정관에서 정액을 사출시키는 종주근(縱走筋)의 수축을 차단하는 화학물질을 발견하여, 이를 알약 형태의 1회용 남성피임약으로 만들 계획이라고 발표했다(한국일보, 2006. 11. 28). 스미스 박사는 이 알약은 성교 몇 시간 전에 복용하는데, 성적 만족에는 전혀 영향을 미치지 않으며 남성호르몬을 억제하는 약이 아닌 만큼 다음 날이면 생식기능이 회복된다고 말했다. 즉, 1회용이기 때문에 여러 달 계속해서 사용하다가 끊기로 결심만 하면 다음 날로 사정이 회복된다는 것이다.

5. 불임법

1) 정관절제술

(1) 원 리

정관절제술(vasectomy)은 정관의 일부를 자르거나 묶어 정자가 정액에 혼입되어 밖으로 나오는 통로를 차단시키는 **남성 피임수술**이다(그림 6-17a). 정자는 계속 고환 안의 정세관에서 만들어지기는 하지만 배출구가 없어서 식세포성 백혈구에 의해 용해되어 혈류로 흡수되는 것으로 알려져 있다.

(2) 방 법

① 국소마취 하에 음낭에서 정관의 선단부를 꺼내 결찰하며, 약 20분 정도 소요되는 간단한 수술이다(그림 6-17a).

② 하루 내지 4~5일간 불쾌감이 생기거나 음낭이 약간 부을 수도 있으나, 수술 첫날 얼음 마사지를 하고 진통제를 복용하면 대체로 호전된다.

③ 수술 후 10~14일 정도 지나면 회복되어 정상적인 성관계가 가능하다.

④ 수술 부위에 화농이 생기거나, 아프면서 염증이 있거나, 내출혈 등 기타 합병증으로 인해서 회복이 늦어질 수도 있다.

(3) 장 점

① 성행위 자체에는 큰 차이가 없으며, 성감, 남성 생식기관, 극치감, 사정 등에 영향을 미치지 않고 다만 정자만이 배출되지 않는다.

② 부작용이 거의 없다.

③ 일부 남성에게 성행위에 대한 관심이 증가한다.

(4) 문제점

① 심리적인 강박관념과 정서불안으로 발기부전이 생기거나 강렬한 성교행위를 요구하는 경우가 발생하기도 한다.

② 아주 드물지만 잘못된 시술이 이루어졌거나 절단된 정관이 자연적으로 재연결되는 경우 피임이 실패할 수 있다.

③ 필요 시 다시 복원이 가능하나 **정관회복술** 후의 임신율은 시술 방법, 정관의 건강상태, 시술받은 사람의 건강과 나이 등과 같은 여러 요인에

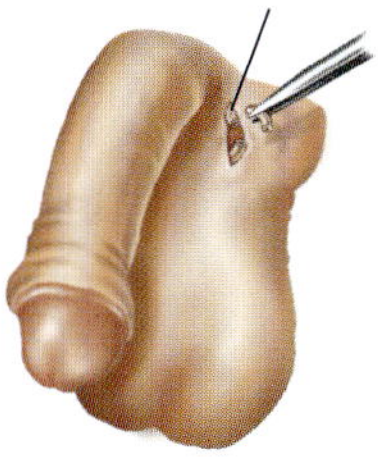

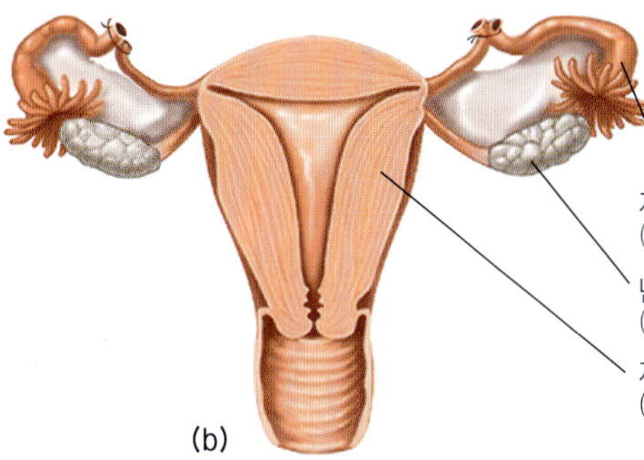

그림 6-17. 수술적 영구피임법
(a) 정관절제술. (b) 난관결찰술.

의해 영향을 받는다.

(5) 주의사항

① 남성생식관에 있던 정자가 수주간에서 수개월간 동안 사정관 속에 잔존되어 있을 수 있으므로, 10~15회 정도 사정을 해야만 완전히 정자가 없어지게 된다.

② 정관절제술 후, 수개월간은 매달 한번씩 정액검사(정액에서 정자의 유무를 판정하는 검사)를 받는 것이 바람직하다.

2) 난관결찰술

(1) 원 리

난관결찰술(tubal ligation)은 자궁관을 클립으로 조이거나 링을 끼우거나 잘라 묶거나 태우는 방법으로 난소에서 형성된 난자가 자궁에 도달할 수 없으며 정자도 난자와 수정을 이룰 수 없게 하는 **여성 피임수술**이다(그림 6-17b). 난자는 매월 생산 배란되어 난관 속에 들어오지만 결찰된 부위까지 도달할 뿐 그 이상 더 자궁 쪽으로 진전하지 못하므로 분해되어 결국 몸 속으로 흡수되어 버린다.

(2) 방 법

개복술이라고도 하는 재래식 난관결찰술은 복부에 큰 수술자국을 남긴다. 그러나 작은 개복술(minilaparotomy)은 배꼽 바로 아래 복부의 작은 부위를 절개하며, 흉터가 아주 작기 때문에 반창고 수술(band-aid surgery)이라고도 한다. 양쪽 자궁관을 각각 절단한 후 각각(4개)의 끝을 붙들어매는 수술인데(그림 6-17b), 언제든지 할 수 있지만 아기를 출산한 직후에 하면 자궁이 아직 커져 있는 상태에서 자궁관을 만지기 때문에 수술이 수월하다. 이러한 난관결찰술은 국소나 전신마취가 필요하며 시술에는 20~30분의 시간이 걸린다. 최근에는 기술이 더욱 발전되어 하복부를 절개하지 않고 복강경(laparoscope)을 이용하여 난관결찰술을 할 수 있다.

(3) 장 점

① 성감, 월경, 호르몬 분비, 난소, 자궁, 질 등에 영향을 미치지 않는다.

② 일부 여성에게 성행위에 대한 관심이 증가한다.

(4) 문제점

① 여성의 생식기관은 복강 내에 위치하고 있어서 남성의 경우에 비해서 훨씬 복잡하다.

② 아주 드물지만 잘못된 시술이 이루어졌거나 절단된 자궁관이 자연적으로 재연결되는 경우 피

(a)
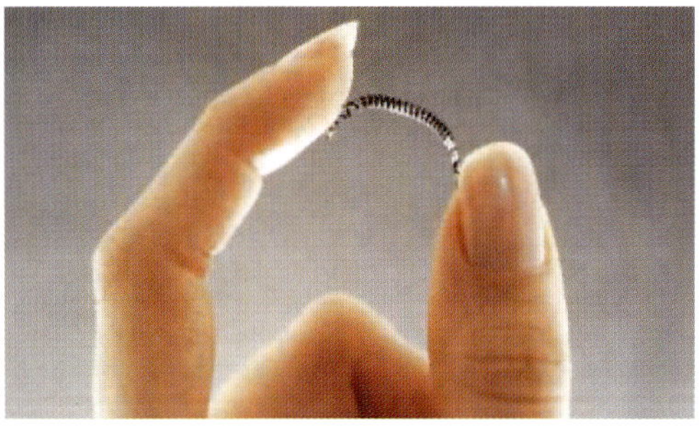

(b)
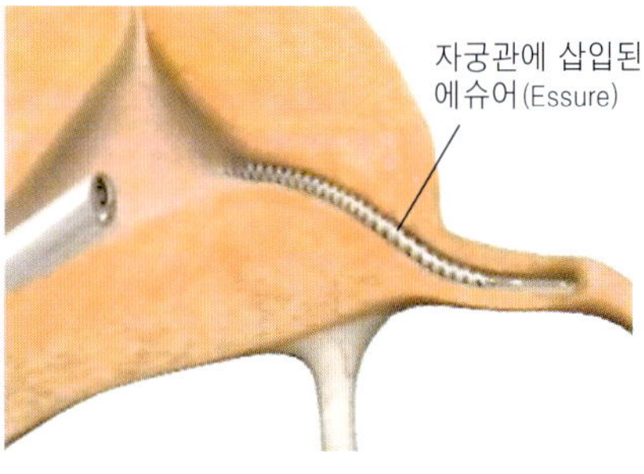

그림 6-18 . 비수술적 영구피임법
(a) 에슈어. (b) 에슈어를 여성의 자궁관에 삽입한 모습.

임이 실패할 수 있다.

③ 필요시 다시 복원이 가능하나 **자궁관회복술** 후의 임신율은 시술 방법, 자궁관의 건강상태, 시술받은 사람의 건강과 나이 등과 같은 여러 요인에 의해 형향을 받는다.

3) 에슈어

(1) 원 리

에슈어(Essure)는 4cm 길이의 금속코일을 자궁목을 통해 자궁관에 삽입하여 자궁관을 폐쇄하는 비수술적이면서 취소할 수 없는 여성 영구피임법으로 2002년에 미국 식품의약국의 승인을 받았으며, 유럽, 호주, 싱가포르에서는 이미 시판되었다(그림 6-18a).

(2) 방 법

① 부분 마취를 한 후에 의사가 조그마한 스프링을 질과 자궁을 통과해 양쪽 나팔관으로 삽입한다(그림 6-18b).

② 3개월에 걸쳐 그 스프링은 나팔관을 자극해서 상처를 내어 나팔관을 폐쇄한다.

07_

음란물과 성도착증

1. 청소년과 음란물

1) 청소년의 성 문제

청소년의 성은 청소년을 이해하는 출발점이자 청소년문제의 근원인 동시에 건강한 성정체감과 자아정체감을 형성하는 에너지이기도 하다. 그러나 우리는 청소년들이 신체적으로나 성적으로 성인과 같은 성숙한 발달단계에 있음을 인정하면서도 도덕적·문화적·사회문제적 이유를 들면서 성적 자유와 권리를 억제해 왔다. 급기야는 청소년을 무성(sexless)적 존재로 간주하거나 청소년의 성을 부정적인 시각에서 다루어 왔다. 그러나 실제 많은 청소년들이 이성교제를 하고 있고 다수의 청소년들이 성문제를 가장 큰 고민으로 꼽으며 성과 관련된 심각한 문제에 직면해 있음에도 불구하고 우리 사회는 그들을 '성적인 주체'로 인정하지 않고 있다. 이것은 문화와 삶이 있는 '청소년'이 아니라 공부하는 '학생'으로만 생각하기 때문이다. 따라서 실제 대다수의 청소년이 사춘기를 경험하면서 자신이 성적 존재라는 것을 발견하게 되지만, 지금과 같은 상황에서 그러한 사실은 즐거움이나 기대보다는 심한 죄책감, 불안, 좌절감, 분노 등을 야기하게 됨으로써 건강하게 승화되기보다는 비정상적이고, 음성적이고, 일탈적인 성행동으로 전환되어, 임신, 낙태, 성폭력 등의 심각한 사회문제를 야기시킨다.

청소년들에게 있어서의 성은 더 이상 출산이나 결혼과 관련된 행위가 아니라 의사소통의 한 방법이며 인간관계를 배워 가는 방식인 것이다. 청소년의 성은 성기 중심적이거나 위험한 물건으로 다루어져야 한다는 성인 위주의 시각과는 차별되어 이해되어져야 한다. 보호와 배제라는 논리로 무시되거나 가려져 왜곡되게 인식되어 왔던 성적 존재로서의 청소년을 있는 그대로 이해하고 수용하는 것이 필요하다. 이제 우리들은 청소년의 눈과 귀를 막고 참으라고 하기보다는 청소년기에 일어나는 여러 가지 변화에 대해 사실대로 알려 주고, 자신이 스스로 준비하고 대처해 나가도록 도와주는 것이 필요하다. 이를 위해서는 우리 사회가 먼저 청소년을 성적 존재로 인정하고, 성적 주체로서의 청소년을 존중하고 그에 합당한 보호와 지원이 필요하다.

실제 우리나라 청소년들의 성의식이나 성행동, 성문제의 현황이나 연도별 변화추세에 대한 정확한 통계는 없지만 기존의 연구를 통해 우리나라 청소년 성문제의 특징과 추세를 살펴보면 다음과 같다(홍봉선, 남미애, 2000).

첫째, 성에 대한 개방적 사고가 확산되고 있다. 1981년 조사에는 **혼전순결**이 꼭 필요하다는 응답이 81.8%나 되었으나 1997년도에는 39.3%로 급격히 줄었는 데 반해 불필요하다는 반응은 16배로 증가하였다(김상원, 1998). 결혼을 약속한 사람이면 혼전성관계를 갖는 것도 상관없다와 요즈음 세상에 순결을 따지는 것은 낡은 사고방식이다라는 사람도 적지 않아 혼전순결에 대해 개방적인 것으로 나타났다. 또한 성접촉의 허용범위는 입맞춤이나 포옹까지는 대부분 허용하고 있는 것으로 나타났고, 실제 이성친구와 입맞춤이나 성관계를 한 청소년은 전체 1,170명 중 88명을 차지했다.

둘째, 청소년의 직접적인 성행동이 증가하고 있다. 이들 중에는 강요나 순간적인 충동에 의해 심리·생리적 성욕구를 해결하기 위한 성행위가 많지만 사랑이나 합의에 의한 자발적인 성행위도 증가하고 있다. 또한 그 대상도 향락적이고 상품화된 성을 이용하는 부류와 비슷한 또래의 친밀감과 애정을 가지는 이성교제 대상자와 지속적이며 안정된 관계를 행하는 부류로 크게 이분화되고 있다.

셋째, 성에 대한 청소년의 개방적인 태도나 빈번한 성행위와는 달리 성행위에 따른 실제적인 문제, 즉 십대 임신, 낙태, 출산, 성병, 성폭력, 미혼모 등의 문제에 무방비 상태에 놓여 있다. 특히 유흥업소에서의 미성년자 매매춘뿐만 아니라 전화방, 컴퓨터, 전화기, 핸드폰을 이용한 신종 매춘행위, 원조교제 등 성문제의 양적·질적 증가는 청소년 성문제가 더 이상 특정 계층만의 문제가 아닌 중요한 사회문제 중의 하나이며 청소년의 삶의 질에 영향을 미치는 중요한 요인이 되었다.

넷째, 청소년의 성문제를 조장하는 부정적인 사회적 환경이 범람하고 있다. 즉, 티켓다방, 안마시술소 등 퇴폐·향락업소의 만연은 물론 컴퓨터를 통한 사이버포르노나 음란통신, 음란 비디오 테이프 등을 통한 퇴폐문화 등은 잘못된 성지식 및 무분별한 성행동과 이상 성행동을 유발하는 환경을 조성하고 있다. 또한 최근 증가하고 있는 청소년 가출문제는 청소년 성문제 잠재집단의 수를 더욱 증가시킬 것이다. 여성 청소년의 경우 가출 이후 가출 전보다 2배 이상 유흥업소의 출입이 잦았으며, 가출청소년의 30%가 가출 후 유해업소에 취업을 하였고, 이성과의 혼숙은 3배 이상 증가하였다고 한다(이옥란 외, 1998).

다섯째, 다양한 사회 서비스의 부재이다. 이러한 청소년 성문제에 대해 대응하여 국가적·사회적 차원에서 여러 가지 서비스와 정책이 행해지고 있으나 이들 대다수가 단편적이고 일시적이거나 문제가 일어나서야 서비스를 받을 수 있는 사후적·치료적 접근이 강하였고, 그나마 예방적 차원에서 행해지고 있는 프로그램들의 경우에도 접근성이 용이한 일부 청소년에게 적용될 뿐이다. 결국 가능한 한 모든 청소년에게 가장 쉽고 편안하게 그러면서도 교육적이며 보다 근본적인 문제해결이 가능하도록 하는 접근이 필요하다.

여섯째, 청소년의 성을 어떠한 관점에서 볼 것인가에 대한 명확한 제시나 합의가 없다. 이는 청소년기의 성적 충동이나 욕구는 자연스런 발달과정이라고 주장하면서도 또 한편으로는 부정적·소극적·이중적인 입장을 취하여 성교육에 있어서도 일관성없이 비체계적으로 운영될 위험이 크다. 따라서 청소년의 성교육에 있어서는 청소년의 성을 어떠한 관점에서 접근해 나갈 것인가에 대한 명확한 사회적 합의가 전제되어야 한다.

일곱째, **성교육**의 부재이다. 현재 지금까지 우리나라에서 발행된 성교육 프로그램이나 지침서는 백여 개가 넘지만 상당수가 성기 중심, 생물학적 지식 중심, 순결교육 중심, 기성세대 중심의 성격이 강하다. 그러나 오늘날의 우리나라 청소년들의 성행동이나 성문제는 종전의 성교육 방식으로는 한계가 있고 현재의 환경변화가 충분히 반영된 특히 청소년들의 욕구와 관심에 적합하고 청소년들이 적극적으로 참여할 수 있는 성교육으로 전환되지 않으면 안된다. 청소년이 외면하는 청소년 성교육은 더 이상 의미가 없다.

청소년들의 성관련 고민 중 가장 높은 것은 성적 충동(15.8%)에 대한 것이며, 성관계(12%), 성병(7.3%), 성폭행(6.1%), 임신(5.5%), 출산(3.9%) 등에 대해서도 고민하는 것으로 나타났다. 이러한 성에 대한 궁금한 점을 부모에게 물어보고 싶다고 응답하는 청소년은 90%를 육박하고 있으나, 가정에서의 성교육 경험은 2.7%에 불과하고, 성에 관련된 지식을 주로 친구(과반수 이상)나 대중매체를 통해 얻고 있어 성충동의 남녀 차이, 피임법, 에이즈에 관한 지식 등 구체적인 성 지식이 부족한 것으로 나타났다(청소년개발원, 1995). 따라서 성교육이 교육기관에서만 이루어져서는 안되고, 가정과 상호 보완적으로 이루어져야 된다는 것을 시사한다.

2) 음란물

음란물에 대한 정의는 시대적 상황이나 국민 정서에 따라 변화되므로 이를 규정하기 위해서는 사회적 합의가 필요하지만, 일반적 의미에서 음란물이란 성행위에 대한 욕망을 일으키도록 고의적으로 만들어진 물질이다. 이 정의에 의하면 음란물은 그것을 억압하는 것을 정당화하기에 충분할 만큼 사회에 유해한 것이어서, 음란물이 반포되거나 판매되는 것이 **형법 제243조**에 의해 금지되어 있다. 이러한 상황임에도 불구하고, 우리 주변에는 음란물이 인터넷, 광고, 잡지, 영화, 비디오 등등에서 넘쳐나고 있다. 또한, 증기탕, 섹스숍, 비디오방, 전화방, 매춘업과 같은 음란업소가 성업 중이다. 이렇게 무수한 경로를 통해 유포되는 많은 음란물들이 제대로 된 가치관이 설정되지도 않은 10대 청소년들을 유혹하고 있으며, 잘못된 성지식으로 정상인지 비정상인지도 제대로 파악하지 못한 채 많은 사람들이 음란물의 유혹을 뿌리치지 못하고 있다. 정보통신윤리위원회의 통계에 따르면, 불법·청소년 유해정보 심의는 1995년 2천 32건에서 2004년 6만 9천 292건, 2006년 15만 6천 734건으로 급증했으며 시정요구도 1995년 598건에서 2006년 4만 4천 289건으로 폭발적으로 늘어났다.

LAW

형법 제22장 성풍속에 관한 죄

제243조 (음화반포 등) 음란한 문서, 도화, 필름 기타 물건을 반포, 판매 또는 임대하거나 공연히 전시 또는 상영한 자는 1년 이하의 징역 또는 500만원 이하의 벌금에 처한다.

제244조 (음화제조 등〈개정 1995.12.29〉) 제243조의 행위에 공할 목적으로 음란한 물건을 제조, 소지, 수입 또는 수출한 자는 1년 이하의 징역 또는 500만원 이하의 벌금에 처한다.〈개정 1995.12.29〉

제245조 (공연음란) 공연히 음란한 행위를 한 자는 1년 이하의 징역, 500만원 이하의 벌금, 구류 또는 과료에 처한다.〈개정 1995.12.29〉

특히 음란물은 2004년 전체 시정요구 건수 3만 4천 35건 중 2만 7천 603건, 2005년 4만 2천 643건 중 2만 9천 898건, 2006년 4만 4천 289건 중 2만 1천 974건으로 집계돼 문제가 가장 심각한 것으로 확인됐다.

1997년에 행해진 연구 결과에 따르면 남자 고등학생의 경우는 음란물에 대한 접촉률이 96%를 상회하고 있고 1주일에 한두 번 접촉한다는 상습적인 접촉자도 34.4%에 이르는 것으로 나타났다. 이와 같은 조사결과는 음란비디오 시청 경험 51%, 포르노 잡지 28% 수준이던 1992년도 청소년학회의 조사 결과에 비해 매우 증가된 것이다(서문희, 1997). 또 다른 자료에 따르면, 초등학생은 28%, 중학교 2학년은 75%, 중학교 3학년은 88%가 음란물을 본 적이 있다고 한다. 반면에 부모들의 18.2%만이 자신의 자녀가 음란물을 봤을 것이라고 생각하고 있어서, 부모가 생각하는 것과 실제 상황에는 많은 차이가 있음을 보여준다. 또한 청소년의 음란물 입수경로는 '친구를 통해서' 다음으로 인터넷, PC통신, CD롬 등의 전자매체를 주로 이용하고 있으며, 친구를 통한 음란물 접촉의 경우에도 친구의 대부분이 인터넷이나 PC통신을 통해 음란물을 획득한 것으로 나타났다(표 7-1).

빅터 클라인의 연구 결과에 따르면, 음란물을 볼 경우 다음과 같은 4단계의 변화를 경험하게 된다고 한다.

- 1단계 : 자꾸 보고 싶다.
- 2단계 : 더 자극적이고 변태적인 것을 찾는다.
- 3단계 : 충격적인 장면에 무감각해진다.
- 4단계 : 본대로 행동하려고 한다.

실제 남자 고등학생의 48.3%(고등학교 1학년은 40.1%, 2학년은 44.7%, 3학년은 60.1%)가 음란물의 주인공처럼 해보고 싶은 적이 있다고 응답하였다. 이렇게 넘쳐나는 음란물과 음란물의 속성으로부터 청소년을 보호하는 것은 실제적으로 매우 어렵다고 할 수 있다. 그러나 성에 대한 올바른 가치관을 가지고 있고 자아존중감이 높은 사람은 음란물에 노출되어도 집착하지 않고 자신의 생활에 크게 영향을 받지 않는다고 한다. 이에 따라 최소한 청소년이 음란물에 노출되더라도 음란물(특히 포르노)에 대해서 주의해야 할 몇 가지 특성을 제시해 본다면 다음과 같다.

① 음란물은 돈벌이를 위한 상품이다.
② 음란물은 실제상황이 아니라 연기다.
③ 음란물은 성욕구 해소보다 모방심리를 더 자극한다.
④ 학창시절에 본 음란물은 여성관(결혼관)을 왜곡시킨다.
⑤ 음란물은 인간의 성이 아닌 왜곡된 성이다.

이제는 상품으로 만들어진 음란물에 더해서, 1998년에는 10대들이 직접 출연해 제작한 음란 비디오인 '빨간마후라'가 유통되어 세상을 시끄럽게

표 7-1. 청소년의 음란물 및 성인정보 입수경로 (정완, 2003)

	인터넷 성인사이트	PC통신 성인정보	친구를 통해서	CD-ROM	E-mail 구매	비디오방, 만화방	용산 전자상가	비디오가게
빈도 (명)	267	248	592	316	51	128	113	163
백분율 (%)	34.1	31.7	75.7	40.4	6.5	16.4	14.5	20.8

했고, 연예인의 사적인 비디오인 ㅇ양(1999년)과 ㅂ양(2000년) 비디오를 비롯한 몰래 카메라에 의한 개인 사생활을 담은 비디오가 당사자의 동의도 없이 인터넷을 통해 유포됨으로써 또다른 파장을 일으켰다. 이제는 개인 사생활까지도 음란물 유포의 대상이 되어가고 있어 개인 사생활을 보호하기 위한 사회적 필요가 생기게 되었다.

이러한 음란물에 대한 사람들의 심리를 파악하기 위하여, 비정상적인 성도착증 환자들의 심리를 파악하는 것은 의미가 있다고 생각한다. 여러 성도착증 환자들의 공통적인 심리는 성에 대한 지나친 집착으로 정상적인 남녀간의 인간관계를 갖지 못한다는 것이다. 대부분이 자신을 포함한 상대 이성을 소중히 여기고 사랑하는 방법과 표현에 있어 정상적이지 못한 문제점을 가지고 있다.

(1) 사이버음란물

과거 일부 전문가의 전유물이었던 인터넷이 오늘날에는 대중화되고 상업적 수단으로 확장되어, 인터넷 사이버 공간이 이제 우리 생활의 일부로 자리잡았다. 실제로 전세계 인터넷 사용인구(15세 이상)는 6억 9천 426만 여 명으로, 전세계 전체 인구의 14% 정도를 차지하게 되었고, 국내의 온라인 인구도 2천 464만 여 명으로 집계되었다(한국일보, 2006.5.6). 이렇게 우리와 밀착된 사이버 공간에서 우리는 무수히 많은 것을 누리고 있지만, 컴퓨터 중독과 **사이버음란물** 유통이라는 역기능에 노출되어 있는 것도 사실이다. 사이버 세상이 우리 실생활과 혼재되어 전개되고 있는 오늘날 전세계는 폭력적이고 외설적인 유해 음란물이 사이버 공간에 만연되는 심각한 사회문제에 직면하고 있는 것이다. 어느 조사에 의하면, 사이버 공간에서 유통되는 음란물의 분량은 매년 60만 건 이상이며 UseNet 뉴스그룹 자료 중 80% 이상의 사진이 음란물이라고 한다. 또 인터넷 홈페이지에는 포르노와 관련된 성인사이트가 28,000개나 구축되어 있고 현재 인터넷상에서 제공되는 모든 정보의 70% 이상이 성인오락과 관련된 유해정보이며, 실제로 우리나라 인터넷 이용자 중 약 60%가 'ㅇ양 비디오'의 동영상을 사이버공간을 통해 접했다는 통계가 제시되기도 하였다(김유정, 1999). 사이버음란물은 전자우편(e-mail), FTP, UseNet, 대화방, 동호회, CGU(폐쇄이용자그룹), 사설 BBS, 인터넷 홈페이지 게시판, 이동전화 문자정보서비스(SMS) 등을 통하여 매우 빠르고 은밀하게 전파되는 특성을 갖고 있어 그 영향력은 매우 크다.

사이버음란물이 갖는 가장 큰 문제는 남녀노소 가릴 것 없이 인터넷에 접속할 수만 있다면 누구나 쉽게 접근할 수 있다는 점이다. 청소년들의 음란물 이용과 관련하여 정보통신윤리위원회의 조사자료에 따르면 통신을 통해 음란물을 접해본 경험이 있는 청소년은 전체 조사대상 중 38.6%이고, 처음 접해본 시기는 초·중학교가 68.2%, 고등학교가 31.8%로 나타났다. 한국성과학연구소가 중3부터 고3 재학생 1,054명에 대하여 설문조사한 자료에 따르면 통신이나 인터넷을 통해 음란정보나 포르노정보를 이용한 경험이 있는 경우가 77.1%이고, 음란정보를 취득하는 방법은 인터넷이 28.9%, PC통신이 26.9%이며, 인터넷을 사용하는 목적으로 음란물을 검색하기 위해서라고 답한 비율이 36.3%로 높게 나타났다. 또한 한국청소년단체협의회가 서울시내 남녀 중고생 1,015명을 대상을 조사한 결과를 보면 응답자의 43.7%가 1주일에 1시간 30분 이상 인터넷 음란물을 본다고 응답했으며, 특히 음란물을 보는 청소년 가운데 9%는 채팅 등을 통해 알게 된 이성과 성관계를 가졌으며, 7.2%는 원조교제의 경험이 있다고 응답했다. 이들이 접한 음란물의 종류는 동영상 63.3%, 사진·만화 63.1%, 소설 30.6%, 채팅 16.4%, 음란동호회 가입 14.6%, 섹스샵 조회 11.9% 등으로 나타났다(국민일보, 2001.6.19).

기존의 영화나 인쇄매체를 통해 음란물이 제공되는 경우에는 어떤 물리적인 경로를 차단함으로써 청소년의 이러한 매체접근을 통제할 수 있다. 반면, 사이버음란물의 경우에는 음란물 사이트 접근 시 나이 제한으로 통제하거나 이용료지불을 신용카드만으로 하여 청소년의 접근을 막고 있으나, 이러한 장치는 매우 현실성이 없는 것이다. 따라서 청소년들이 가상공간에서 음란물 사이트에 접근하는 것을 막기 위한 잠금장치마련이 제도적으로 요청되고 있으나, 문제는 가상공간에서의 음란물을 전반적으로 규제하여야 한다는 견해와 헌법상 보장된 표현의 자유를 침해한다는 이유로 규제해서는 안 된다는 주장이 대립되고 있다.

(2) 인터넷 성인방송

인터넷방송(webcasting)이란 그림(image), 오디오(audio), 동영상(video) 등을 멀티미디어 컨텐츠로 가공, 압축하여 인터넷을 통해 이용자의 요구가 있을 때마다 실시간으로 전송하는 인터랙티브 서비스(interactive service)를 말한다. 인터넷이 발전하면서 초고속망의 보급 등으로 전송망 환경이 개선되고, 오디오 및 영상정보의 압축, 복원 기술이 발달하면서 인터넷방송은 이용자들의 멀티미디어 컨텐츠에 대한 욕구를 충족시키기 위한 새로운 매체로 등장하였다(한국소프트웨어진흥원, 2002). 이러한 인터넷방송은 기존 형태의 방송과 달리 특별한 허가나 인가가 필요없이 개인적 차원에서도 자유로이 행해질 수 있어 난립이 문제되는 상황이다.

최근 큰 문제가 되고 있는 **인터넷 성인방송**에서의 음란방송은 일방적 시청으로 끝나는 것이 아니라 인터넷자키(IJ)들의 실연도중 시청자들이 채팅을 통하여 많은 음란한 행위를 요구하고 그에 응하는 형태로 방송이 행해지고 있다. 또한 인터넷 성인방송의 범람과 더불어 인터넷미디어의 선정성 및 폭력성이 매우 우려되고 있다. 이러한 성인방송들은 대개 주민등록번호를 체크하여 미성년자의 입장을 불허하는 형식을 취하고는 있으나 성인의 주민등록번호를 원용하는 것은 이미 고급 수준의 인터넷 이용자가 된 청소년들에게는 너무나 쉬운 일이다. 특히 인터넷 성인방송의 성업은 우리의 성문화를 매우 어지럽히고 있을 뿐 아니라 성인 및 청소년들에게 매우 큰 악영향을 미치고 있다. 예컨대 방학을 맞은 여대생들 중 상당수가 밤업소를 전전하고 있을 뿐 아니라 일부는 인터넷 성인방송국에서 음란행위를 하는 인터넷자키로 아르바이트를 자원하고 있어 큰 문제로 등장하고 있다(일간스포츠 2002.8.9).

(3) 인터넷 음란채팅

인터넷채팅은 인터넷 채팅서버에 접속하여 미지의 상대방과 키보드 입력에 의한 대화를 나눌 수 있도록 제공되는 기능을 말하는데, 이러한 인터넷 채팅을 통해 상대방의 목소리를 듣지 않고 조용히 의사교환을 할 수 있으며 대화 중에 필요한 자료를 동시에 주고받을 수도 있다. 최근 조사에 의하면 현재 청소년들의 인터넷채팅 이용률은 88.8%에 이르고 있으며 채팅을 이용하지 않는 청소년은 단지 11.2%에 지나지 않은 것으로 나타났다(서미정, 2002). 채팅이용 청소년의 채팅이용 동기에 대하여는 34.1%가 심심해서 시간을 때우려고 이용하며, 재미를 추구하기 위해서가 10.0%, 별다른 이유가 없다는 응답이 10.0%로 나타났다. 또한 채팅대화의 주제도 아무 이야기나 한다가 40.4%로 나타나, 기본적으로 특별한 목적을 가지고 인터넷채팅을 이용하는 경우보다는 아무 생각 없이 인터넷채팅을 하는 경우가 많은 것으로 나타났다. 인터넷채팅이 좋지 않은 점은 무엇인가에 대하여 중독에 빠지게 한다가 40.3%, 사이버음란물을 접할 기회가 많아진다가 13.9%로 나타나 인터넷채팅의 가장 큰 문제점이 무엇인가를 잘 말해주고 있다(서미정, 2002).

최근 청소년보호위원회 산하 어머니모니터단이 조사한 바에 의하면, 청소년들이 즐겨 찾는 인터넷 채팅사이트 대부분이 연령 구분 없이 가입이 가능하고(87%), 부모 동의도 필요 없는 것(67%)으로 조사됐다. 특히 PC카메라 보급이 확산되면서 단순히 음란사이트에 게시된 자료를 보는 데서 그치지 않고 자신의 몸을 보여주거나 청소년의 자위행위를 생중계하는 형식의 음란채팅이 유행하고 있고, 오프라인에서의 탈선과 피해로 이어지는 사례가 많아 문제로 지적되고 있다.

더군다나, 이러한 인터넷채팅을 이용하여 **청소년 성매매**(종래의 원조교제)를 제의하거나 알선할 뿐 아니라 대화내용이 음란, 폭력으로 흐르는 경우가 많아지고 있어 문제가 매우 심각하다. 이와 같은 청소년 성매매에 대하여 우리나라 중·고생의 1.8%가 실제로 경험해본 적이 있으며 이 가운데 여성은 71.4%, 남성은 28.6%였다고 한다. 이들이 청소년 성매매로 나온 이유에 대하여는 부족한 용돈을 벌기 위하여가 54.3%, 브랜드 옷·가방·신발 등을 살 돈을 마련하기 위하여가 42.9%, 유흥비를 마련하기 위해서가 25.7%였으며, 상대방과의 접촉 경로는 인터넷채팅이 28.6%, 전화방 25.7%, 헌팅 22.9%, 친구소개 22.9% 등으로 나타났다고 한다(한국청소년상담원공동조사, 2000). 결국 청소년 성매매의 주요수단으로 인터넷채팅이 이용되고 있음을 알 수 있다.

2. 성도착증

성도착증(sexual deviation)이란 정상적이지 않은 성행동을 의미하지만, 성행위의 정상성을 판단하는 것은 그리 쉬운 일이 아니다. 신체적인 면에서 어느 형태의 성기능장애도 갖고 있지 않고 심리적으로도 다양한 형태의 성행위에 효과적으로 적응할 수 있는 상태에 있는 사람을 정상이라고 한다면, 성기능장애자들은 모두 비정상이라고 할 수 있다. 또한, 성기노출증자나 관음증자는 일반적으로 비정상적이라고 여기는 반면에, 스스로는 정상적이라고 여기기도 한다.

자신의 배우자와 하는 성행위는 정상적이고 범죄행위가 아니지만, 배우자 이외의 사람과 접촉하는 성행위는 비정상이거나 범죄행위라고 할 수 있다. 그러나 어떤 특정 성행위는 법정에 따라 사회적인 가치관에 따라 무죄나 경범죄로 판결되기도 하고 중범죄로 큰 형량을 선고받기도 한다. 한 예로 동성애는 고대 그리스 사회에서는 용납되었고 성적 매력의 상징이었으나, 현대에 와서는 동성애에 관한 찬반의 논란이 큰 쟁점으로 부각되었다.

한편, 비정상적인 성행위란 평균치에 못 미치는 소수의 성행위를 의미하기도 한다. 이러한 관점에서는 왕성한 성생활을 하는 80세의 여성은 비정상적이고 자위행위를 하는 여성은 정상적(여성의 68%가 자위행위를 경험했다는 통계에 따라)이라고 여길 수도 있다. 그러나 통계적인 숫자가 지칭하고 있는 가장 빈도가 큰 성행위가 그 보다 빈도가 떨어지는 형태의 성행위보다 반드시 건전하고 정상적이라고 말하는 것은 옳지 않을 수도 있다.

1) 동성애와 성전환증

과거에는 **동성애**(homosexuality)와 **성전환증**(transsexualism)을 성도착증으로 분류하여 병리적 증상으로 이해하였으나, 최근 커밍아웃으로 자신이 동성애자임을 알리는 사람(2000년, 연예인 홍석천)의 시도와 성전환증자가 연예계로 데뷔(2001년, 연예인 하리수)하고 호적 성별 정정을 허가받는 등 일련의 사회적 인식에 변화가 생겼다. 이제는 동성애와 성전환증을 병리적이기 보다는 성정체성과 성방향성에 차질이 생긴 평범한 한 인간으로 받아들이고 있는 것이다. 이에 따라 본 책에서 동성애와 성전환증을 "제3장 성의 결정"의 "2. 성분화의 차질"에서 다루었다.

2) 소아성애증

소아성애증(pedophilia)은 **소아애**나 **소아기호증**이라고도 하며, 어린아이로부터 성적인 매력을 느끼거나, 성인과의 정상적인 성관계에서 긴장감이나 공포감을 느끼기 때문에 우선적인 성행위 상대를 사춘기 이전의 어린이로 선택하는 경우를 말한다. 여기에 속하는 대부분의 사람들은 남성이며, 대부분 자기가 잘 아는 어린아이를 친절에 넘치는 행위나 선물로 유혹하는데 때로는 위협을 가하기도 하지만 폭력을 휘두르는 경우는 거의 없다. 소아성애자는 어린아이의 머리를 쓰다듬거나 나체를 보는 것만으로 만족감을 느끼지만, 때로는 외부생식기를 검사한다든가 만지거나 키스를 하기도 한다. 또한 자기의 성기를 애무하게 하든가 구강성교를 하게 하며 드물지만 성교를 하기도 한다.

어린 소녀를 겨냥하는 치한은 거의 모두가 공통적으로 심한 고독감과 소외감을 느끼고 있으며, 자기는 도저히 희망이 없는 인간으로 자기 비하시켜 자기 자신을 아무런 힘이 없는 무력한 희생자라고 하는 추상적 경험을 갖고 있다. 전형적인 치한은 기혼자이며, 대부분이 결혼생활이나 성생활에 문제를 갖고 있다. 사실상 아내와의 성관계에 심각한 장애가 있는 것이 소아성애의 주요한 원인이라고 해도 과언이 아니다.

이들은 어린 소녀의 몸을 접촉함으로써 우월감을 느끼고, 성적능력에 자신을 얻고 있다. 이들은 대개 같은 유형의 범죄행위를 반복하면서 같은 연령의 소녀, 같은 용모의 소녀를 선택하여, 같은 행위를 하는 것이 특징이다. 음주, 특히 과음이 소아성애적 행위와 연관되어 있을 때가 많다. 소수지만 소아성애자 중에는 저능아나 정신박약자나 정신이상자도 있다. 또한 소아성애증과 비슷한 유형으로 다음과 같은 것들이 있다.

(1) 남 색

남색(pederasty)은 기원전 500년 경 그리스 문화 전성기에, 중년의 남성과 사춘기 전의 소년 사이에 이루어지던 일종의 성행위로서, 소년의 도덕적이고 지적인 성장에 필요한 교육과정으로서 이행되었다.

(2) 기로증

기로증(gerontophilia)은 젊은 사람이 늙은 사람에 대해서만 성적인 쾌감과 만족을 얻는 증세로 소아성애증보다는 그 빈도가 훨씬 적다.

3) 동물기호증

동물기호증(zoophilia)은 **동물애**나 **수간**으로도 불리는 일종의 성도착증으로 인간과 동물사이에 이루어지는 성교행위, 자위행위, 구강생식기접촉 등을 지칭하는 말이다. 이것은 역사적으로 오랫동안 알려져 온 성행위 형태의 하나이며, 포르노 영화의 제작자들이 호기심을 끌기 위하여 시도되기도 하지만, 사회적으로 흔한 것은 아니다.

동물기호증 성행위자들이 가장 흔히 사용하는 동물은 주로 소, 양, 개들이며, 이러한 수간이 성병의 발생 원인이라고 주장하는 사람들도 있다. 킨제

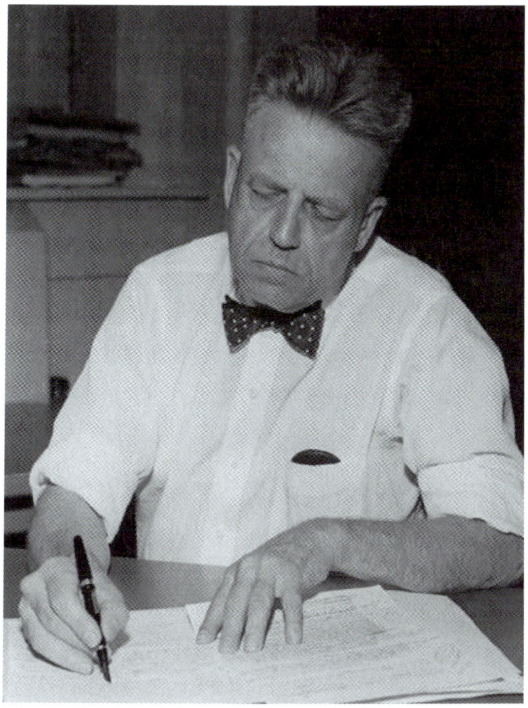

그림 7-1 . 킨제이(Alfred Kinsey)

이(그림 7-1) 보고서에 보고된 바로는 사춘기에 동물과의 성애를 갖다가 나중에 정상적인 성행위로 돌아온 사람들의 사례가 있으며 어떤 경우에는 동물과의 성행위만을 하는 사람들도 있음이 보고되고 있다.

4) 물품음란증

물품음란증(fetishism)은 **배물애** 또는 **절편음란증**이라고도 하며, 성과는 직접적으로 관계가 없는 사물에 성행위의 관심을 갖는 경우를 말한다. 일반적으로 남성들이 시각적인 자극에 쉽게 흥분을 일으키므로 이러한 증상은 주로 남성에게 나타난다.

이들에게 성적인 자극을 주는 사물들의 대표적인 예로는, 사진, 여성의 속옷, 팬티, 손수건, 장갑, 머리카락, 양말, 신발, 굽 높은 구두, 여성의 특이한 의상, 브레지어 등이 있다. 이러한 것들은 보통 인간의 신체와 긴밀한 연관이 있으며, 생명이 없고 비교적 부서지지 않는 물건들이다. 이것들은 자위를 하면서 사용되기도 하고, 다른 사람과 성교하면서 좀더 빨리 흥분하기 위해서 이용되기도 한다.

일반적으로 정상인 남성이나 여성도 어느 정도까지는 물품음란증이 있는 것은 사실이지만, 이것이 과도하게 발전하여 이 물건이 없으면, 또는 접촉하지 않으면 극치감에 도달하지 못하는 정도가 되면 병적이라고 할 수 있다. 또한 이들은 보통 새로운 물건이 아니고 이미 사용하고 있는 것들에 의해서, 또는 알지 못하는 여성의 물건을 훔침으로써 성적 흥분을 느낀다. 빨랫줄에 널어놓은 여자팬티나 브래지어, 슬립, 코르셋(corset) 등을 수백 개나 수집한 남성이 있을 정도이다. 때로는 특정한 인물이 갖고 있던 물건을 갖는 경우도 있는데 이것은 그 물건이 그 사람이며, 그 사람의 상징이며, 대용품이기 때문이다. 심하게 되면, 오히려 당사자(여성)보다도 그 물건을 더 귀중하게 생각하고 숭배하면서 쾌감을 얻게 될 수도 있다.

심리분석이론자의 연구보고에서는 물품음란증자들은 이성과의 접촉을 회피하는 경향이 있다고 지적한다. 이들은 자기가 매력을 느낀 여성으로부터 거절당할 것을 두려워하여 자기 마음대로 통제할 수 있는 대상인 옷이나, 몸의 일부분에 성적인 집착을 하게 된다는 것이다. 조금 다른 형태의 물품음란증에는 다음과 같은 것들이 있다.

(1) 편애증

편애증은 사람 몸의 한 부분을 성적충동의 대상으로 하는 증상으로, 가슴, 다리, 머리카락의 색깔, 손톱, 발 모양 등에 관심을 쏟고 성욕을 갖는 것이다. 머리카락은 휴대할 수 있는 연인의 아름다운 음모의 대용물로, 발가락은 위협을 주지 않는 남근의 대용물로 여기는 것이다.

(2) 청각성 색욕이상증

청각성 색욕이상증(audiofetishism)은 성에 관한 소리나 문자에 연상된 색욕이상으로 성에 관한 이야기나 저주의 소리가 자극제가 된다.

(3) 후각 및 촉각성 색욕이상증

촉각성 색욕이상증은 비단이나 고무, 플라스틱과 같은 부드러운 표면과의 접촉을 원하는 경우이다. 일반적으로 침대의 부드러운 천이 성적인 쾌락을 증진시키는 역할을 하나, **후각 색욕이상증**은 더러운 옷, 땀 냄새가 나는 옷이나 양말, 향수 냄새가 나는 옷 또는 겨드랑이에서 풍기는 특유한 냄새 등을 요구하기도 한다.

5) 시체성애증

시체성애증(necrophilia)은 **사간**이나 **사체(성)애**라고도 하며, 죽은 시체와 성행위를 하거나 시체의 일부에서 성적인 매력을 느끼고 자위를 하는 성도착자의 행위를 말하는 것으로 여러 사회의 역사에서 꽤 많이 나타난다. 대체로 시체와 관계하는 곳에서 일하는 사람들에게서 많이 발견되며, 성행위를 거부당할 가능성이 거의 없거나 전혀 없다는 데에 시체성애증의 용이성이 성립된다.

6) 관음증

관음증(voyeurism)은 강박적으로 타인의 성행위나 배설행위 또는 타인의 나체를 엿보는 것을 좋아하거나 보면서 성적으로 만족을 느끼는 경우를 말한다. 어느 정도까지는 거의 모든 사람(남성이든 여성이든)이 관음증을 갖고 있으며, 많은 부부가 그들의 성행위에 있어서 어느 정도의 시각적인 전희를 갖는 것도 흔히 있는 일이다. 다만 그런 욕망이 이성적으로 잘 억제되고 감춰져 있을 뿐이므로, 이것을 병적 증세로 보기에는 약간 곤란하다고 학자들이 주장하기도 한다. 그러나 병적인 관음증 환자는 성적 흥분을 얻기 위한 수단으로 모종의 모험을 의도적으로 저지르며, 일반적으로 지켜보는 대상이 자신의 존재를 알아차리지 못할 때나 어떤 위험의 상태가 내포되어 있을 때에만 성적으로 흥분한다.

어렸을 때 혹은 사춘기 때 가끔 그 대상이 무엇이든 몰래 '훔쳐보기'를 좋아하는 경향이 있다. 훔쳐보기는 여성보다는 남성에게 더 많고, 몇 명씩 함께 어울려 볼 때도 있는 것이 사실이다. 이와 같은 성벽이 어른이 될 때까지도 남아 있을 뿐 아니라 이러한 행위를 통해서만 성적 만족을 얻게 된다면, 그것은 성변태적이라고 할 수 있다. 관음증이 있는 남성은 자기가 알고 있는 여성을 훔쳐보는 경우는 거의 없다. 또 훔쳐본 여성에게 가까이 접근하지도 않는다. 때로는 여성의 나체를 보면서 자위행위를 하기도 한다.

전형적인 관음증자는 여성에 대해서 오히려 겁이 많고 수줍어한다. 대개 성격이 소극적이고 사회적으로 억제되어 있으며 여성 앞에서 안절부절못한다. 이성과의 성경험은 예상보다 훨씬 적고, 열등감이 심하다. 여성과 성적 교감(대화)을 갖기 위한 동기를 가지려고 노력은 하지만 곤란을 느끼는 경우가 많다. 여성이 사용하던 팬티나 브래지어 등을 흠모한 나머지 몰래 훔쳐 수집하는 물품음란증도 일종의 변질된 관음증에 속하는 증상이라고 할 수 있다. 유사한 형태의 관음증으로 다음과 같은 것들이 있다.

(1) 절시증

절시증(scopophilia)은 지나치게 성기를 훔쳐보는 것을 탐닉하거나 성교장면을 훔쳐보는 것에 집착하는 행위이다. 대체적으로 이들은 여성이 정상적인 상황에서 나체인 것을 보고는 성적자극을 받지 못하고 여성이 무심코 벗고 있으면 그것을 몰래 숨어서 볼 때에만 성적인 자극을 받는 것이다.

(2) 기뇨증

기뇨증(urophilia)은 **소변 색욕이상증**이라고도 하는 것으로, 소변을 만지고 싶어하며 소변을 보고있는 것을 쳐다보는 것으로 성적 흥분을 한다. 심한 경우에는 상대방의 오줌을 마시기도 한다. 특히, 이러한 증상의 남성들은 속옷을 항상 소변으로 축축이 젖은 상태로 다니길 좋아하는 경우도 있다.

(3) 기분증

기분증(coprophilia)은 **대변기호증**이라고도 하는 것으로, 대변을 만지고 싶어하며, 대변을 보고 흥분을 느끼고 자위행위를 하거나 성적으로 극치감에 도달한다. 자기의 대변이나 그와 관계된 물질을 먹기도 하는데, 이러한 증상을 **식분증**(coprophagy)이라고 한다. 진흙과 접촉하는 것을 좋아하거나 일부 남성동성애자들이 즐기는 항문성교도 이러한 증상과 관련이 있는 것으로 여긴다.

(4) 기성기증

기성기증(scotophilia)은 **기암소증**이라고도 하며, 어두운 곳에서 다른 사람의 성기(대개 여성의 성기)를 보는 데서 성적인 쾌감을 얻는 증상을 말한다. 일반적으로 자기 부모가 성교하는 장면을 보았거나 성교하는 소리를 들었던 내력이 있는 남성이나 여성에서 나타난다고 한다.

(5) 피핑탐증후군

피핑탐증후군(peeping Tom syndrome)은 쌍안경이나 망원경을 이용해서 창문을 통해 몰래 훔쳐보는 것을 집착하는 행위이다.

(6) 자기관음증

자기관음증(autovoyeurism)은 거울을 통해서든 영상화면을 통해서든 자기 자신과 그 상대자의 성기 및 나체를 관음하거나 성행위를 관음하는 행위이다.

(7) 3인간 색정광

3인간 색정광(troilism)은 두 사람이 정상적인 성행위를 하고 있는 동안 제3자가 이를 관전하면서 성적으로 만족을 얻는 경우이다.

(8) 믹소스코피아

믹소스코피아(mixoscopia)는 단순히 타인들의 성교장면을 관찰하면서 성적인 기쁨을 얻는 관음증이다.

7) 성기노출증

성기노출증(exhibitionism)은 성적인 흥분에 도달할 목적으로 경계하지 않는 낯선 사람에게 또는 공공장소에서 자신의 성기를 노출시키는 행위를 말한다(그림 7-2). 여인이나 어린아이에게 자신의 성기를 보여줌으로써 성적인 만족을 얻는 사람, 속옷을 입지 않는 여성, 창문을 닫지 않고 습관적으

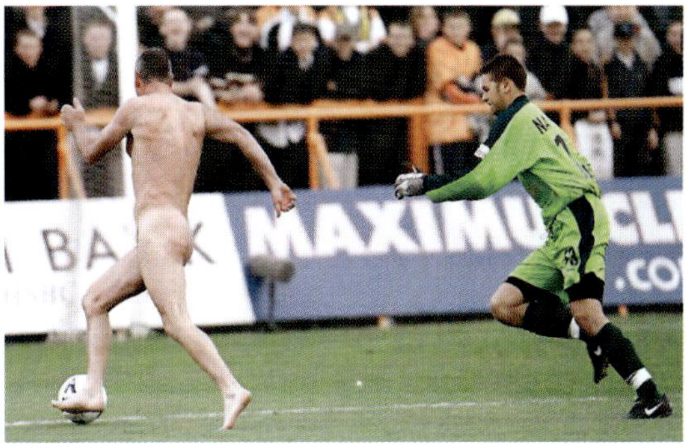

그림 7-2. 성기를 노출한 채 축구 경기장에 뛰어든 남성

로 옷을 입었다 벗었다 하는 사람, 상의를 전혀 걸치지 않거나 또는 완전 나체로 춤추는 사람들이 성기노출증에 속한다고 할 수 있다. 특히, 어두운 밤에 자신의 벗은 몸을 바바리로 가리고 있다가 낯선 여성 앞에서 바바리를 열어보이면서 플래시로 자신의 성기를 비추는 사람이 이에 속하며, 이러한 사람을 플래시맨(flash man)이라고 부른다. 이러한 성기의 노출은 여성들 보다 남성들에게서 더 흔하며, 성기 이외의 부분을 노출하는 것은 여성에게 더 흔하다.

성기노출증자를 만날 경우, 여성이 놀라지 않거나 무시해 버리면 그 성기노출증자는 성적 만족을 못 느끼고 실망해버린다. 그 이유는, 노출행위가 상대자들의 공포, 불안, 불쾌감, 놀람 등의 반응을 기대하면서 그것으로 성적충동을 만족시키려고 하는 행동이기 때문이다. 관음증자와 마찬가지로 성기노출증자들도 자신의 애인이나 부인에게는 그런 행위를 안하고, 자신에게 미지의 성적 흥분을 줄 수 있는 낯선 여성만을 골라서 자신의 성기를 노출한다.

학자들의 분석에 의하면, 성기노출증자들은 대개 성능력이 빈약하다. 그들의 성격은 수줍음을 타고, 소극적이며 타인과의 대인관계에 어려움을 갖는 수동적인 사람들이다. 또는 여성을 몹시 어려워하고 무서워하여 여성을 전혀 매혹시켜본 적이 없는 사람들이며, 성에 대하여 죄악감을 느끼고 있어 발기부전이나 조기사정 등의 성적인 문제를 가지고 있을 때가 많다. 이들은 육체적으로 약하고 정신적으로도 자신이 없으므로, 그 대신 자신의 억제된 심리를 발산하는 행동으로 낯선 여성에게 자신의 성기를 내보여서 충동적인 성적 만족을 얻는다. 따라서 욕구불만이나 도발적인 감정이 생길 때, 대신 성기를 노출시켜 주위를 놀라게 하거나 무섭다고 느끼도록 하거나 남자다움의 상징인 성기를 내보이며 늠름한 모습을 보증받으려고 하며, 칭찬받기를 기대하고 있는 것이다.

성기노출증자의 경우에는 그와 희생자 사이의 육체적 접촉은 매우 드물다. 만일 여성이 그 성기노출증자에게 흥미를 보였을 때에는 거의 놀라서 달아나고 마는 것이다. 이들은 사회생활과 대인관계에서 불안해하고 좌절 시에 이겨내는 힘이 약한 자들이며, 성행위에 있어서도 다른 정상인들보다 훨씬 열등하다고 한다.

8) 가학성애와 피학성애

가학성애(sadism)는 **가학증** 또는 **새디즘**이라고도 하며, 가학성애자들은 상대방으로부터의 동의 여부에 상관없이 상대에게 가해지는 육체적 고통이나 심리적 굴욕감을 통해 자신의 성적 만족을 얻는다. 이들이 이용하는 방법은 꼬집기, 발로차기, 물어뜯기, 채찍으로 때리기, 뺨때리기, 지독한 욕지거리 등이다. 동물들의 교미행동에서 주로 나타나는 이러한 현상(그림 7-3)은 여성보다는 남성에게 더 많이 나타난다. 성교 도중에 여성의 목을 조여 가사상태에 이르게 하면 여성의 질이 수축하므로 질 속의 남성 음경이 압박을 받아 성적인 쾌감이 증가한다고 하며, 또한 성교 도중에 남성의 목

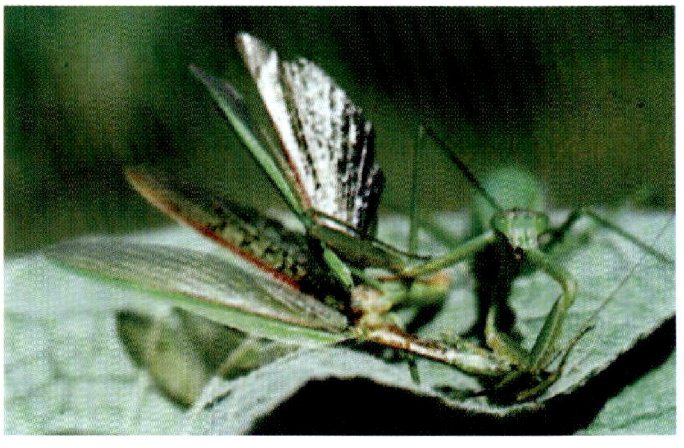

그림 7-3. 교미 후에 수컷을 잡아먹는 암컷 사마귀

을 조이면 남성 음경의 혈관이 긴장하면서 발기가 강화되어 성적인 쾌감이 증진된다고 한다. 그러나 정도가 심해지면서 목숨을 잃게 되는 경우도 있다.

이에 반해서 **피학성애**(masochism)는 **자학성애**라고도 하며, 타인으로부터 육체적 고통을 받거나 학대 또는 경멸을 당하는 것이 성적 만족의 수단이 되는 것으로, 창녀를 고용하여 자신을 채찍으로 때리도록 요구하기도 한다. 가학성애와 상반되게 남성보다는 여성에게서 더 많이 나타난다. 발생 빈도로 보아서는 가학성애자들이 더 많지만, 때로는 이 두 가지의 증상을 다 가지고 있는 사람들도 있으며 이들을 **가학피학증**(sadomasochism)이라고 한다.

이러한 가학성애와 피학성애가 생기게 된 원인은 처음에는 성행위를 대신하거나 성행위의 전희로서만 하던 것이 비정상적인 성행위로 바뀌게 된 것, 성행위 중에 남성의 역할을 어린이가 보고서 흉내내다가 잘못 발전한 것, 어린 시절에 자위를 하면서 성적 흥분을 맛보던 행위가 육체적 고통을 동반하는 성적 만족을 추구하는 행위로 발전하게 된 것 등의 여러 관점으로 해석하고 있다. 그러나 사람이면 누구나(남성과 여성을 불문하고) 어느 정도의 가학적인 성적 쾌감을 선호하는 것이 사실이며, 특히 남성이 여성에 대하여 가학적인 공상을 하는 것은 자연스러운 것이기도 하다. 많은 부부들에게서 얻은 조사자료에 의하면, 여성을 물거나 할퀴거나 꼬집거나 또는 약을 올리고 애태우는 행위는 성교 전의 전희의 일부로서 흔히 행해지기도 한다.

9) 의상도착증

의상도착증(transvestism)은 이성의 의상을 입기 좋아하며, 성적인 흥분이나 정서적인 안정을 위하여 이성의 의상을 입는 성노착사들을 시칭하는 것으로 **이성복장착용증**이라고도 한다. 여성은 유행이라는 남성패션을 통해 욕구를 충족하는 반면에 남성들은 그렇지 못해 의상도착자들의 대부분이 남성에서 나타나는 경향을 보이며 대개 사춘기(puberty)에 나타난다. 서구 남성들의 약 1% 정도가 의상도착증의 경향을 보이는 것으로 보고되었다.

이들 중에는 동성연애자들도 있으나, 의상도착증은 동성애적인 성향과는 달라 자신의 생물학적인 성에 대한 의혹이 그리 크지 않다. 그래서 대다수는 결혼하고, 일정한 직업도 있으며, 아이도 있다. 그런데 입는 옷은 여장을 하고 있다. 그렇다고 여성처럼 나긋나긋하지도 않고, 여성이 되고 싶은 마음이 있는 것도 아니다. 이들은 여장 남성들로서 성교 상대를 유혹하기 위해서 여장을 하는 것이 아니고, 성적인 만족을 얻기 위해서 여성 의상을 입는, 의상 자체가 목적이다. 이들은 자신의 의상에 대해서 엄격하며, 자신이 동성애자가 아닌 것이 드러나도록 옷을 입는다.

이들 중에 많은 사람들이 유아 때부터 이성의 옷을 입은 적이 있으며, 처음에는 여성 의상을 은밀히 숨어서 입어보는 것뿐이었다. 홀로 여장을 했던 흥분이 지난 후에는 점차 자신의 여장한 모습을 남에게 보이고 싶어진다. 일단 여장을 한 후에 여성들 사이에 끼어서, 여성으로서 행동할 수 있다는 데에 커다란 흥분과 성적만족을 얻는다. 그들에게 있어서는 발각되지 않고 여성 행세를 할 수 있다는 것이 하나의 성적 자극이 된다. 이들 중 일부는 신발과 같은 하나의 착용물만을 일생 동안 즐겨 이용하고, 또 다른 일부는 한 가지 착용물로 시작하였다가 여성의 바지를 입고, 가발을 쓰고, 화장까지 하는 외모로는 완전한 여장을 하는 사람도 있다. 이들은 여성의 복장 안에 남성기 및 고환이 숨겨져 있다는 은밀한 사실로부터 신경증적인 쾌락이나 만족을 얻는다. 의상도착증이 있는 사람 중에는 성교할 때 아내의 슬립이나 브래지어를 입지 않으면 무능해지는 남성도 있다. 이 남성에게 있어서 여성의 속옷은 물품음란증과 같이 성적 흥분을 주는 대상인 셈이다.

10) 접촉도착증

접촉도착증(frotteurism)은 **프로타지**(frottage)라고도 하며, 성교의 행위에는 들어가지 않지만 전형적으로 자신의 신체의 일부를 이성의 신체에 접촉시키거나 비벼대면서 성적인 쾌락을 느끼는 행위이다. 남성들이 만원버스나 지하철에서 여성의 몸(가슴이나 엉덩이)에 자신의 신체를 밀착시키는 행위가 여기에 해당된다고 볼 수 있다.

11) 색정광

색정광(erotomania, hypereroticism)은 성에 대해서 지나치게 관심이 많고 과다한 성적인 욕망을 스스로 통제할 수 없어 상대방이 기대하는 이상으로 성행동을 강박적으로 추구하는 사람이다.

남자색정광(satyriasis)은 성욕을 참지 못해 성적 만족을 구하여 과격한 충동적인 행동을 하는 것이 특징이다. 이 남성의 생활행동에 있어서는 섹스가 지배적인 동인으로 작용한다. 남자색정광의 일종인 **돈주앙증후군**(Don Juan syndrome)은 성적으로 성공하였다고 하는 승리감으로 열등감을 극복하려고 무의식적으로 노력한다. 자기 앞에 있는 성교상대에게는 별 흥미가 없고 다만 자기가 흥분하여 그녀를 정복하였다고 생각되면, 또 다음 여성으로 그 대상을 옮겨간다.

여자색정광(nymphomania)은 여성이 성적으로 만족을 못 얻어 전전긍긍하는 증상이다. 항상 성욕은 넘치지만 오르가즘에는 도달하지 못하거나 도달하더라도 한 남성에서 다음 남성으로 옮겨간다. 한편 성교시 몇 번씩이나 극치감에 도달했는데도 계속 만족하지 못하는 여성도 있다.

대체로 색정광의 원인은 남성이든 여성이든 심인성인 경우가 많다. 섹스에 대한 충동적인 욕구가 열등감을 해소하는 하나의 보상행위라고 생각할 때, 이러한 과성욕이 발현되는 것으로 일종의 강박신경증인 셈이다. 실제로 정신병환자가 색정광을 보일 때가 있다. 조울증 환자는 남녀 모두 우울할 때, 평소의 사회적·성적 억제력이 약화되고 상대적으로 성욕이 항진되어, 섹스 상대를 몇 사람이건 충동적으로 고르고 사람 앞에서 마구 옷을 벗기도 하고 자위를 하기도 한다.

남성의 경우 색정광은 염색체이상과 같은 선천성 기형인 사람에게도 나타나고, 부신이나 난소종양으로 인해서도 야기된다. 또한 뇌기능 장해가 원인일 때도 있다. 뇌의 측두엽에 병변이 있는 경우, 느닷없이 충동적인 성행동을 하며, 성욕을 느끼고 성기노출증과 물품음란증을 보인다. 뇌의 전두엽에 이상이 있어도 억제력이 약해져 궤도에 벗어난 성행동을 하게 될 때가 있다.

12) 성방탕제

성방탕제(sexual orgie)는 세 사람 이상이 모여서 성적으로 무분별한 행위를 하는 형태를 말한다. 고대사회에서는 인류의 건강과 풍작을 기원하는 신을 위한 연회가 있었는데, 고대 이집트의 최고 여신인 이시스(Isis)를 위한 연회나 그리스의 아프로디테사원에서 열린 연회 또는 로마의 보나디(Bona Dea)라고 불렀던 연회, 박카스제(Bacchanalia)라고 부르던 축제 등이 모두 여기에 속한다.

과테말라의 원주민들 간의 예식에서는 술 취한 남성들이 딸이나 여동생, 어머니, 첩 등을 가리지 않고 그들과 무분별하게 성적인 결합이 이루어졌다. 고대의 페루에서도 매년 12월에 있는 연회에서 남녀 모두 나체로 모여 달리기 경주를 하다가 여성을 뒤따라 잡은 남성은 그녀와 즉석에서 성관계를 가졌고 이러한 연회가 6일간 계속되었다. 파푸아 뉴기니의 남해안에 있는 키와이(Kiwai)섬 주민들의 풍작을 기원하는 제사와 호주의 원주민들 간에 결혼이나 배우자를 선택하기 위한 의식 등이 모두 성방탕제로 이루어졌었다.

13) 배우자 교환

배우자 교환(swinging, mate swapping)은 결혼한 부부끼리 서로 배우자를 한 시간이나 또는 하룻밤 등 일정한 기간 동안 교환하여 성경험을 갖는 것을 말한다. 에스키모족의 일부나 중앙아시아와 유럽지방의 일부에서 남편들은 자기의 부인을 낯선 손님들에게 접대의 형식으로 제공하기도 하였다. 또한 솔로몬(Solomon)제도의 주민들은 그들의 부인과 부근 섬 주민들의 부인과 당분간 교환하는데, 이를 간통으로 생각하지 않았다. 그러나 대부분의 근대문화권에서는 일부일처제를 사회적인 계약으로 받아들이고 있으므로 이러한 행위를 간통으로 규정하고 있다. 그럼에도 불구하고 서양의 성인들 중 2~5% 정도가 이러한 배우자 교환을 시도한 경험이 있다고 대답하였다. 국내에서도 인터넷을 통한 배우자 교환 모임이 성행하고 있으며, 여기에 참여하는 부부가 6,000여 쌍에 이른다고 보도되었다. 최근에는 이러한 배우자 교환 성행위 모임의 현장이 경찰의 잠입수사로 언론에 공개되어 경찰과 언론의 사생활 침해 여부가 도마에 오르기도 하였다(한겨레신문, 2003.10.15).

08_

성폭력과 낙태

1. 성폭력

우리 주변에 넘쳐나는 음란물을 통해 형성된 잘못된 성관념과 사회적 통념들이 우리 사회를 폭력적으로 만들어 가는 데 일조하고 있다. 앞 장에서 언급한 성도착증과 관련된 일련의 사건들을 포함한 성적 폭력 행위가 상대방의 의사에 반하여 직접 혹은 간접적으로 행해짐으로써 심리적이고 육체적인 성적 피해를 주는 것을 **성폭력**(sexual violence)이라고 한다. 또한 이러한 성폭력 중에서, 공격성과 음란성이 결합되어 원하지 않는 사람과 강제 또는 사기로 성교—타인의 성기, 항문 또는 신체의 어느 일부분에 자신의 성기를 삽입하는 경우—하는 일종의 폭력행위를 **강간**(rape)이라고 한다. 법률적 해석에 있어서 '강제'라는 것은 육체적인 힘을 사용하든지, 심리적인 협박 또는 성행위가 불가능한자(정신병자)를 통해서 자기만의 성적 욕구를 충족시키는 행위를 말한다.

일층 악화된 강간이란, 무기를 사용하는 경우, 성병이나 임신 등의 육체적인 상해를 입힌 경우, 집단 폭행한 경우, 13세 미만의 어린이에게 행한 강간의 경우를 말한다. 특히, 서구사회에서는 오래전부터 여성과 어린이에 대한 강간과 성적학대가 사회, 경제, 교육적인 측면에서 문제가 되어 왔다. 우리나라에서도 다양한 성폭력의 양태들—미성년자 강간, 데이트 강간, 부부 강간, 근친상간, 성희롱—에 사회적 관심이 많아지고 있으며, 이들에 대한 인권보호법률이 강화되고 있다.

성폭력의 주범은 멀리 있기보다는 가까운 주변사람들에 의해서 많이 발생하며, 피해자의 연령도 점점 낮아지고 있다. 따라서 우리 자신이 이러한 문제에 대한 올바른 인식을 자각하여 자신을 보호할 수 있어야 하며, 우리 모두 끊임없는 사랑으로 건강한 사회를 만들 수 있도록 노력 해야 한다.

1) 미성년자 강간

미성년자 강간(statutory rape)은 형사상 13세 미만의 미성년자 여성을 가해자(남성)가 자신의 성적 쾌락을 위해 애무하거나 성기의 자극, 성교 그리고 항문성교나 구강성교의 대상으로 이용하는 것 모두를 포함한다. 일반적으로 미성년자인 여성이 성인과의 성교에 동의했을지라도 그녀는 법적으로 자기의 행위에 대한 개념을 정확히 파악할 정도의 지식이 없으므로 이는 강간으로 규정한다[**형법 제305조**]. 즉, 미성년자인 여성은 자기의 성행위에 대한 책임이 전적으로 없다고 가정하는 것이다. 그래서 강제성이 수반되지 않았을지라도 신고가 되면 이는 강간으로 취급된다.

피해 어린이의 연령을 살펴보면, 대체로 6세부터 13세의 어린이가 가장 많이 피해를 입는 것으로 나타났다. 가해자는 어린이를 잘 아는 사람들로, 초등학생에서부터 70대 노인에 이르기까지 다양하다. 이 중에서 단지 20~30% 정도만 전혀 모르는 사람이다. 피해장소로는 가해자의 집이나 피해자의 집이 가장 많고, 산이나 숲 그리고 한적한 곳 순이며, 그 밖에도 학교, 학원, 화장실, 지하실, 엘리베이터 안, 아파트 옥상, 교회, 여관 등으로 다양하게 나타난다.

가해자들이 어린이를 유인하는 방법은 물리적인 힘이나 사회적 권력관계를 이용하기보다는 오히려 평범한 질문이나 사소한 물건을 주는 선심공세로 나가는 것이 특징이다. 어린이들이 가해자로부터 이렇게 사소한 유인 방법에도 쉽게 피해를 당하는 것은, 어린이가 이들을 평소에 잘 알고 믿을 만한 사람으로 생각했기 때문이다. 이들은 주로 어린이들의 주변사람으로 친척이나 동네 아저씨, 동네 할아버지, 동네 오빠, 학교나 학원 선생님, 경비원, 배달원 등으로 나타난다.

미성년자 강간은 다른 종류의 성폭력보다 신고율이 높고, 신고도 사건이 일어나는 즉시 하는 편이다. 그러나 미성년자 강간이 일어났을 때, 문제는 어린이가 자신이 당한 피해사실을 부모에게 알리지 않는 경우다. 많은 어린이들이 성폭력을 당한 것이 자신의 잘못 때문에 일어난 것으로 여겨, 부모로부터 야단을 맞을까 두려워서 빨리 사실을 알리지 못한다. 그러다 보니 사건을 법적으로 해결할 수 있는 기간이 지나버린다. 보통 어린이가 성폭력을 당했다는 사실을 알면, 부모들은 무척 당황하게 된다. 이때 부모는 당황하지 말고, 가해자에 대한 분노를 아이가 보는 앞에서 그대로 드러내서는 안 된다. 부모의 이러한 태도는 아이가 자신이 잘못을 저지른 줄 알고 입을 굳게 다물게 할 수도 있고, 또 아이에게 더 큰 충격을 줄 수도 있기 때문이다. 따라서 부모는 먼저 아이를 안심시키고 쉬운 말로 차근차근 물어보는 안정된 태도가 중요하며 올바른 대처를 해야 한다.

BOX

성폭력을 당한 피해 어린이의 증상

성폭력을 당한 피해 어린이의 증상을 살펴보면 다음과 같다.

- 오줌을 싸거나 손을 빠는 등 어린애 같은 퇴행적 행동을 한다.
- 집중력이 떨어져 학교 성적이 눈에 띌 정도로 떨어진다.
- 친구들과 잘 어울리지 않는다.
- 특정 사람이나 물건, 장소를 두려워하고 싫어 한다.
- 악몽을 자주 꾸고 밤에 불을 켜 놓은 채 자려고 한다.
- 불안하여 화를 잘 내며, 과민하게 신경질적인 반응을 보인다.
- 부모에게 평소보다 더 많은 보호와 안전을 요구한다.
- 자주 배나 머리가 아프다고 한다.
- 자위를 자주한다.
- 밥맛을 잃거나 음식을 지나치게 많이 먹는다.

2) 근친상간

근친상간(incest)이란 결혼이 허락되지 않는(촌수가 가까운) 한 가족 내 상호간의 성관계로 현재 전세계 문화권에서 금지하고 있는 성관계이나 인종, 민족, 계급, 연령을 불문하고 발생되고 있다. 우리나라에서는 **동성동본**의 혼인도 근친상간이라 하여 1958년 이후로 금지하였으나[**민법 제809조**(동성혼 등의 금지) ①동성동본인 혈족사이에서는 혼인하지 못한다], 1997년 7월 16일 헌법재판소에 의해 ①사회적 타당성 내지 합리성을 상실하고 있고, ②인간으로서의 존엄과 가치 및 행복추구권을 규정한 헌법이념에 반하며, ③개인의 존엄과 양성의 평등에 기초한 혼인과 가족생활의 성립유지라는 헌법규정에 배치된다는 이유로 헌법불합치 결정을 받았으며, 마침내 2005년 3월 31일 현행 민법에서 동성동본 금혼 조항이 삭제되었다.

가족의 구성원이라도 어느 정도 서로 성적 매력을 느끼는 것은 사실이지만 이러한 매력에 의해서 성적인 행동을 취하는 것은 그리 흔한 일이 아니다. 일반적으로 근친상간은 친부나 의부, 그리고 형제자매, 삼촌, 사촌, 이모부, 고모부 그리고 시부모나 할아버지에 의해 발생되며, 오빠와 누이동생이나 사촌간의 근친상간이 아버지와 딸 사이의 근친상간보다 5배나 더 많이 발생하고 있다.

특히, 아버지와 딸 사이에 근친상간이 발생하는 가족에서 보통 가해자인 아버지는 가족 내에서 절대권을 갖고 권력을 휘두르는 폭력적인 가장이며, 대개 심한 알코올중독자이기도 하다. 이들은 보통 어린 시절에 성폭력의 피해자일 수 있고, 가정폭력의 피해자들일 수도 있다. 어머니는 보통 경제적으로 무능하고 정서적으로도 남편에게 절대적으로 의존한 상태에서 결혼생활을 유지하고 있다. 따라서 남편과의 완충지대로 딸을 교묘하게 이용하여

LAW

형법 제32장 강간과 추행의 죄

제297조 (강간) 폭행 또는 협박으로 부녀를 강간한 자는 3년 이상의 유기징역에 처한다.
제298조 (강제추행) 폭행 또는 협박으로 사람에 대하여 추행을 한 자는 10년 이하의 징역 또는 1천 500만 원 이하의 벌금에 처한다. [개정 95.12.29]
제299조 (준강간, 준강제추행) 사람의 심신상실 또는 항거불능의 상태를 이용하여 간음 또는 추행을 한 자는 전2조의 예에 의한다.
제300조 (미수범) 전3조의 미수범은 처벌한다.
제301조 (강간 등 상해·치상) 제297조 내지 제300조의 죄를 범한 자가 사람을 상해하거나 상해에 이르게 한 때에는 무기 또는 5년 이상의 징역에 처한다. [전문개정 95.12.29]
제301조의 2 (강간 등 살인·치사) 제297조 내지 제300조의 죄를 범한 자가 사람을 살해한 때에는 사형 또는 무기징역에 처한다. 사망에 이르게 한 때에는 무기 또는 10년 이상의 징역에 처한다. [본조신설 95.12.29]
제302조 (미성년자 등에 대한 간음) 미성년자 또는 심신미약자에 대하여 위계 또는 위력으로써 간음 또는 추행을 한 자는 5년 이하의 징역에 처한다.
제303조 (업무상위력 등에 의한 간음) ① 업무, 고용 기타 관계로 인하여 자기의 보호 또는 감독을 받는 부녀에 대하여 위계 또는 위력으로써 간음한 자는 5년 이하의 징역 또는 1천 500만 원 이하의 벌금에 처한다. [개정 95.12.29]
② 법률에 의하여 구금된 부녀를 감호하는 자가 그 부녀를 간음한 때에는 7년 이하의 징역에 처한다.
제304조 (혼인빙자 등에 의한 간음) 혼인을 빙자하거나 기타 위계로써 음행의 상습없는 부녀를 기망하여 간음한 자는 2년 이하의 징역 또는 500만 원 이하의 벌금에 처한다. [개정 95.12.29]
제305조 (미성년자에 대한 간음, 추행) 13세 미만의 부녀를 간음하거나 13세 미만의 사람에게 추행을 한 자는 제297조, 제298조, 제301조 또는 제301조의 2의 예에 의한다. [개정 95.12.29]
제306조 (고소) 제297조 내지 제300조와 제302조 내지 제305조의 죄는 고소가 있어야 공소를 제기할 수 있다. [개정 95.12.29]

딸과 역할을 바꾸는 것을 암묵적으로 허용하거나 적극적으로 지지한다. 따라서 어머니는 딸에게 지속적으로 "너만 입 다물면 우리 집안은 깨어지지 않는다" 혹은 "너만 참으면, 집안이 괜찮다"고 하여 은연중에 "만약 가정이 파괴되면 네가 비밀을 지키지 않았기 때문이니 가정파괴의 책임을 져야 한다"는 것을 암시한다. 따라서 가족 전체가 암묵적으로 비밀을 지킴으로써 가정이 유지됨을 강조한다. 반면, 딸은 부모의 요구를 들어줄 때만 사랑과 보호를 받을 수 있다고 믿고 그대로 수용한다. 즉, 부모의 사랑을 받기 위해서는 무엇을 해 주어야 한다고 믿기 때문에 무조건적인 사랑이나 헌신 등은 믿지 않는 경향이 있다.

어릴 때부터 지속적으로 성폭력을 당한 피해자들에게 대체로 몇 가지 특성이 나타난다. 즉, 이들은 성에 대해 강한 거부감과 혐오감을 가지고 있으면서도 복잡한 관계를 맺는다. 특히 가족에 대한 배신감과 복수심, 그리고 소외감으로 끊임없는 갈등을 느낀다. 이에 반해 자신에 대해서는 자기 비하감, 무력감에 빠져 자존감의 결핍 양상을 보이기도 한다. 그러나 이와 전혀 다른 반응을 나타낼 수도 있고, 이 문제를 본인이 잘 극복하여 반응을 전혀 나타내지 않을 수도 있다.

보통 근친상간이 일어나는 가족들은 내부에서 문제를 해결하거나 변화에 적응하는 능력이 떨어진다. 이들은 누구도 근친상간에 대해 발설해서는 안 된다는 무언의 압력을 받기 때문에 문제를 회피하여 문제로부터 벗어나고자 한다. 따라서 주변에서나 가족 내에서 이러한 문제를 발견했을 때, 가장 먼저 해야 할 일은 피해자와 가해자를 격리시키는 것이다. 또한 근친상간은 그 원인이 가족 구성원 하나에 있다기보다는 가족 체계에 있다고 할 수 있기 때문에, 근친상간이 일어난 가족은 **가족상담**을 받는 것이 좋다.

3) 데이트 강간

일반적으로 **데이트 강간**(date rape, friend rape, acquaintance rape)은 "이성간의 데이트 중에 상대방으로부터 강요나 조종에 의해 일어나는 성폭력"으로 "외형적으로는 성적 친밀감이 있을 수 있는 사이에서 남성이 폭력이나 협박을 사용해 여성의 동의 없이 성관계를 하는 것"으로 정의된다. 데이트 강간은 10대에서 20대에 집중적으로 발생하지만, 30대나 40대, 50대에도 발생한다.

일반 강간이나 성추행과는 다르게 데이트 강간은 숙박업소에서 가장 많이 일어나고 그 다음으로 가해자의 집인 것으로 나타난다. 또한 주말에 많이 발생하며, 주로 밤 10시에서 새벽 2시 사이에 가장 많이 발생한다. 이러한 데이트 강간은 처음에는 물리적인 폭력이 아니라 여성을 속이기 위한 언어적인 설득에 의해서 개시되는 수가 많다. 남성들은 여성들의 신뢰를 얻기 위해서 거짓의 핑계들을 이용하거나, 희생자로부터 확신을 얻기 위해서 다른 여성의 공모를 이용하기도 한다. 그러나 데이트 강간은 언어적인 협박 이외에도 물리적인 강제성이나 폭력성이 수반되기도 하여, 희생자들은 공격자가 이중성격의 소유자인 것처럼 느끼는 경향이 있다.

데이트 강간은 대학교 내에서 남녀간의 심각한 문제로 대두하고 있다. 미국 켄트 주립대학교에서 조사한 연구에서는 거의 반 이상의 여학생들이 남학생들로부터 성관계를 위한 언어적인 위협, 물리적인 폭력이나 강요를 받은 경험이 있었다고 밝혔다. 또한 27%의 남학생들은 자기들이 성관계를 원할 때에나 여성들이 저항할 때에 정서적이고 물리적인 강제력을 어느 정도 사용했었다고 인정하였다. 그리고 그러한 관계에서 적어도 여덟 명 중 한 여성이 강간을 당했다고 언급하였다.

데이트 강간이 일어나는 주 요인은 상대방과의 **의사소통**에 문제가 있을 때 발생한다. 즉, 여성이

'안돼'라고 말해도 남성은 '좋다'는 뜻으로 받아들였을 때 발생한다. "여성은 성적인 면에서 수동적인 자세를 취한다"라든가 "정숙한 여성이라면 좋아도 싫다고 한다"라는 사회적 통념이 내면화된 남성은 여성의 '노(No)'라는 의미를 '오케이(OK)'로 해석하기 때문이다. 다른 한편으로는 남성들이 여성의 순결 이데올로기를 이용하는 경우가 있다. 즉, 남성들은 강간을 통해 '도장 찍어두었다'라든가, '표시해두었다'는 은어를 사용하여 여성을 '자기 여자 만들기'로 이용하는 경우도 있다. 전통적으로 남녀간의 데이트 신청은 남성이 여성에게 요구하는 것이며, 데이트 상황에서 필요한 경비는 거의 모두 남성이 지불한다. 그러므로 남성들은 만일 여성이 데이트를 신청해 오면 그녀가 최소한의 성관계를 원하고 있다고 해석하기도 한다. 이러한 상황에서 강제적인 성관계가 발생하여도 남성들은 여성이 먼저 데이트를 신청하였기 때문에 이를 정당화시키려고 한다. 또한 데이트 경비를 남녀가 서로 부담하지 않고 남성이 일방적으로 부담하게 되면, 어떤 남성들은 그 대가로 성관계를 갖는 것을 당연하게 생각한다. 만약 여성이 성관계에 응하지 않는다면, 그 남성은 묵인된 거래라는 약속에 대한 위반으로 여기고 당연히 강제적인 성교를 시도할 가치가 있다고 믿는다.

데이트 강간의 가장 큰 문제점은, 가해자뿐만 아니라 피해 당사자도 이것을 강간, 즉 성폭력 범죄로 인식하지 못하는 데 있다. 또한 피해 여성들은 이를 신고하거나 다른 사람에게 사실을 이야기하여도 아무도 이를 믿어주지 않을 것이라고 생각하며, 기존의 신뢰관계에 대한 배반이나 수치감, 죄책감 등으로 희생자는 다른 사람과 이를 논의하지 않는 경향이 있다. 이러한 이유 때문에 이를 신고하는 비율이 아주 낮고, 심리적으로 아주 심한 상처를 입어 전문적인 도움을 필요로 하는 경우도 있다. 데이트 강간을 법정으로까지 끌고 가는 사례는 극히 드물지만, 간혹 법정까지 가서도 가해자가 명예훼손죄로 맞고소를 하여 피해자가 오히려 당할 우려조차 있다.

4) 부부 강간

고대 사회에서 부인은 남편의 자산이나 동산으로 여겨져 왔다. 그 의미는, 남편이 원할 때에는 언제나 부인의 신체에 대한 권리를 갖는다는 것이다. 그래서, 결혼이라는 단어에는 "부인은 성교에 항상 동의한다"는 의미를 내포하고 있다고 생각하는 것이다. 이러한 조건에서는 당연히 성교를 하기 위하여 남편이 부인에게 폭력을 행사하여도 강간으로 여겨지지 않는다.

그렇지만 근대적인 의미에서, 성교를 원하지 않는 부인의 옷을 찢고 목을 누르면서 강제로 남편이 성교행위를 시도했다면, 그 부인은 과연 결혼이라는 의미에 종속되어 묵묵히 참고 살아가야만 하는가? 또한 부인은 남편이 원하는 경우에 언제나 성교에 임해야만 하는가? 어떤 여성들은 남편에게 거부할 권리가 전혀 없다고 생각하는가 하면, 다른 여성들은 남편의 폭력적이고 지배적인 태도에 저항하여 싸우기도 한다. 예를 들면, 1978년도 미국의 오래건(Oregon)주의 법정에 그레타 라이드아웃(Greta Rideout)이라는 여성이 남편(John Rideout)으로부터 강간을 당했다고 고소함으로써 큰 화제 거리가 되었었다. 여성들도 성을 위한 자유가 있기 때문에 그들이 원하지 않을 경우에는 성교를 거부할 **성적결정권**이 있다는 것이다.

부부 강간(marital rape)은 아내구타나 가정폭력 문제와 밀접한 관계가 있으며, 보통 부인을 강간한 남성들은 다른 남성들보다 술(알코올)에 관한 문제를 많이 가지고 있다. 이러한 부부 강간이 발생하는 동기들로는 분노와 지배욕, 그리고 때로는 성적인 강박증이다. 아내는 다른 강간의 희생자들처럼 심리적인 상처를 심하게 받는데, 그 고통은 아주 장기적이다. 아내들은 또한 여성으로서의 자존심이나 이성애적인 행동에 대한 태도에서 부정적인 영향을 받으며, 지속적인 배신감과 환멸감 때문에 정상적인 친교관계의 형성도 힘들어진다. 그들은 단순히 남편에게 폭행을 당한 부인들보다도 더 심한 상처를 받는다.

미국에서 1984년에 부부 강간을 인정하는 첫 판례가 나왔으며, 현재 OECD의 모든 국가에서 부부 강간을 유죄로 인정하고 있다(내일신문, 2005.6.10). 반면, 우리나라의 경우는 아직 법체계가 갖추어져 있지 못하지만, 2004년 "**부부강제추행치상죄**"를 인정하는 첫 판례가 나왔으며(문화일보, 2004.8.20), 2005년에는 부부 강간에 대한 처벌이 가능한 가정폭력방지법 개정안이 상정되어 부부 강간에 대한 찬반논란이 가열되었다(동아일보, 2005.8.18). 부부 강간 및 가정폭력을 없애기 위해서는, 구타 및 성폭력이 심각한 사회적 범죄임을 인식해야만 하며, 이러한 인식의 변화와 함께 피해자들을 보호할 "쉼터"와 같은 법적, 제도적 장치가 보다 더 잘 정착되어야 한다.

5) 강간미수

강간미수(attempted rape)란 강간을 시도했던 여러 상황에서 실제로는 성교의 성립이 불가능했던 경우를 말한다. 여성이 성공적으로 저항을 했다든지 아니면 공격자가 음경의 발기 상태를 유지시키지 못했거나 또는 공격자가 성교를 시도하기 이전에 도망가버릴 수도 있을 것이다. 이러한 경우들도 전체적으로는 강간으로 포함시키지만, 성교가 성립되지 않았기 때문에 강간미수라고 부른다. 우리의 문화권에서는 강간미수의 피해자도 강간 피해자와 동일하게 인식하는 경향이 있어 강간미수의 피해 여성이 입는 정신적이고 심리적인 피해 상황은 강간 피해자만큼이나 심각하다.

6) 윤 간

윤간(group rape, gang rape)이란 여러 사람에게 집단적으로 돌림 강간을 당하는 것으로, 일반적으로 윤간의 희생자는 숫자적으로 우세한 공격자들로부터 협박을 당한다. 그러한 상황에서도 공격자들은 폭력을 휘두르는데, 극단적인 경우에는 살인까지도 저지른다. 윤간의 행위에는 이를 계획한 주동자가 있으며, 일반적으로 윤간의 주동자가 희생자에 대한 범죄 역할을 최초로 수행한다. 이 주동자는 자신의 행위에 대한 불안정감을 느끼기 때문에 다른 공모자들보다도 더 격렬한 반응을 보인다. 윤간을 범하는 대부분의 공격자들은 서로 자기들의 동료 앞에서 자신의 존재를 확인하면서 자기들의 남성다운 면을 동료들에게 감동시키려는 욕망을 가지고 있다. 그들은 희생자를 구타하고, 모욕을 주고, 성적으로 굴욕시키는 행위를 하면서 자기들의 부적절감을 은폐시키려고 한다.

7) 동성애 강간

대부분의 **동성애 강간**(homosexual rape) 희생자는 여성이지만 남성도 가끔 강간의 희생자가 된다. 그러나 여성이 남성을 강간하는 예는 극히 드물고 오히려 남성이 남성을 강간하는 예가 더 흔하다. 즉, 남성들의 사회에서는 동성을 상대로 강간이 많이 발생하는 것이다. 그러한 경우는 주로 교도소나 군대와 같은 특수한 환경에서 많이 발생한다. 예를 들면, 교도소와 구치소 등 각종 교정시설에서 해마다 최소 100명 정도의 남성 재소자들이 강제로 성폭행 및 추행을 당하는 것으로 조사되었다(한겨레신문, 2003.2.13). 일반적으로 여러 명의 재소자들이 1명의 약자를 상대로 강간을 하기도 하는데, 공격자는 희생자보다 나이가 더 많고 체격이 더 크며, 더 중한 형벌을 받은 사람들이다. 또한 군대 내 성폭력 실태조사에 따르면, 사병 671명 가운데 103명(15.7%)이 동성간 성폭력 피해를 고발했다(내일신문, 2005.9.27). 강간을 당한 남성들도 여성희생자들처럼 분노를 느끼나, 우리나라에서는 **형법 제297조**에 단지 여성을 강간하는 경우를 처벌한다고만 되어 있으며, 남성에 대해서 발생할 수 있는 강간의 경우는 아직 규정하지 못하고 있다.

8) 성희롱

성희롱(sexual harassment)은 거의 항상 힘의 불균형에서 발생되므로 원치 않는 성적인 요구에 응하지 않으면 어떠한 불이익이 초래됨을 내포한다. 특히 여성을 동료로 여기기보다는 직장 내의 꽃이나 활력소 정도로 여기는 남성은 성추행이나 폭언, 구타도 서슴지 않고 저지르게 된다. 또한 여성이 근로자인 경우에는 가해자가 그녀의 상위자 및 그녀의 동료 남성들로 폭이 넓다. 직장 내의 이러한 성희롱은 단순히 성적인 욕망이 아니라 성적인 지배욕의 표출이라고 볼 수 있으며, 여성의 인격을 침해하는 것에 그치지 않고 여성의 노동의지를 상실하게 할 뿐만 아니라 여성의 평생노동권을 위협한다. 때때로 고용주가 여성노동을 통제하기 위한 수단으로 성폭력을 사용하기도 한다는 것은 이미 알려진 사실이다.

(1) 직장 내 성희롱의 구성 요건

성희롱은 **남녀고용평등법** 제2조 2항에 "사업주·상급자 또는 근로자가 직장 내의 지위를 이용하거나 업무와 관련하여 다른 근로자에게 성적 언동 등으로 성적 굴욕감 또는 혐오감을 느끼게 하거나 성적 언동 그 밖의 요구 등에 대한 불응을 이유로 고용에 있어서 불이익을 주는 것을 말한다"로 정의되어 있다. 또한 유사한 정의가 **국가인권위원회법**(제2조 5항)과 **여성발전기본법**(제3조 4항)에 정의되어 있다. 이러한 법 규정의 정의를 기준으로 "직장 내 성희롱의 구성 요건"을 정리해 보면 다음과 같다.

① 직장 내 성희롱의 당사자 요건을 갖추어야 한다. 가해자는 사업주나 직장 상사, 직장 동료, 부하직원, 파견근로자, 하청근로자(이성 또는 동성, 남성 또는 여성) 등이 될 수 있으며, 고객이나 거래처 직원은 예외이다(민사 또는 형사상으로

LAW

직장 내 성희롱 관련 법 규정

◉**남녀고용평등법 제2조 (정의)**

2. "직장 내 성희롱"이라 함은 사업주상급자 또는 근로자가 직장 내의 지위를 이용하거나 업무와 관련하여 다른 근로자에게 성적 언동 등으로 성적 굴욕감 또는 혐오감을 느끼게 하거나 성적 언동 그 밖의 요구 등에 대한 불응을 이유로 고용에 있어서 불이익을 주는 것을 말한다. [전문개정 2005.12.30] [시행일 2006.3.31]

◉**국가인권위원회법 제2조**

5. "성희롱"이라 함은 업무, 고용 그 밖의 관계에서 공공기관의 종사자, 사용자 또는 근로자가 그 직위를 이용하거나 업무 등과 관련하여 성적 언동 등으로 성적 굴욕감 또는 혐오감을 느끼게 하거나 성적 언동 그 밖의 요구 등에 대한 불응을 이유로 고용상의 불이익을 주는 것을 말한다.

◉**여성발전기본법 제3조**

4. "성희롱"이라 함은 업무, 고용 그 밖의 관계에서 국가기관·지방자치단체 또는 대통령령이 정하는 공공단체의 종사자, 사용자 또는 근로자가 그 지위를 이용하거나 업무 등과 관련하여 성적 언동 등으로 상대방에게 성적 굴욕감 또는 혐오감을 느끼게 하거나 성적 언동 그 밖의 요구 등에 대한 불응을 이유로 고용상의 불이익을 주는 것을 말한다.

처리). 반면에, 피해자는 모든 남녀 근로자 또는 구직자, 파견근로자, 하청근로자 등이 될 수 있으며, 사업주, 고객, 거래처 직원은 제외한다.

② 지위를 이용하거나 업무와 관련성이 있어야 한다.

공간적으로 보면 사업장은 물론 엘리베이터, 화장실, 식당, 휴게실, 복도, 계단, 출장중인 차 안, 회식장소 등 사업자 바깥까지 포괄한다. 시간적으로 보았을 때도 근무시간은 물론 근무시간 외를 다 포함한다.

③ 성적인 언어나 행동에 의하거나 또는 이를 조건으로 하는 행위여야 한다.

직장 내 성희롱은 성적인 언어나 행동 등이 전제되어야 한다. 상대방이 원하지 않는 성적인 언어나 행동이 반복되거나 한번의 성적 언동이라도 심한 경우에는 직장 내 성희롱이 될 수 있다. 어떠한 경우에는 단 한번의 성적 언동이라도 성희롱에 해당되는지는 미리 판단하기 곤란하므로 합리적인 차원에서 사례별로 판단되어져야 한다.

④ 고용상의 불이익을 초래하거나 성적 굴욕감을 유발하는 경우여야 한다.

상호간의 우정이나 이끌림을 기반으로 한 교제관계에서는 그 수단이 성적인 언동이라도 두 사람의 동의에 의한 상호보완적인 것이기 때문에 성희롱에 포함되지 않는다. 또한 특정인에게 무조건 커피 심부름을 시키거나 반말을 하는 것도 직장 예의에 벗어나는 행동이지만 성적 언동이 아니므로 성희롱에 포함되지 않는다.

(2) 직장 내 성희롱 예방 지침

성희롱에 해당되는 행위는 **남녀고용평등법 시행규칙** 제2조의 "직장 내 성희롱 판단을 위한 기준의 예시"에서 구체적으로 명시되었다. 이러한 "직장 내 성희롱 예방 지침"이 처음 제정되었던 2001년 11월 당시에 노동부는 "특정 신체부위를 음란한 눈빛으로 반복적으로 쳐다보는 행위"를 성희롱 항목에서 빼기로 결정하였다. 이러한 결정에서 노동부와 여성계는 각각 다음과 같은 주장을 하면서 팽팽하게 논쟁했었다. 노동부에서는 성희롱 의도가 없어도 성희롱 가해자로 지목돼 직장에서 성희롱 방지보다는 도리어 분위기를 삭막하게 할 수 있다는 지적이 많고, 너무 주관적이고 포괄적이어서 성적인 언어나 행동에 포함시키는 것은 무리이며, 당사자가 이를 부인하면 입증할 방법이 전혀 없어 다툼만 일으킬 뿐 실효성이 없다고 주장하였다. 반면에, 여성계에서는 여성은 남성의 눈빛을 1~2초만 봐도 음란하거나 느끼하다는 걸 감각적으로 알 수 있을 뿐만 아니라 '음란한 눈빛'은 성희롱의 초기 단계로 성추행이나 폭행 등으로 이어지는 신호로 볼 수 있는 만큼 성희롱으로 처벌해야 한다고 주장하였다.

a. 직장 내 성희롱 사례

직장 내에서 일어나는 다양한 성희롱 사례를 살펴보면 다음과 같다.

......

- A씨는 평소 여직원 K씨의 엉덩이를 만지거나 허리 뒤에서 껴안는가 하면, 성적 수치심을 유발시키는 노골적인 음담패설을 상습적으로 해 왔다. 그럼에도 불구하고 직속상관이라는 점 때문에 이를 밝히지 못하고 나중에 사실을 털어 놓았다.

- A씨는 총무과에서 근무하고 있는 여사원이다. 그녀의 직속 상관인 B계장은 종종 복도에서 그녀의 팔을 잡아당기거나 그녀를 멈춰 세우곤 한다. 그리곤 번번히 그녀의 다리, 걸음걸이, 옷맵시 등에 대해서 주저리주저리 떠들어댄다. A씨가 자신의 신체적인 특징에 대한 어떤 의견도 듣고 싶지 않음을 강력하게 주장할라치면, B계장은 번번히 A씨와

LAW

남녀고용평등법 시행규칙

제2조 (직장 내 성희롱 판단기준의 예시) 「남녀고용평등법」제2조 제2항의 규정에 의한 직장 내 성희롱 판단을 위한 기준의 예시는 별표 1과 같다. [개정 2006.2.28] [시행일 2006.3.1]

[별표 1] 〈개정 2006.2.28〉

직장 내 성희롱 판단을 위한 기준의 예시(제2조 관련)

1. 성적인 언동에 대한 예시

가. 육체적 행위

(1) 입맞춤이나 포옹, 뒤에서 껴안는 등의 신체적 접촉 행위

(2) 가슴, 엉덩이 등 특정 신체부위를 만지는 행위

(3) 안마나 애무를 강요하는 행위

나. 언어적 행위

(1) 음란한 농담을 하거나 음탕하고 상스러운 이야기를 하는 행위(전화통화를 포함한다)

(2) 외모에 대한 성적인 비유나 평가를 한 행위

(3) 성적인 사실관계를 묻거나 성적인 내용의 정보를 의도적으로 유포하는 행위

(4) 성적인 관계를 강요하거나 회유하는 행위

(5) 회식자리 등에서 무리하게 옆에 앉혀 술을 따르도록 강요하는 행위

다. 시각적 행위

(1) 음란한 사진·그림·낙서·출판물 등을 게시하거나 보여주는 행위(컴퓨터통신이나 팩시밀리 등을 이용하는 경우를 포함한다)

(2) 성과 관련된 자신의 특정 신체부위를 고의적으로 노출하거나 만지는 행위

라. 그밖에 사회통념상 성적 굴욕감 또는 혐오감을 느끼게 하는 것으로 인정되는 언어나 행동

2. 고용상의 불이익을 주는 것의 예시

채용탈락·감봉·승진탈락·전직·정직·휴직·해고 등과 같이 채용 또는 근로조건을 일방적으로 불리하게 하는 것

※비고 : 성희롱여부의 판단 시에는 피해자의 주관적 사정을 고려하되, 사회통념상 합리적인 사람이 피해자의 입장이라면 문제가 되는 행동에 대하여 어떻게 판단하고 대응하였을 것인가를 함께 고려하여야 하며, 결과적으로 위협적·적대적인 고용환경을 형성하여 업무능률을 저해하게 되는지를 검토하여야 한다.

관련된 사항에 대하여 이야기함으로써 그녀를 기쁘게 해주려 했던 것 뿐이라고 말한다.

- ○○회사에서 근무하고 있는 L씨는 40대 전문직 여성이다. L씨는 외부감사 후 감사관과 부서장 등이 함께 있었던 회식자리에 참석했다. 술이 취한 부서장이 "40대 여자가 최고로 물이 좋다"는데, "연애 한번 하자"며 끌어 안으려 하자 뿌리쳤다. L씨는 심한 욕설을 들어야 했다.

- A씨는 여성의 평등에 대해 그녀의 관점을 솔직하게 표현할 줄 아는 적극적 여성 공무원이다. 그녀가 새로이 부서에 배치된 이후 화면보호기에 완전누드 여성사진을 게재한 B주사에게 그 사진을 삭제해 줄 것을 몇 번이나 요청하였다. A씨를 더욱 불쾌하게 했던 일은 남성 또는 여성의 여러 성석부분을 집중적으로 표현한 사진이 그녀의 사내 우편함에 익명으로 배달된 것이었다.

- 중소기업 사장인 P씨는 자신의 요구를 들어주면 월급을 더 올려주고 다른 직원들 몰래 뒷돈도 대주겠다면서 여직원 J씨를 호텔로 끌고 가려 했다. J씨는 사장의 손을 가까스로 뿌리치고 도망쳤다.

- 구조조정을 추진하고 있는 ○○상사의 노무담당 L이사는 여사원 C씨가 "사장의 해외 바이어 접대에 동행하라"는 요구에 응하지 않았다는 이유로 지방에 있는 자회사로 보내 버렸다.

- 개인의원 원장인 L씨는 간호조무사인 K씨에게 어깨를 주물러 줄 것을 요구하였다. 그렇게 시작된 성희롱은 갈수록 강도가 세졌다. K씨는 원장에게 고소하겠다며 으름장을 놓았다. 그러자 원장은 두 손 모아 싹싹 빌었다. 그런데 그 뒤로 원장은 사사

건건 시비를 걸었다. 월급을 올려 주지 않는 것은 물론, 보너스도 주지 않았다.

• P씨는 91년 대학을 졸업하고 외국기업 한국지사에 입사하였다. 그런데 60세인 지사장이 "너를 좋아한다"는 등의 말로 수차례 치근덕거리기 시작했다. 그러나 지사장이라 어쩔 수 없이 참으며 지내던 어느 날, 사장은 그녀를 불러 "고참비서가 나가면 너를 비서로 해 주겠다"고 말하며 강제로 키스를 하려고 했다. P씨는 사장의 성희롱을 뿌리치고 방을 나와 버린 그 날 오후, 지사장으로부터 회사를 그만두라는 통지를 받았다. 그 이유는 "능력이 부족하다"는 것이었다.

……

이러한 성희롱은 특히 직장이나 학교에서 자주 발생한다. 대부분의 경우 남성이 상위자의 역할을 하고 있지만, 여성이 상위자로서 남성을 괴롭히는 예들도 있다. 우리나라의 성희롱 발생 정도를 조사한 보고서에 의하면, 남성의 87%가 성희롱을 행한 적이 있으며, 여성은 92.7%가 성희롱을 당한 적이 있다고 한다(월간중앙, 1999. 3).

b. 직장 내 성희롱 예방

한국 여성 민우회에서 제시한 〈성희롱 예방 지침서〉에 따른 "직장 내 성희롱 예방을 위한 남녀 직장인 10계명"을 참조하면 다음과 같다(서울신문, 1999.1.21).

① 음담패설을 삼간다.
② 평소 동료들 간에 존칭을 사용한다.
③ 성희롱으로 인한 불쾌한 감정은 분명히 표현한다.
④ 상대방의 싫다는 표현을 진지하게 받아들인다.
⑤ 회식 때 술 시중이나 블루스를 강요하지 않는다.
⑥ 직장에서 인터넷 음란사이트를 보지 않는다.
⑦ 직장동료의 신체에 대해 성적인 평가나 비유를 하지 않는다.
⑧ 불필요한 신체접촉을 삼간다.
⑨ 고정된 성역할을 강조하는 말을 하지 않는다.
⑩ 주위에 피해자가 있을 때는 적극적으로 돕는다.

이러한 직장 내 성희롱에 대처하는 가장 중요한 태도는 여성이 자신의 의사를 분명히 밝히는 것이다. 그럼에도 불구하고 자신의 의사에 반하는 성희롱이 계속 지속된다면 성희롱 사실을 다른 직원에게 알려 도움을 요청하고, 여직원회나 노조 또는 여성단체들에게 알려서 문제를 보다 원만히 해결하도록 도움을 요청하는 것이 좋다.

(3) 직장 내 성희롱에 대한 잘못된 통념

a. 직장 내 성희롱은 개인적인 사소한 문제이다

아니다! 직장 내 성희롱 가해자는 직장, 재산, 명예를 잃게 될 수 있다. 피해자는 정서적 불쾌감(당혹감, 수치심, 모욕감), 대인기피 현상, 주의 집중 곤란, 자포자기적 행동, 신경과민 등이 나타나고, 사소한 자극에도 잘 놀라거나 공포반응을 보이며 악몽에 시달린다. 그리고 업무능력 저하와 의욕상실, 직장생활 부적응, 빈번한 이직과 전직을 초래하는 등 심각한 피해를 준다. 또한 두통, 식욕상실, 소화불량, 불면증, 체중감소 및 증가, 수면장애, 월경불순, 위장병, 스트레스 등 질병을 가져온다. 따라서 회사에는 고용환경 악화로 직원들의 사기가 떨어져 생산성이 감소하고, 회사의 이미지가 추락하여 매출액이 감소할 수 있다. 직장 내 성희롱은 결코 개인적이거나 사소한 문제가 아니다. 조직과 개인에게 이루 말할 수 없는 큰 영향을 미치게 된다.

b. 성적 농담, 가벼운 접촉은 직장생활의 활력소가 된다

아니다! 이는 편견일 뿐이다. 특히 여직원들은

남성들의 성적 농담으로 수치심과 모욕감을 느끼게 된다. 성희롱 행위가 반복되면 업무 수행에 지장을 받게 되고 능력을 제대로 발휘할 수가 없게 되므로, 직장의 활력소가 아니라 업무환경을 어색하게 혹은 적대적으로 만들 수 있다.

c. 직장 내 성희롱은 무시해 버리면 그만이다

아니다! 직장 내 성희롱으로 괴롭힘을 당하고도 모른 척 지나가 버리거나 아무 일도 없었던 것처럼 태연하게 행동하는 것은 문제해결에 도움이 되지 않는다. 이러한 소극적인 행동은 오히려 가해자의 행위를 인정하는 것으로 받아들여지고 성희롱이 지속되는 결과를 가져온다. 일부 남성들은 여성의 반응 없는 태도를 '동의' 또는 '소극적 허락'으로 해석하면서 보다 과감하게 행동한다.

d. 성희롱의 피해자는 여성뿐이다

아니다! 성희롱은 힘이 있는 자가 힘없는 자를 성적으로 괴롭히는 것이다. 그러므로 남성도 성희롱의 피해자가 될 수 있다.

e. 성희롱의 문제제기는 상사나 이성동료를 괴롭히고, 직장분위기를 해친다

아니다! 성희롱의 문제제기는 피해자가 자신의 고통을 알려서 그 피해 상황에서 벗어나게 하고, 가해자로 하여금 더 이상 성희롱이 지속되지 않게 한다. 또한 이러한 문제제기를 통해 성희롱 없는 쾌적하고 건전한 고용환경을 만들어 나갈 수 있다.

f. 성적인 언어와 행동을 관심의 표현으로 받아들이기 때문에 거부하지 않는 것이다

아니다! 성희롱의 피해자는 불이익을 당할까봐 혹은 성희롱의 심각성을 인식하지 못하는 직장 내 분위기 때문에 거부의 표현을 하지 못하는 것이다.

9) 사이버성폭력

최근에는 남의 명의를 도용해 사이버 공간에서 성관계를 원한다는 메시지를 보내거나 헤어진 여자친구 이름으로 음란한 글을 올리는 속칭 사이버 스토커가 검찰에 적발되거나, 또는 펜팔사이트에 같은 대학에 다니는 여인의 이메일 주소와 전화번호를 공개해 스토킹 전화에 시달리게 하거나, 또는 특정 여성에게 이메일로 자신의 나체사진이나 난처한 글을 보내어 괴롭히는 등 이른바 **사이버성폭력**이 극심한 사회문제로 등장하였다. 정보통신윤리위원회의 통계자료에 따르면, 사이버 폭력 피해 상담 건수는 2001년 1,054건에서 2006년 7,050건으로 급증하였고, 이 중 사이버성폭력 피해 상담 건수는 2001년 204건에서 2006년 968건으로, 스토킹 피해 상담 건수는 2001년 22건에서 2006년 184건으로 급증하였다.

이와 같은 사이버성폭력은 사이버 공간의 익명성이 높은 이유로 가해자의 증거확보가 어려울 뿐 아니라 피해자의 생명이나 신체의 안전과 직접적으로 연관되지 않는 관계로 형사사법기관의 인지도가 낮아 법적 처벌이 제대로 이루어지지 않고 있다. 그렇지만, 사이버 공간에 게시된 정보는 빠른 시간 내에 광범위하게 확산되는 특징을 갖고 있기 때문에 그 피해 정도는 생각보다 매우 심각하다.

한국형사정책연구원에서 법무부의 수탁을 받아 실시한 사이버성폭력의 실태조사결과(한국형사정책연구원, 2000)에 의하면, 1999.8부터 2000.7까지 1년 동안 네티즌 5명 중의 1명(전체의 22.4%)꼴로 사이버 공간에서 **사이버성희롱**이나 **사이버스토킹**을 당한 적이 있다고 한다. 사이버성희롱 피해율은 전체의 21.3%이고, 사이버스토킹 피해율은 3.3%이었다. 한편, 이성으로부터 언어폭력 피해율은 26.6%, **사이버매매춘** 권유경험률은 7.1%이었다. 사이버성폭력을 한 번이라도 행한 적이 있는 네티즌은 전체의 7.5%로서, 피해율의 1/3 정도였다. 언어폭력 가해율은 17.1%, 사이버매매춘 가담률은 0.8%, 음란물유통판매는 0.8% 등으로 나타났다. 주된 피해대상을 보면, 성별로 남성네티즌은 19%인데 비해, 여성네티즌의 27%가 피해경험이 있으며, 연령대로는 20대와 10대의 피해율이 각기 26.7%, 24%으로, 대체로 젊은 여성층이 주 피해대상이라는 점을 확인할 수 있다.

이상에서의 각종 통계 및 조사결과들은 사이버 공간에서의 불쾌한 성적 메시지전달, 성적 모욕·성희롱 등이 새롭게 등장한 심각한 사회문제임을 보여주고 있다. 가장 흔하게 발생하는 성희롱 내용은 성과 관련된 행위(키스나 포옹 등의 행위)묘사, 번섹·컴섹·매매춘 등의 제안, 흥분시켜주겠다는 제안 등이고, 양태는 반말조로 음란대화 강요, 강제적·단순 반복적인 대화요구, 예의로 무장하여 제안하는 경우, 애매한 표현을 사용하여 일단 초대한 뒤, 노골적으로 음란성대화를 요구하는 경우 등이다.

2. 성폭력 사건 사례

1) 미성년자 강간(김○○ 사건)

(1) 사건 발생

1991년 1월 30일 김씨(32세)가 2개의 과도를 들고 송씨집을 찾아가 송씨(57세)의 하복부와 성기부분을 2번씩 찔러 살해함으로써 사건이 발생하였다.

(2) 사건 동기

1970년 김씨가 9세때 전북 ㄴ군 고향마을에서 자신의 집 이웃 구멍가게에 물건을 사러 갔다가 주인 송씨(당시35세)가 침을 발라 강간을 하여 음부에 피가 나는 성폭력을 당했고, 14살이 되어서야 이것을 강간이라고 인지를 하였다. 1981년 20세에 결혼을 하였으나. 불면증, 대인기피 증세, 강박관념, 자폐증상, 부부관계 거부로 인해 두 달 만에 파경을 맞이 했고, 1986년에는 그 증세가 더욱 가중되었다.

(3) 사건 경과

1992년 8월 전주지법에서 징역 2년 6월에 집행유예 3년과 치료감호를 선고받고, 1993년 5월 1일 충남 공주 치료감호소에 수용되어 약 1년 7개월간의 치료감호가 종결되어 출소하였으며, 전주 ㅇ병원에 입원하여 한달 가량 치료를 받았다.

2) 근친상간(김○○·김○○ 사건)

(1) 사건 발생

1992년 1월 17일 김양(21, 서울D대 무용2)이 의붓아버지인 김씨(51, 전C지검 사무과장)를 애인인 김군(21, 서울D대 사회체육2)과 함께 공모하여 김군이 김씨를 살해하고 강도로 위장한 후에 자수함으로써 사건이 발생하였다.

(2) 사건 동기

김양은 초등학교 5학년 겨울방학 때 의붓아버지로부터 처음 강간을 당했고, 초등학교 6학년 때부터는 의붓아버지 김씨와 어머니가 자는 방에서 함께 잠을 잤다. 그 후 의붓아버지 김씨로부터 10여년간 지속적인 성폭력을 당해 왔다. 김양의 애인인 김군은 김양으로부터 의붓아버지인 김씨와의 관계를 고백받고 같이 번민하다가 김씨를 살해하고 강도로 위장하기로 공모하였다.

(3) 사건 경과

1992년 3월 28일 "정상은 참작되나 살인을 한

것은 용서할 수 없다"는 이유로 김양과 김군에게 존속살해 및 살인죄를 적용하여 각각 징역 12년이 구형되었고, 1992년 4월 4일 "피고인이 의붓아버지에게 10여 년 동안 성폭행 당한 정상을 참작해 구형량보다 낮은 형을 선고한다"는 판결로 김양에게 징역 4년, 공범인 애인 김군에게 징역 7년이 선고되었다.

1992년 4월 9일 "의붓딸을 상습적으로 성폭행한 김씨를 살해한 것은 정당방위로 볼 수 있어 무죄에 해당한다"며 김양측은 항소를 하였다. 1992년 8월 24일 항소심 결심공판에서 "사건의 동기나 정황을 볼 때 정상을 참작할 부분들이 많은 것은 사실이지만 한사람의 고귀한 생명을 빼앗은 데다 범행을 고의적으로 은폐하려 했다"며 살인죄를 적용하여 원심 구형량대로 각각 징역 12년을 구형하였다. 그러나, 1992년 9월 14일 항소심 선거공판에서 "김피고인은 어린시절부터 의붓아버지인 피해자로부터 강간을 당한 이래 10여 년간 그의 성적 노리개로 비참한 생활을 강요당해 온 가해자인 동시에 피해자"라며 김양에게 징역 3년에 집행유예 5년을 선고하였고, 김군에게는 "범행을 직접 실행했다"는 이유로 징역 5년의 실형을 선고하였다.

1992년 11월 10일, 김양은 "불의를 보고 남의 일 보듯 그냥 지나칠 수 없다고 생각했던 젊은 청년의 정의감을 제3자라고만 단정지을 수 있는지요"라고 언급하고, 김군 아버지(60)는 "사람은 죽였으되 인륜을 저버린 아버지가 딸 자식을 성폭행하는 것에 대한 젊은이의 의기를 도덕적인 사회 정의로 승화시켜달라"며, 김양과 김군 측은 대법원에 상고를 하였다. 그러나, 1992년 12월 22일 대법원에서 "김피고인등은 범행이 우발적으로 이뤄진데다 당시 심신 미약상태에서 행해진 정당방위 행위라고 주장하고 있으나, 피고인들이 흉기로 의붓아버지를 살해한 뒤 강도 살인으로 위장키 위해 미리 준비한 공업용 테이프로 손발을 묶고 방안을 흐트러 놓는 등 사전에 계획된 범행임이 명백하며, 따라서 이유없다"며 상고를 기각하여 유죄판결을 내린 원심을 확정하였다. 이 사건은 추후 "**성폭력특별법**" 제정에 기여하였다.

3) 부부 강간(보비트 성기절단 사건)

1993년 11월 로리나 보비트(24, 손톱미용사)가 자택에서 남편 존 웨인 보비트(26, 술집경비원)가 술에 취해 잠든 사이 흉기로 존의 성기 2/3를 잘라낸 뒤 이를 길가에 버리는 사건이 발생하였다. 보비트는 남편이 수시로 강압적인 부부관계를 요구해 참다못해 범행했다고 주장하였으며, 1994년 1월 21일 로리나 보비트 피고인은 일시적 정신이상으로 인한 범죄로 받아들여져 무죄판결로 석방되었다.

4) 성희롱(우조교 사건)

(1) 사건 발단

1993년 8월 24일 ㅅ대학교 ㅈ대 조교인 우씨(25)가 "92년 5월 기기조작을 위해 유급조교로 채용되었으나 담당 신모교수가 줄곧 성적으로 접근해와 이를 거절하자 재임용에서 탈락시켰다"며 "담당교수로부터 성희롱을 당했다"는 대자보를 게재함으로써 사건이 발단되었다.

(2) 사건 동기

우조교 측에서 제시한 성희롱의 증거는 다음과 같다.

- 기기조작(NMR) 연수과정에서 교육내용과 관계없이 팔을 어루만지고 등 뒤에서 포옹하는 자세를 취했다.

- 교육시킨다는 핑계 아래 등에 가슴을 밀착시켰다.
- 짧은 치마를 입었을 때 장시간 세워 놓고 주시하였다.
- 정식 근무 직후에 교수와 단 둘이서 입방식을 갖자고 요구하였다.
- 교수 연구실에서 옷을 갈아 입고 산책을 같이 하자고 요구하였다.
- 등산, 여행 등 원치않는 데이트를 집요하게 요구하였다.

이에 따른 신교수 측의 주장은 다음과 같으며, 우조교를 명예회손 및 협박혐의로 서울지검에 고소하였다.

- 우씨가 93년 8월 조교직에서 해임된 데 불만을 품고 성희롱 문제를 제기하고 있다.
- 교육과정에서 발생한 자연스런 행동이 너무 예민한 여조교에게 오해를 받았을 뿐이다.
- 여조교가 "싫다"고 확실히 자기의 감정을 표현하지 않았다.

신교수 측의 주장에 대한 우조교 측의 주장은 다음과 같다.

- 성희롱을 거부했다는 이유로 재임용에서 탈락한 것은 부당하며, 후임 조교도 똑같은 피해를 당할 것이라는 생각이 들었기 때문에 문제를 제기한 것이다. 따라서 재임용이 됐다면 이를 문제삼지 않았을 것이다.
- 말로 "싫다"라는 표현을 하는 것은 계면쩍었기 때문에, 자리에서 일어나 손을 털어내거나 두꺼운 파카를 한 여름에 입는 등의 방법으로 자신의 부정적 의사를 표현했다.

(3) 사건 경과

총학생회측에서 진상조사단을 구성하고 신교수의 사과와 자진사퇴를 요구하였다. 또한 한국성폭력상담소, 여성단체연합, ㅅ대 총학생회, 대학원자치협의회 등 12개 여성단체로 'ㅅ대 조교 성희롱 사건 공동대책위원회'를 구성하여 변호인단을 선임하고 신교수와 ㅅ대 총장, 국가를 상대로 5천만 원의 손해배상 청구소송을 제기하였다.

1994년 4월 18일 서울 민사지방법원에서는 다음과 같은 이유로 "직장 내에서 실질적인 영향력을 가진 신교수가 행한 성적접촉이나 농담은 성희롱의 범주에 포함된다"며, "피고 신교수는 원고에 3천만 원의 위자료를 지급하라"고 선고하였다.

- 신교수가 성추행에 가까운 지속적인 성희롱을 한 점
- 신교수가 우조교의 성희롱 거부 후 재임용 탈락까지 6개월 이상 실험실로 우조교의 활동범위를 제한하고 사사건건 시비를 거는 등 심한 스트레스를 받게 한 점
- 성희롱 거절 후 결국 이를 이유로 우 전조교를 해고해 경제적, 정신적으로 고통을 준 점

신교수 측은 2명의 변호사를 새로 선임하고 "신체적 접촉이 있었다는 실험실에 대한 현장검증을 통해 성희롱 사실이 결코 있을 수 없었다는 점을 입증하겠다"며 항소하였고, 우조교 측도 1심에서 국가와 학교당국의 감독책임이 인정되지 않은 데 대해 강한 불만을 표시하고 항소하였다.

1995년 7월 25일 서울고법에서는 다음과 같은 이유로 신교수에게 무죄를 선고하였다.

- "'**성적괴롭힘**'이란 직장 내에서 근로자에 대한 실질적인 영향력을 가진 자가 상대방이 원치 않

는 상태에서 성적 접촉 언동 등으로 성적굴욕감을 느끼게 하거나 고용조건 등에 대해 성차별적인 불이익을 주는 것" 이라고 정의한다.

- 이 규정은 직장 내에서 행해지는 성적 접촉이나 언행이 고용관계 등을 미끼로 악의적으로 행해진 경우에 한해 제한적으로 적용되어야 한다.
- 신교수가 성적 접근을 거부했다는 이유로 우씨를 탈락시켰다는 명백한 근거가 없다.
- 신교수의 성적 접촉이나 농담의 경우 사회적 통념으로 비추어 노골적이거나 악의적이었다는 명백한 입증이 없으므로 굴욕적인 근로환경을 조성했다고 볼 수 없다 .

항소심 판결이 나자 여성단체를 비롯한 우조교 측에서는 "항소심이 성희롱의 정의와 범위를 부당하게 제한" 했고, "남성 위주의 시각에서 이 사건을 해석함으로써 결국 남성인 신교수에게 면죄부를 준 셈"이라며, "여성 인권의 옹호 및 본인의 권리를 되찾기 위해 대법원에 상고키로 했다"고 발표했다.

1998년 2월 10일 대법원에서는 다음과 같은 이유로 "신씨는 원고 우씨에게 5백만 원을 지급하라"고 최종 선고하였다.

- 남녀관계에서 상대방에게 성적 관심을 표현하는 행위는 자연스러운 것으로 허용돼야 하지만 그 행위가 상대방의 인격을 침해, 고통을 주는 정도라면 위법이다.
- 특히 직장 내 성희롱은 상식과 관행에 비춰 위법성이 있는지 여부만 가리면 되지 원심 판단과 같이 피해자가 성희롱으로 인해 업무능력을 저해당했다거나 정신적 안정을 해쳤다는 점 등을 입증해야 되는 것은 아니다.
- 피고 신교수의 성희롱 행위는 직무와 관련된 게 아니므로 사용자에게 책임을 물을 수 없다.

3. 성폭력의 대처

1) 성폭력의 발생

강간범의 주목적은 성욕 충족이기 보다는 오히려 여성에게 욕을 보임으로써 자기의 힘을 과시하고, 욕구불만을 발산하고자 하는 저의가 있는 것으로 해석된다. 그러나 일반인들은 흔히 여성(희생자)이 강간범을 유혹한 것이 아닌지 또는 은근히 강간을 즐기지 않았는지, 더구나 여성이 자세를 취해 주지도 않았는데 어떻게 성교를 할 수가 있었는지 의아해 하는 것이 사실이다. 후면성교(rear intercourse)를 시도하는 동물들의 경우에는 보통 암컷의 의지에 따라서 교미가 수행되므로 강제적인 성교의 성립이 불가능하지만, 성교의 자세가 후면성교로부터 **정면성교**(face-to-face intercourse)로 이동하게 된 인간의 경우에는 여성의 의사와는 상관없이 성적으로 흥분되지 않은 여성과의 강제적인 성교가 언제나 가능하다(그림 8-1a). 더군다나 여성의 성폭력 피해상황은 처절하리만치 폭력적이어서 여성의 의지와 관계없이 성폭력이 발생할 수 있다(그림 8-1b). 한 성폭력 피해 사례를 살펴보면 다음과 같다.

……

25세의 결혼 1년된 평범한 여성이 직장을 마치고 집으로 가던 중 군복을 입은 남자가 탄 자가용 한 대가 서서 길을 물었다. 설명을 잘 했는 데도 모른다고 하며 함께 동행할 것을 요구하였다. 이상한 느낌이 들어 거절하고 집 방향으로 걷고 있는데 다시 그 자가용이 바로 옆에 서서 남자가 내렸다. 순간 도망쳐야겠다고 생각했는데 복부를 맞고 구타를 심하게 당하고 나서 자가용에 끌려 들어가서 얼굴이며 머리를 더 맞은 상태에서 성폭행을 당했다. 이때 임신 3개월이었는데 그로 인한 충격으로 유산되었다. 그 후 남편과 이혼하고 정신적 충격으로 정신병원에 입원하던 중 자살하여 목숨을 잃었다.

……

(a)

(b)

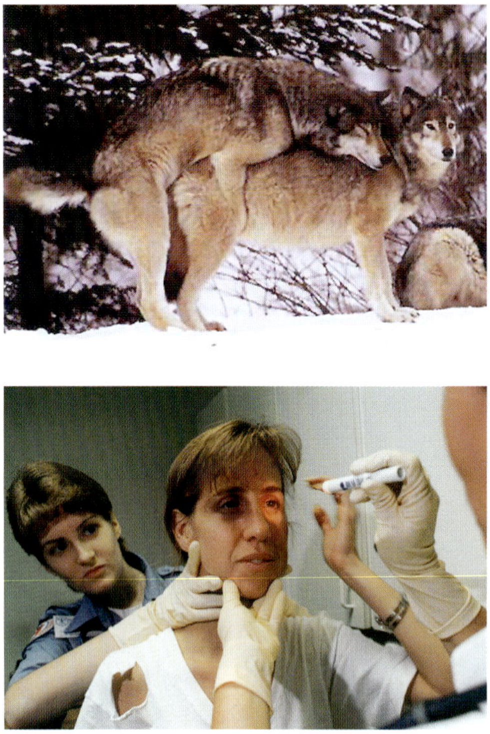

그림 8-1. 성폭력의 발생
(a) 후면성교를 시도하는 동물. 인간은 정면성교를 하므로 강제적인 성교가 가능하다. (b) 성폭력(가정폭력) 피해 여성. 성폭력의 폭력성은 피해자를 무력하게 만든다.

이러한 사례는 성폭력의 비인간적인 폭력성이 피해자를 어떻게 무기력하게 만들고 있는지를 잘 말해 주고 있다.

2) 강간상해증후군

강간을 당한 여성은 거의 대부분이 매우 강렬한 심리적인 충격을 받게 되고, 공포감과 분노, 절망감을 갖게 될 뿐 아니라 그 후유증으로 심인성 질환, 성에 대한 혼란, 성교에 대한 혐오감 등이 수개월간, 어떤 경우에는 수년간이나 남아 있을 때도 있다. 이와 같은 **강간상해증후군**(rape trauma syndrome)은 다음과 같이 급성기에서 위축기로, 그리고 회복기로 진행된다.

(1) 급성기

급성기에는 수시간에서 수일간 감정의 억제력을 완전히 잃은 사람에서부터 침착하게 행동의 자제력을 갖고 있는 사람에 이르기까지 여러 모양을 볼 수 있다. 육체적인 고통으로는 상처의 고통, 두통, 수면장애 등이 있고, 행동양식으로는 공포와 마음의 동요, 불안, 분노, 죄책감, 우울증, 집중력 장애 등이 나타난다.

(2) 위축기

위축기는 장시간의 새 적응기로서 재편기라고도 한다. 이 시기에는 갑작스러운 회상과 악몽이 계속되고 공포증이 나타나는 수도 있다. 성병을 얻거나 임신을 하게 되면 회복은 더 어렵다. 이 기간은 수개월에서 수년이 걸리며 피해자가 자기 생활에 대한 통제력을 다시 얻게 되는 것이 중요하다. 이 시기에 주위의 관심과 배려가 피해자를 회복시켜 정상적인 생활로 돌아오게 하는 데 중요한 역할을 한다.

(3) 회복기

회복기는 사건을 잊고 상처로 그냥 남겨두는 시기이다. 이 시기에는 정상으로 회복되는 사람과 정신적으로나 육체적으로 성적 불능에 빠지는 사람으로 나뉜다. 성폭력을 당한 대부분의 피해자가 심각한 정신질환을 앓는 것을 보면 정상적으로 회복하는 데는 상당한 고뇌와 주위의 따뜻한 관심이 필요하다는 것을 알 수 있다. 과거에 정신질환이 있었다든지, 40세가 넘었다든지, 전혀 모르는 사람에게 성폭력을 당했다든지, 피해자 집에서 당한 경우의 대부분이 정신질환에 빠지게 된다.

강간을 당한 피해자는 인생에서 가장 불행한 일을 경험한 것이다. 피해자는 말할 것도 없이 가족과 주위의 많은 것이 파멸되고 혼란스러워진다. 이러한 강간의 후유증은 그 남편이나 연인의 태도에 따라 크게 좌우된다. 남성측의 고통도 뼈저리겠지만 남성은 여성으로 하여금 희망을 갖고 새로운 출발을 할 수 있도록 감싸주는 것이 매우 바람직하다. 그렇지 않으면 여성은 심한 심리적 갈등과 모욕감으로 고민하게 되고 성관계를 절대적으로 회피하게 될 수도 있다. 이와는 반대로, 소수이지만 강간당한 반발심에서 오히려 충동적인 성욕충족에 내몰려, 이 남자 저 남자와 성관계를 가지면서 강간당할 때의 기억을 떨쳐버리려는 여성도 있다. 이와 같이 강간은 남녀 모두에게 엄청난 희생과 고통을 주는 것이기 때문에 가능하면 **성전문가**와 **심리상담**을 하는 것이 필요하다.

3) 성폭력 후의 대처

일반적으로 성폭력을 당한 사람의 신고건수는 2%에 불과하며 특정 유형의 성폭력만이 노출되고 있다. 그동안 감추어져 온 98%의 성폭력에 대한 문제의 심각성과 본질을 일반인들이 바로 알게 하는 것이 중요하다.

우선 성폭력을 당한 피해자와 그 가족이 알아야 하는 사항을 요약해 보면 다음과 같다.

(1) 즉시 병원을 찾아야 한다

24시간 이내에 폭행을 당했을 경우에는 그 당시 모습 그대로의 옷차림으로 몸을 씻지 말로 병원을 방문하여야 한다. 성교 18시간 이내에 질 내에 사정된 정자가 발견되는 확률은 100%이나, 72시간이 지나면 발견률은 50%로 떨어진다. 따라서 피해자와 가족들은 주위에 알리는 것이 두렵고 힘들겠지만 용기를 내어 병원을 방문하여 증거로서 검사를 통해 확인해 두는 것이 중요하다. 정충의 확인, 산성인산분해효소(acid phosphatase; ACP)의 분석, 이물질 항원(foreign antigen)에 대한 조사뿐만 아니라 피해자의 신체나 의복에서 음모나 이물질에 대한 감정 또한 관례적으로 해야 한다. 명백한 외상이 있을 때에는 사전에 동의를 얻은 후 사진을 찍어 의학적 기록의 일부분으로 보관해야 한다.

(2) 산부인과 치료를 받아 임신과 성병을 예방해야 한다

성폭력에 의해 임신이 되는 경우가 종종 있기 때문에 전문의의 계속적인 관찰이 필요하다. 또한 정신과 치료를 함께 받는 것이 좋다. 일차적으로 산부인과에서 치료를 받은 후에 **정신과 의사**나 **상담전문가**에 의한 상담을 통해 피해자의 안정과 대책을 논의하면서 치료를 병행하는 것이 필요하다.

(3) 피해자의 인식의 전환이 필요하다

대체로 성폭력을 당한 사람은 가해자와의 성관계에 집착하여 자신의 정신과 육체가 더럽혀지고 못쓰게 되어 파멸되었다고 느끼는 경우가 많다. 이러한 부정적인 자아개념과 낮은 자존심이 변화하도록 기다리며 도와야 한다. 또한 피해자의 실망과 무력감을 감소시키기 위해 이제 안심해도 된다는 식의 비현실적인 이야기보다는 제한된 범위에서 자유와 안정을 누릴 수 있도록 교육해야 한다(채규만, 2001).

(4) 새로운 인생을 설계하는 것이 필요하다

피해를 당한 후 자신의 주위 환경을 바꾸어서 과거에 알고 지내던 많은 것들을 새롭게 시작하여 과거의 감정에 집착하지 않고 미래의 어떤 분야에서 자신의 삶을 개척해 나갈지 생각하도록 격려해야 한다.

4) 성폭력의 잘못된 통념들

'성폭력예방치료센터'에서 제공하는 성폭력의

잘못된 통념 열 가지를 들어보면 다음과 같다.

(1) 강간만이 성폭력이다

우리는 흔히 심한 성추행이나 강간만을 성폭력으로 생각하는 경향이 있다. 그러나 정확히 말해서 상대방의 의사에 반하면서 상대방에게 불쾌감이나 공포, 불안 등을 주는 모든 성적 행위는 성폭력이다. 이를테면 직장 내에서 여성을 대상으로 한 짙은 농담, 지하철 같은 공공 장소에서의 추근거림, 성기 노출, 음란 전화, 음란 통신, 아내 구타, 인신매매, 강요된 매춘, 포르노(음란 영화, 비디오, 만화, 음란 도서) 등도 모두 성폭력이다. 이렇게 보면 성폭력은 우리의 일상 문화의 한 부분으로 스며들고 있고 모든 여성들은 '단지 여성이라는 이유만으로' 크고 작은 성폭력에 항상 노출되어 있다고 하겠다.

(2) 강간은 폭력이 아니라 조금 난폭한 성관계다

바로 이러한 통념 때문에 피해 여성은 사건을 신고하지 않고 사실을 은폐시키며 깊은 자책감이나 수치감, 절망감 등에 빠진다. 성관계란 남녀간에 애정이나 친밀감 등을 나타내는 의사소통과 상호 교감의 한 방법이다. 따라서 힘과 물리적, 심리적 강제를 수반하는 강간은 성관계가 아니라 단지 남성의 성이 공격 무기가 되어 여성의 성을 침해한 폭력행위일 따름이다. 물론 남성 성기의 삽입이라는 행위가 일어나지만 그것은 여성의 의지와 관계없이 완력으로 일어난 행위이기 때문에 이를 정상적인 성관계라고 할 수 없다. 따라서 강간당한 여성은 순결을 잃은 것이 아니라 폭력을 당한 사고인 것이다.

(3) 성폭력은 나에게는 일어날 수 없는 일이다

사람들은 성폭력 문제가 심각하다고는 느끼지만 대부분 자신과는 무관하며, 본인 스스로 조심한다면 성폭력을 방지할 수 있다고 생각한다. 그 동안 2%의 성폭력만 알려져 왔기 때문에 이렇게 생각하는 것은 당연하다. 그러나 성폭력은 특정 연령, 계층 혹은 장소에서만 일어나는 것이 아니라 나이, 종교, 직업, 교육 정도, 사회적 지위, 용모에 관계없이 모든 여성들에게 일어나고 있다. 따라서 여성 스스로 조심하는 것은 최소한의 임시방편이며, 여성의 행동을 제약하고 구속하는 것일 뿐 적극적인 대책이 되지 못한다. 성폭력을 방조하거나 부추기는 사회풍토의 척결과 이를 위한 법적 제도적 장치가 마련되어야 한다.

(4) 성폭력은 남성의 성충동 때문에 일어나는 우발적 범죄이다

사례 조사에 따르면 70% 이상이 우발적 범죄보다는 계획된 범죄로 나타나고 있다. 가해자는 성폭력의 시간과 장소를 치밀하게 계획하고 실행에 옮긴다. 가해자에 관한 한 연구에 의하면, 성폭력을 하게 되는 동기는 성충동에 따른 것도 있지만 자신에 대한 불만이나 분노, 소외감의 표출일 때가 많고 때로는 자신의 남성다움을 과시하거나 능력을 입증하는 방법으로 성폭력을 하는 것으로 나타난다. 그리고 성폭력이 쉽게 이러한 수단이 되는 것은 남성의 성은 억제할 필요가 없을 뿐 아니라 여성의 성을 남성의 소유로 생각하는 남성 중심적 성문화, 남성의 공격적 성행동을 '남성다운 행동'이라고 묵인하거나 심지어 조장하는 사회적 풍토, 여성의 낮은 사회적 지위 그리고 여성 비하의식 때문이라고 할 수 있다.

(5) 여성들의 심한 노출이 성폭력의 주범이다

여름철만 되면 각종 매스컴에서는 여성의 노출과 성폭력을 문제 삼지만, 이것은 성폭력 문제의 본질을 보지 못한 잘못된 생각이다. 여성의 심한 노출이 남성의 성충동을 야기시키기도 하지만, 성폭력은 노출이 심한 여성에게만 일어나는 것도 아니고, 여름철에만 일어나는 것도 아니다. 피해자의 옷차림이나 언동에 성폭력 책임을 전가하거나 범죄를 정당화시킬 수는 없다.

(6) 대부분의 강간은 '낯선 사람'에 의해 발생한다

실제로 강간 피해는 모르는 사람보다 아는 사람에 의한 경우가 더 많다. 아는 사람에 의한 강간이 전체의 80% 이상을 차지한다. 이때 아는 사람이란 데이트 상대나 애인, 선후배, 직장동료나 상사, 이웃집 아저씨나 아는 오빠, 근친(아버지, 의붓아버지, 오빠) 또는 친인척(사촌오빠, 형부, 삼촌, 이모부, 고모부) 등인 경우가 많다. 이러한 통념 역시 성폭력을 남성의 성충동에 의해 일어나는 우발적인 범죄로 보는 인식이 전제된 것이다.

(7) 강간범은 정신이상자다

많은 사람들이 강간범은 저소득층의 성격 파탄자나 정신이상자이며 대체로 정상적인 일상생활을 하지 못하는 사람이라고 믿는다. 그러나 사례를 보면 가해자가 정신이상자인 경우는 소수이고, 대부분의 가해자는 일반인과 다를 바 없는 사람들이다. 직업이나 계층적 특수성도 나타나지 않고 있다. 도리어 성실한 직업인으로 혹은 착실한 사람으로 평가받는 사람도 있다. 이들은 자신의 소외감, 열등의식, 박탈감, 분노 등을 표출할 대상으로 성적인 공격에 대해 무력하다고 생각되는 여성과 어린이를 택했을 뿐이다.

(8) 여성이 끝까지 저항하면 강간은 불가능하다

흔히 "흔들리는 바늘에 실을 꿸 수 있느냐?"며 끝가지 저항하면 강간은 불가능하다고 생각한다. 그래서 화간으로 몰고가거나 피해여성을 정조관념이 없는 여성으로 매도하기도 한다. 정상적인 성관계 시 여성이 거부하겠다고 하면 어느 정도 일리있는 얘기일 수 있으나, 성폭력은 다르다. 강간범은 많은 경우 말로 위협하는 정도에서 그치지 않고 때리거나 흉기로 위협하여 피해자의 의지를 무력하게 만든다. 따라서 피해 상황은 흔들리는 바늘이 아닌 꽉 잡혀 있는 바늘과도 같은 상태다. 피해자인 여성은 극도의 공포와 수치심으로 저항하기보다 무력해지기 쉬운 것이다.

(9) 부부간에 강간이란 있을 수 없다

아직도 많은 사람들은 우리 사회에서 부부강간을 언급하는 것은 시기 상조라거나 부부 사이를 이간질하는 것이라며 못마땅해하는 것이 현실이다. 그리고 도대체 부부 강간이란 있을 수 없다고 한다. 그러나 아내 구타에 관한 보고서들에 의하면 심한 구타 후 강제적으로 성관계를 요구하는 경우가 많은 것으로 나타난다. 그리고 구타당하는 아내들은 이때가 가장 죽고 싶을 정도로 고통스럽다고 한다. 이것은 분명 아내에 대한 성적 학대이자 강간 행위이다. 왜냐하면 아내는 남편의 소유물이 아니며 자신의 몸과 성에 관한 사항을 결정할 권리는 자기 자신에게 있기 때문이다.

(10) 성폭력은 젊은 여성에게만 일어난다

강간당한 여성의 평균연령은 10대 후반이고 10세 여아에서 19세 처녀에 이르는 연령의 피해자가 가장 많으나, 성폭력은 젊은 여성에게만 일어나는 것이 아니다. 만13세 미만의 어린이에 대한 성폭력이 전체 성폭력의 30%가 넘으며, 성폭력 피해는 최하 생후 4개월의 아기부터 70세 이상의 할머니에 이르기까지 나이를 가리지 않고 일어난다.

4. 낙 태

1973년 미국 대법원은 **낙태**(induced abortion)가 합법적인 의료 행위라는 판결을 내려 논란이 이루어졌었다. 국가는 산모의 건강을 보호하기 위하여 제2삼분기(임신 13주~26주)에서의 낙태는 금지할 수 있지만, 제1삼분기(임신 12주 이하)에서의 낙태 결정은 당사자인 여성과 담당의사의 사적인 문제라는 것이다. 그러나 오늘날에는, 낙태는 피임의 한 방법이 아니라 한 어린 생명을 죽이는 명백한 살인인 것으로 규정하고 있다. 우리나라에서는 낙태를 요구한 여성뿐 아니라 낙태시술을 한 사람도 형법상 처벌받도록 규정[**형법 제269조, 제270조**]하고 있지만. 2004년 기준으로 낙태 수술이 34만

> LAW
>
> **형법 제27장 낙태의 죄**
>
> 제269조 (낙태) ① 부녀가 약물 기타 방법으로 낙태한 때에는 1년 이하의 징역 또는 200만원 이하의 벌금에 처한다. [개정 95.12.29]
> ② 부녀의 촉탁 또는 승낙을 받어 낙태하게 한 자도 제1항의 형과 같다. [개정 95.12.29]
> ③ 제2항의 죄를 범하여 부녀를 상해에 이르게 한 때에는 3년 이하의 징역에 처한다. 사망에 이르게 한 때에는 7년 이하의 징역에 처한다. [개정 95.12.29]
> 제270조 (의사 등의 낙태, 부동의 낙태) ① 의사, 한의사, 조산사, 약제사 또는 약종상이 부녀의 촉탁 또는 승낙을 받어 낙태하게 한 때에는 2년 이하의 징역에 처한다. [개정 95.12.29]
> ② 부녀의 촉탁 또는 승낙없이 낙태하게 한 자는 3년 이하의 징역에 처한다.
> ③ 제1항 또는 제2항의 죄를 범하여 부녀를 상해에 이르게 한 때에는 5년 이하의 징역에 처한다. 사망에 이르게 한 때에는 10년 이하의 징역에 처한다. [개정 95.12.29]
> ④ 전3항의 경우에는 7년 이하의 자격정지를 병과한다.

2,433건이나 행해졌다. 이러한 결과는 고려대 의과대학 산부인과와 예방의학교실이 보건복지부의 의뢰를 받아 2004년 11월부터 2005년 9월까지 전국 775개 의료기관과 15~44세 사이의 가임기 여성 4,000명을 대상으로 실시한 "전국 인공임신중절 실태조사 및 종합대책 마련" 연구보고서에 따른 것이다. 그러나 공식 집계되지 않은 사례를 감안하면 한해 80만~110만 건의 낙태수술이 이뤄진 것으로 낙태반대운동연합은 추정했다. 또한 같은 보고서에 따르면 기혼여성의 낙태 수술 건수는 전체의 약 58% 가량인 19만 8,500여 건, 미혼여성은 42% 가량인 14만 3,900여 건이었으며, 1,000명당 기혼여성 28.6건, 미혼여성 31.6건으로 분석되었다. 연령별 낙태 수술 비율은 20~24세가 1000명당 42.1건으로 가장 많았으며, 25~29세 40건, 30~34세 38.1건 순이었다. 이밖에 시술의료기관 기초조사 결과, 설문에 응답한 전국의 산부인과 병·의원 775개 기관(전체의 34%) 의 80% 가량이 낙태시술을 하고 있는 것으로 집계됐다.

최근에 만 20세를 전후한 미혼인 여대생들에 대한 낙태 의식조사 결과에 따르면, 혼인 전에 임신이 된 경우 53.0%가 결혼을 통해 문제를 적극적으로 해결하겠다는 의지를 보인 반면에 상당수(41.0%)의 여대생들은 부득이 낙태를 하겠다고 하였다. 그밖에 5.6%가 아이를 출산하여 키우겠다고 하였으며, 0.4%가 아이를 출산하여 입양기관에 맡기겠다고 하였다. 혼인 후에 원치않는 아이를 임신한 경우에는 59.7%가 무조건 출산하여 직접 양육하겠다고 한 반면에 상당수(32.5%)가 경제적·정신적·신체적으로 고통스럽다면 부득이 낙태를 선택하겠다고 하였다. 그밖에 7.1%가 성별 검사 후 출산여부를 결정하겠다고 하였으며, 0.7%가 입양기관 및 대리부모를 통해 키우겠다고 하였다(이병화, 2006).

1) 낙태 이유

낙태가 살인이라는 의식이 높아지고는 있지만 피치 못할 상황이라는 것이 제기되어 찬반이 서로 엇갈리고 있다. 이에따라, 이러한 피치 못할 상황을 모자보건법 상에 제정하여 낙태의 허용한계를 정해놓고 있다[**모자모건법 제14조**]. 여기서 피치못할 상황이란 무조건 태아의 생명을 죽여야 할 상황으로 인식해서는 안되며, 국가가 한 생명의 생사를 법적으로 정할 수 없어서 태아의 생사 결정을 태아를 가장 사랑할 것이라고 판단되는 부모에게 위탁할 수 밖에 없는 상황으로 인식해야 한다. 따라서 부모는 자신의 태아가 모자보건법 상 낙태의 허용한계에 포함된다 하더라도, 자신의 아이의 생명을 귀하게 여겨야 하며 신중하게 결정해야 할 것이다.

그러나 우리가 직면한 현실에서는 모자보건법상에 제정되어 있는 피치 못할 상황(부득이한 사정으로 28주 이내 낙태하는 경우로 건강보험이 적용됨) 때문에 낙태를 하는 건수는 1만 4,900여 건(4.4%)에 불과하다. 연령별로는 30~34세가 5,100여건, 25~29세가 4,200여 건이었다. 나머지 95% 가량인 33만 여 건은 불법 시술을 받은 셈이다(문화일보, 2006.10.11). 더군다나 일부 산부인과 의사나 돌팔이 의사들이 성감별을 불법으로 실시하여 여아의 낙태를 유도하고 있다. 낙태가 얼마나

LAW

모자보건법 및 모자보건법 시행령

◉모자보건법

제2조 (정의) 이 법에서 사용하는 용어의 정의는 다음과 같다. 〈개정 1987.11.28, 1999.2.8, 2005.12.7〉

8. "인공임신중절수술"이라 함은 태아가 모체 밖에서는 생명을 유지할 수 없는 시기에 태아와 그 부속물을 인공적으로 모체 밖으로 배출시키는 수술을 말한다.

제14조 (인공임신중절수술의 허용한계) ① 의사는 다음 각호의 1에 해당되는 경우에 한하여 본인과 배우자(사실상의 혼인관계에 있는 자를 포함한다. 이하 같다)의 동의를 얻어 인공임신중절수술을 할 수 있다.

1. 본인 또는 배우자가 대통령령이 정하는 우생학적 또는 유전학적 정신장애나 신체질환이 있는 경우
2. 본인 또는 배우자가 대통령령이 정하는 전염성 질환이 있는 경우
3. 강간 또는 준강간에 의하여 임신된 경우
4. 법률상 혼인할 수 없는 혈족 또는 인척간에 임신된 경우
5. 임신의 지속이 보건의학적 이유로 모체의 건강을 심히 해하고 있거나 해할 우려가 있는 경우

② 제1항의 경우에 배우자의 사망·실종·행방불명 기타 부득이한 사유로 인하여 동의를 얻을 수 없는 경우에는 본인의 동의만으로 그 수술을 행할 수 있다.

③ 제1항의 경우에 본인 또는 배우자가 심신장애로 의사표시를 할 수 없는 때에는 그 친권자 또는 후견인의 동의로, 친권자 또는 후견인이 없는 때에는 부양의무자의 동의로 각각 그 동의에 갈음할 수 있다.

◉모자보건법 시행령

제15조 (인공임신중절수술의 허용한계) ① 법 제14조의 규정에 의한 인공임신중절수술은 임신한 날로부터 28주일 이내에 있는 자에 한하여 할 수 있다.

② 법 제14조 제1항 제1호의 규정에 의하여 인공임신중절수술을 할 수 있는 우생학적 또는 유전학적 정신장애나 신체질환은 다음 각호와 같다.

1. 유전성 정신분열증
2. 유전성 조울증
3. 유전성 간질증
4. 유전성 정신박약
5. 유전성 운동신경원 질환
6. 혈우병
7. 현저한 범죄경향이 있는 유전성 정신장애
8. 기타 유전성 질환으로서 그 질환이 태아에 미치는 위험성이 현저한 질환

③ 법 제14조 제1항 제2호의 규정에 의하여 인공임신중절수술을 할 수 있는 전염성질환은 태아에 미치는 위험성이 높은 풍진·수두·간염·후천성면역결핍증 및 「전염병예방법」 제2조 제1항의 전염병을 말한다. [개정 2006.6.7]

잔인한 살인행위인가를 우리는 생생한 비디오(마리아 수녀회 제공)를 통해서 인식할 필요가 있으며, 낙태의 부작용에 대해서도 심각하게 생각해야 한다.

낙태수술을 받은 이유로는 미혼여성의 96.0%가 사회경제적 이유(미혼, 미성년자, 경제적 어려움 등)를 들었고 기혼여성은 76.7%가 가족계획(자녀 불원, 터울 조절, 원하는 성별 아님)을 들었다(문화일보, 2006.10.11). 또 다른 연구에 따르면(이병화, 2006), 미혼여성이 낙태를 선택하는 가장 큰 이유는 ① 경제적 여건(35.8%), ② 아이의 불행(25.4%), ③ 자신의 장래(21.6%), ④ 미혼모에 대한 사회적 비난(17.2%) 순으로 나타났다. 결국 미혼여성 대다수(74.6%)가 태아의 입장보다는 자신의 현재와 미래의 비난과 부담감으로 낙태를 선택한다고 볼 수 있다.

한편, "1989년 기혼여성 중 마지막 임신"에 대한 설문 조사 결과에 따르면 원치 않는 경우가 47.2%, 일시적 피임실패가 37%로 나타났고, 이들 중 78.9%가 낙태한 것으로 조사되었다. 심지어는 임신을 원하지 않으면서 피임을 안 하는 경우가 57%나 되는 것으로 조사되었다. 또한 낙태율을 낮추기 위한 가장 시급한 과제로 ① 예방적인 피임교육(70.9%), ② 사후피임약의 자유시판(16.4%), ③ 미혼모 복지정책(12.7%) 순으로 나타났다(이병화, 2006). 결론적으로 낙태와 피임은 아주 밀접한 관계가 있는 것으로 조사되었다. 미국에서 지난 1995~2002년에 10대 임신이 급감한 것은 금욕에 의한 것이 아니라 피임 방법이 개선된 것이 주요 원인이라는 연구결과가 나왔다(민중의 소리, 2006.12.1). 이에따라 10대 임신을 막기 위해서는 금욕보다는 피임법을 중심으로 **성교육**을 강화해야 한다는 것이다. 그렇다고 낙태를 방지하기 위해서 피임법만 교육하면 된다고 생각해서는 안된다. 우선 생명의 존귀함과 생명에 대한 경외감을 가져야 하며, 낙태의 부작용이 얼마나 심각한지를 인식해야 한다. 그런 다음에 피임에 대한 정확한 인식과 피임을 위한 커플 상호간의 협조가 이루어져야 한다. 사실 피임은 혼자만의 문제가 아니며 양자가 협조하지 않으면 성공적이지 못하다. "여자가 칠칠치 못하게 피임 하나 제대로 못하고", 이런 식의 대응은 결코 바람직하지 않다. 피임의 어려운 실태를 다음과 같은 사례를 통해서 추정해 보면, 남녀 양자가 협조하지 않고는 피임이 불가능함을 알 수 있다.

······

"피임약을 먹으면 속이 매스껍고 매일매일 먹는다는 것도 보통 일이 아니고……"

"좌약을 쓰곤 했는데 따갑고 분비량이 많아서 그만 두었어요."

"보건소에 갔더니 루프를 끼워주데요. 그런데 어찌나 허리가 아프고 또 하혈을 많이 하였던지……"

"난관수술을 하고 나니까 임신의 염려는 없는데, 자꾸만 살이 찌고 하여간 몸이 계속 안 좋아요"

"남자친구가 콘돔을 써본 적이 있었는데 느낌이 안 좋다며 중간에 빼버리는 바람에 제대로 되지 않았다……임신을 할까봐 늘 불안하기는 했지만 사실 어떻게 피임을 해야 하는지 잘 알지도 못했고 '설마'하는 생각도 들었다……그래서 성관계를 가지면서도 남자친구와 한 번도 피임에 대해서, 임신에 대해서 얘기한 적이 없었다. 임신되지 않기를 바랄 뿐이었다."

······

2) 낙태의 방법

법이 허용하는 범위에서 어쩔 수 없이 낙태를 시행하는 경우 가장 안전한 시기는 임신 7~10주 사이이며, 만일 낙태가 6~7주 이전 또는 10주 이후에 시행된다면 합병증의 위험이 높게 된다.

(1) 제1석달 낙태수술 : 임신12주까지

a. 자궁진공흡입법

임신 6~7주 사이에 사용하는 낙태시술은 **소파시술**(suction curettage)이라고도 불리는 **자궁진공흡입법**(vacuum aspiration)이다. 이 방법은 부분 마취한 후에 수술실에서 약 10~20분이면 시술되지만, 말 그대로 자궁내막을 간단히 긁어내는(소파) 것만은 아니다. 자궁진공흡입법을 시술하기 위하여, 자궁목을 임의로 다른 물리적 방법에 의해 확장시킨 후 날카로운 날이 달린 길고 움푹 파인 흡인튜브를 여성의 질과 자궁목을 통해 자궁 안으로 삽입한다. 이 튜브는 진공 펌프에 연결되어 있어서, 가정에서 사용하는 진공청소기의 흡인력보다 29배나 더 강한 압력을 가해 자궁에 있는 조직을 밖의 용기로 빨아낸다(그림 8-2). 이 과정을 몇 차례 거듭하고 나면 나중에 머리만 남게 되는데 머리는 커서 흡입기로 나올 수가 없다. 그래서 의사는 포셉(forceps)이라는 집게 같은 기계를 넣어 태아의 머리를 잡은 후 기계에 힘을 주어 머리를 부순다. 조각이 된 머리를 다시 흡입기로 뽑아내고, 마지막에 큐렛이라는 기계로 자궁벽을 긁어내어 자궁 내의 찌꺼기나 조각을 모두 제거한다(그림 8-3a). 자궁진공흡입법은 시술되는 낙태의 50%를 차지하며, 이때 배아의 길이는 1인치보다 작다. 보통 임신 10주까지는 아기의 크기가 매우 작기 때문에 비교적 간단하고 후유증이 적은 이 방법을 사용하지만, 만약 내용물을 완전히 제거치 못하여 찌꺼기가 남아 있을 경우 자궁 내에서 세균감염에 의한 부패가 일어나 갖가지의 부작용을 일으키게 된다.

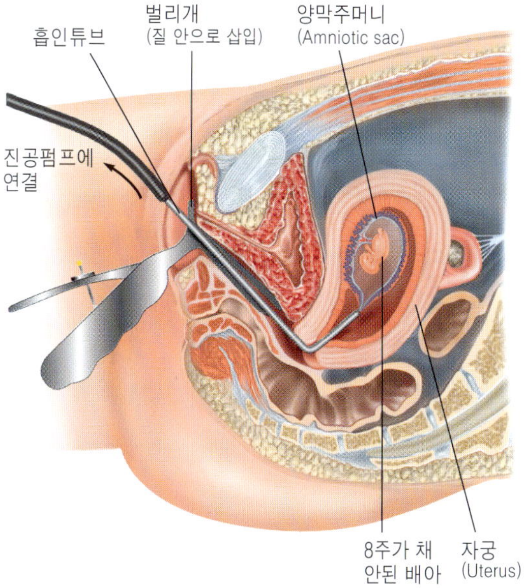

그림 8-2 . 자궁진공흡입법
자세한 시술법은 본문을 참조하기 바랍니다.

b. 자궁경관확장 소파술

임신 9~14주에 수행되는 낙태는 자궁진공흡입법을 사용하지만, 이미 태아는 커져 있으므로 자궁에 대한 손상의 위험을 감소시키기 위해 자궁목을 인위적으로 확장시킨 후에 태아와 태반을 잘라 끄집어내어야 한다. 수분을 흡수하면 부풀어지는 성질을 가지고 있는 '라미나리아(laminaria)' 라는 약을 수술 8~12시간 전에 자궁목에 끼워 넣어 자궁목을 열리게 한다. 열려진 자궁목을 통해 강력한 집게를 넣어 태아와 태반을 부수고 자르고 뜯어내며 흡입기도 사용하여 뽑아낼 것은 뽑아낸다. 절단된 몸체를 맞추어 혹시 자궁 내에 남아 있는 부분이 없는가를 확인시키기도 한다(그림 8-3b). 소파시술의 이러한 변화를 **자궁경관확장 소파술**(dilation and curettate; D&C)라고 부른다. 때때로 이러한 시술을 위해 전신 마취가 시행된다. 모든 낙태의 40%가 이러한 방법으로 시행된다. 요약하면, 낙태의 90%는 소파시술이나 자궁경관확장 소파술에 의해서 제1석달에서 시행된다. 부작용으로 출혈, 경련, 점헐, 감염 등이며, 자궁에 지명적인 손상이 가는 소위 자궁천공과 같은 불행을 초래할

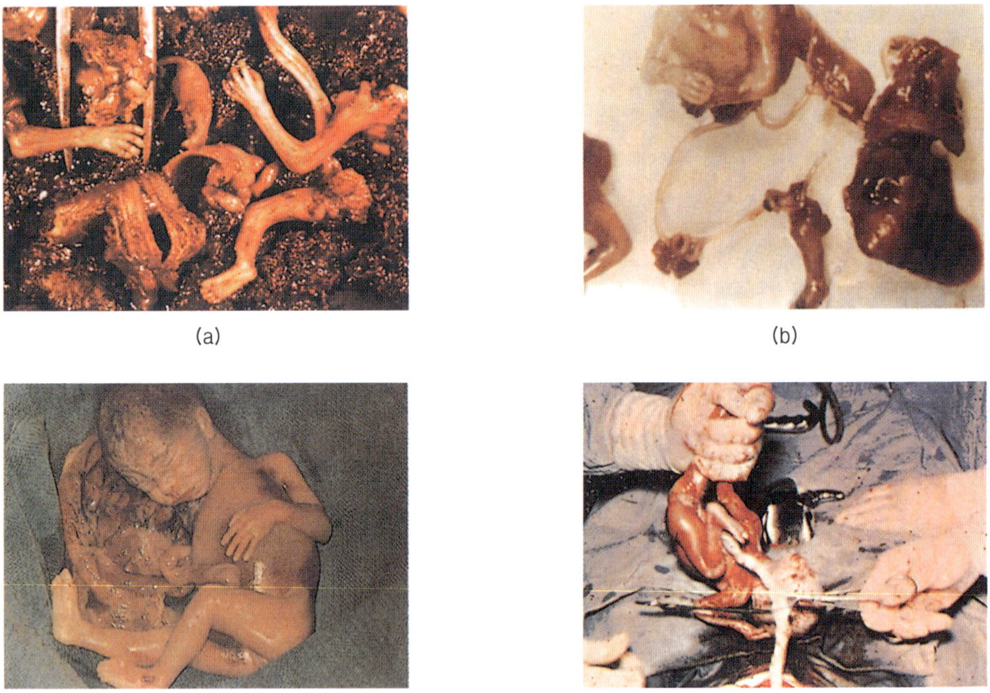

(a) (b) (c) (d)

그림 8-3. 낙태된 태아의 모습
(a) 자궁진공흡인법. (b) 자궁경관확장 소파술. (c) 유도분만술. (d) 자궁절개낙태. 제공: '마리아 수녀회'

수도 있다.

c. 미페프리스톤

미페프리스톤(mifepristone)은 이전에 **RU486**이나 **프랑스 유산약**(French abortion pill)으로 알려진 **먹는 유산약**으로, 임신 제1석달 초기에 복용하는 현재의 수술법보다 산모의 건강에 치명적이지 않는 낙태를 가능하게 해주는 약이다(그림 8-4). 이 약을 복용하면 배란과 자궁내막의 적절한 발달에 필수적인 프로게스테론(progesterone)의 작용을 차단함으로써 임신한 여성의 95%에서 낙태가 유발된다. 자궁내막이 발달하지 못하면, 착상이 일어나지 못하게 되고 결국 임신이 이루어지지 않게 되는 것이다.

이 미페프리스톤은 1997년 4월에 임신 초기의 낙태를 위한 약으로 미국 식품의약국(FDA)의 승인을 받았다. FDA의 지침에 의하면, 임신부는 마지막 월경 시작날의 49일 이내에 이 약을 3알 복용하고, 48시간 후에 두번째 약을 복용한다. 다음으로 월경을 시작하게 해주는 미소프로스톨(misoprostol)을 약

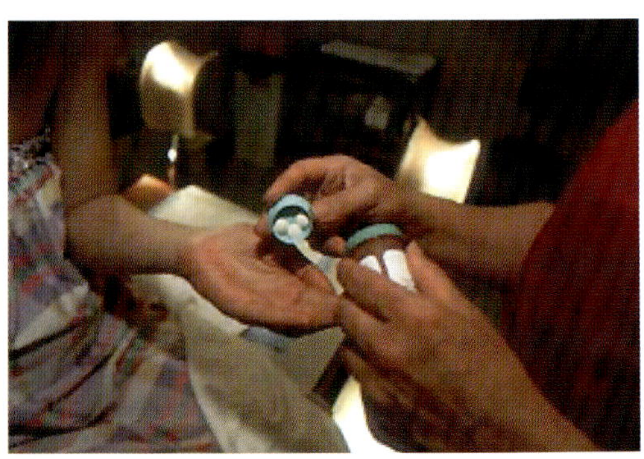

그림 8-4. 인공유산약 미페프리스톤

5시간 이내에 복용한다. 최근의 연구 결과에 따르면, 초기 낙태를 위해 복용한 미페프리스톤이 다음 임신에 영향을 미치지 않았다(Chen et al., 2004).

(2) 제2석달 낙태수술 : 임신13주~26주

a. 자궁경관확장 배출술

제2석달 초기(임신13~16주)의 낙태는 **자궁경관 확장 배출술**(dilation and evacuation; D&E)로 수행되며, **외과적 낙태**(surgical abortion)라고도 한다. D&E는 D&C와 어느 정도 같은 방법으로 수행되나 D&E의 경우에는 자궁목을 더 많이 확장해야 하고 더 큰 흡입기가 사용되어야 한다. 추가적으로 의사는 태아의 조각을 제거하기 위해 특별히 제작된 포셉(forceps)을 사용한다.

D&E 방법의 특별한 형태인 **준분만낙태**(partial birth abortion)는 24주 후의 태아를 낙태하기 위해 사용되며, 낙태의 1%만이 이러한 임신 말기에 수행된다. 미국 부시 대통령은 2003년 11월에 이러한 낙태 방법을 법률로 금지하는 준분만낙태 금지 시행령을 발효했으나, 많은 주의 의사들이 이 시행령에 대한 합법성에 이의를 제기했고 결국 그 금지령은 기각되었다. 이 법은 합법성에 대한 판결을 위해 미국 대법원으로 송치될 것이다.

b. 유도분만술(자궁수축유발법)

임신 20주가 넘어서면 태아는 너무 많이 성장해서 부수고 뜯어내기에는 너무 크므로, '라미나리아'와 같은 약재를 사용하여 자궁목을 5cm이상 인위적으로 열어놓은 후에 자궁 수축을 야기하는 프로스타글란딘(prostaglandin)이라는 호르몬을 투여한다. 이 호르몬은 자궁을 수축시켜 분만을 촉진시키는 작용이 있기 때문에 아직 태어날 때도 되지 않은 아기를 임의적으로 미리 분만케 할 수 있다. 보통 임신 18~26주 사이에 사용되는 이러한 **유도분만술**(induction)을 **프로스타글란딘 낙태법**이라고 하며, D&E 방법이 이러한 임신 단계에서 더 안전하고 더 빠르고 덜 비싼 낙태법으로 채택되어져 유도분만을 대신하기도 한다.

이 방법만으로는 아기가 아직 살아 있는 경우가 많기 때문에 요소(urea)나 소금물 등을 주사하여 아기를 먼저 죽이고 나서 이 방법을 사용하는 경우가 많다(그림 8-3c). 특히 **고장성 식염수 주입법**(hypertonic saline abortion)은 복벽을 통해 양막주머니까지 긴 바늘을 삽입한 후 식염수를 양막주머니 안으로 주입한다. 그러면, 태아는 곧 죽음을 맞게 되고, 자궁은 12~24시간 안에 수축하기 시작하여 죽은 태아를 출산한다. 이러한 과정은 부분마취를 하고 시행된다. 이 방법은 심각한 후유증을 유발하기 때문에 많은 나라에서는 이 방법을 금지시키고 있다. 다행히 태아가 태반과 함께 쏟아져 나오면 좋은데 양수가 먼저 터지고 태아가 자궁목에 걸리면 태아를 조각조각 뜯어내어 빼내어야 한다. 또한 억지로 분만을 유도하는 것이기 때문에 며칠씩 걸리는 경우도 있다.

(3) 제3석달 낙태수술 : 임신27주~40주

a. 자궁절개 낙태

제왕절개술과 근본적으로 크게 다를 바가 없다. 즉, 아기를 살리고 싶을 때는 우리는 제왕절개술(caesarean section)이라고 하고(그림 2-13 참조), 낙태를 원할 때는 **자궁절개 낙태**(hysterotomy abortion)라고 명명할 뿐이다(그림 8-3d).

3) 낙태의 부작용

현재 시행되고 있는 낙태 수술은 산모의 자궁 속에 기구를 삽입해 태아와 태반이 거의 완전히 제거될 때까지 조금씩 뜯어내는 시술이다. 따라서 집도의가 직접 눈으로 보고 확인해가면서 제거하는 일반적인 수술과 달리 눈으로 보면서 하는 것이 아니라 자궁의 깊이를 재는 기구와 의사의 감각으로 해당부위를 제거한다. 마치 우리가 스스로 귀를 후벼 팔 때처럼 어림짐작으로 하는 것이다. 이에 따라 수술로 인한 부작용이나 합병증의 위험성은 항상 도사리고 있다. 여성의 자궁목은 임신시 생명을 보호하기 위해 굳게 닫혀 있는데, 낙태수술로 이것을 무리하게 열 경우, 자궁목 열상, 출혈 등으로 다음 임신시 유산 및 조산을 유발할 가능성이 높아진다. 실제로 우리 나라에선 불임의 한 원인인 습관성 유산의 절반 이상이 낙태(인공임신중절수술)의 부작용 때문인 것으로 조사된 바 있다. 또한 자궁천공 및 골반 내 감염 등의 발병 확률이 높다.

염증이 심해서 고름이 자궁관까지 퍼지게 되면 관이 좁은 자궁관은 염증으로 인해 조직이 상해서 찌그러져 붙게 된다. 찌그러져 붙은 사이로 발빠른 정자가 통과해 난자와 만나 수정을 하게 되면 정자보다 큰 수정란은 그 틈바구니를 통과할 수 없어서 자궁관에 머물게 되어 자궁외임신의 가능성이 높아진다. 한번 자궁외임신이 되면 다른 쪽 자궁관도 시원찮아 또 다시 자궁외임신이 될 수도 있다. 심한 염증으로 자궁관이 아주 막혀버리거나 자궁이 붙어버리는 경우도 있는데, 이런 경우에는 정자와 난자가 만나 수정하는 것조차 불가능해 임신을 할 수 없는 불임이 된다. 어떤 조사에서는 자궁관이 막혀버린 경우의 29%가 낙태 때문인 것으로 보고되기도 하였다.

심한 합병증이 없는 경우에도 낙태를 한 후 몇 년 동안 심리적 고통을 겪기도 하며, 이러한 증상을 **낙태후증후군**(post-abortion syndrome)이라 한다. 이러한 증상은 낙태 직후 발생할 수도 있고 몇 년 후에 나타날 수도 있다. 낙태후증후군에 시달리는 여성은 다음 증상의 일부 또는 전부를 경험하게 된다. 즉, 몸이 전반적으로 허약해지고, 힘이 없고 쑤시며 살이 아프다고도 한다. 또한 대인관계 기피, 약물남용, 악몽, 의사소통 문제, 자긍심 손상, 상실감, 죄책감, 성적 장애, 다음 임신에 대한 두려움 등을 겪거나 극단적인 경우에는 자살을 하기도 한다. 이 증상들은 가볍기도 하고 심하기도 하며 기간이 길다.

제IV부 건강한 성

근래에 웰빙에 대한 사회적 흐름으로 건강에 대한 관심이 높아지고 있다. 많은 질환들이 잘못된 생활습관으로부터 발병하는 것으로 알게 되어, 우리의 생활습관이 건강에 매우 중요하다는 것을 인식하게 된 것이다.

잘못된 성생활에 노출이 되면, 우리는 생각보다 쉽게 성병에 감염되어 고통을 받거나 치명적인 운명을 맞이할 수 있다. 더군다나 자신의 의지와 생활습관에 상관없이 수혈이나 수직감염으로 에이즈와 같은 치명적인 성병에 감염되기도 하여, 이제는 성병의 감염이 어느 특정 집단에만 한정되어 있지도 않다. 또한 우리는 건강한 생활습관으로 건강을 지키기 원하지만, 우리의 환경이 이를 허락하지 않아 많은 스트레스로 인해 심리적인 성기능장애를 경험할 수도 있다. 이 사회가 건강해지지 않으면 개인의 건강도 지키기가 어려운 환경인 것이다. 건강한 가정을 외치는 이유가 건강한 사회를 꿈꾸기 때문이며, 건강한 사회를 통해 건강한 자신을 보게 될 것이다.

손과 발을 비롯한 각 지체가 모여 우리 몸을 이루듯이 이제 우리 개개인의 삶의 변화를 통해 건강한 우리 사회를 꿈꾸어야겠다. "제4부 건강한 성"을 통해 개인의 건강이 우리 사회의 건강과 밀접하게 연결되어 있음을 깨닫고, 자기 자신과 사회가 건강하게 변화될 것을 꿈꾸자. 꿈꾸는 대로 이루어지리라.

09_ 성 병

성병(sexually transmitted diseases; STD)은 한 때 **화류병**(venereal diseases; VD)이라고도 불리웠으나, 오늘날 그 의미가 확대되어 성교나 성적인 접촉에 의해서 감염되는 모든 전염성 질환을 의미한다. 30여 종 이상의 성병이 존재하는 것으로 알려져 있으며, 1950년대 이래로 임질과 매독이 문제의 성병으로 재등장하였고, 1970년대 이후 음부포진(herpes genitalis)이 급속히 성행하고 있으며, 1980년대에 들어와 에이즈(AIDS)가 새로운 성병으로 대두되었다.

1. 성병의 예방

성병은 미국인 15세~55세의 연령층에서 4명 중 1명이 1개 이상의 성병에 걸려 있다고 할 정도로 만연되어 있다. 성행위를 하면서도 자신만은 성병에 걸리지 않을 것이라고 생각하는 사람들이 많지만, 성병은 성병을 일으키는 균을 가지고 있는 사람과의 성교나 입맞춤 등에 의해서 남녀노소 누구나 걸릴 수 있는 병이다. 더군다나 현재의 성문화는 너무나 자유롭고 어느 곳에서나 성병에 대하여 노출되어 있는 것이 현실이다. 또한 성병은 불임, 기형아 출산, 암, 장기적인 장애를 포함해 추가적인 건강 문제를 가져오며, 에이즈 감염 위험은 성 파트너가 다른 성병에 감염된 경우에 더 높다. 그러므로 성병에 대해 정확하게 알고 성병으로부터 자신을 보호할 줄 알아야 한다. 성병은 걸리지 않도록 차단하는 것이 가장 중요하며, 일단 감염되었을 경우 조기치료와 상대방에게 전염시키지 않도록 해야 한다. 성병 예방을 위해서는 다음과 같은 사항들에 대해서 주의해야 하지만 그보다 더욱 중요한 것은, 정상적인 성의식과 건전한 성생활 습관을 가지는 것이다.

① 단 한 번이라도 불건전한 성관계를 가졌다면 성병에 감염될 수 있으므로 일단 성병 검사를 받아야 한다.

② 성병의 증상를 알아야 한다. 그래야만 병을 예방하고 적절한 치료를 받을 수 있고, 다른 사람으로부터 옮거나 다른 사람에게 옮겨 주는 것도 막을 수 있다. 또한 성병의 증상들은 시간이 갈수록 다양하고 또한 개인마다 다양함을 기억해야 한다. 감염 증상이 보이고 징후가 나타날 경우에는 어쩌면 상당히 진행된 상태라는 것을 잊지말고, 지체없이 가까운 병원에 방문하여 검진을 받아야 한다.

③ 대부분의 성병은 완전히 치료된 후에도 면역이 생기지 않는 병이므로, 치료 후 같은 성병에 또 다시 걸리지 않도록 주의하여야 한다.

④ 여러 사람과 성적 접촉을 하지 말아야 한다. 특히 알지 못하는 사람, 여러 사람과 성관계를 하고 있는 사람, 사회에서 금지하고 있는 약물을 사용하고 있는 사람과의 성관계는 절대로 피해야 한다.

⑤ 항상 손과 생식기를 비눗물로 깨끗이 씻는 습관을 가지도록 한다. 성행위를 하는 도중에 기본적으로 20여 개의 다른 병원균을 서로 감염시킬 수 있어서, 성적인 접촉을 갖기 전후에 생식기와 직장부위를 세척하는 위생관리가 성병을 예방하는 기본적인 상식이다.

⑥ 성교 직후에 소변을 보도록 하는 것이 좋다. 이 방법은 여성에게는 효과가 그리 많지 않으나 남성에게는 중요하다.

⑦ 성병에 걸리면 즉시 최근의 성 상대자 모두에게 알려 주어 그들이 함께 치료를 받도록 하고, 그들이 다른 사람에게 성병을 옮기지 않도록 해야 한다. 일순간의 창피함과 걱정으로 성병은 치유될 수 없으며 계속해서 전염될 수 있기 때문에 정직하게 자신의 감염 사실을 밝혀야 하는 것이다.

⑧ 성병에 걸리면 자신의 피, 정액 또는 기타 신체 기관이나 신체 조직을 다른 사람에게 주어서는 안 된다.

2. 세균감염에 의한 성병

1) 임 질

(1) 원인균

임질(gonorrhea)은 가장 오래 전에 알려지고 가장 흔한 성병의 하나로 *Neisseria gonorrheae*(속명은 발견자인 Albert Neisser에서 따온 것임)라 불리는 세균이 원인균이며(그림 9-1), 이 임균은 음경, 질, 직장과 같은 몸의 개구부 안쪽에 있는 습하고 따뜻한데서 생존하나 인체 밖의 공기에 노출되면 그리 오래 생존하지 못한다.

(2) 잠복기

1일~2주.

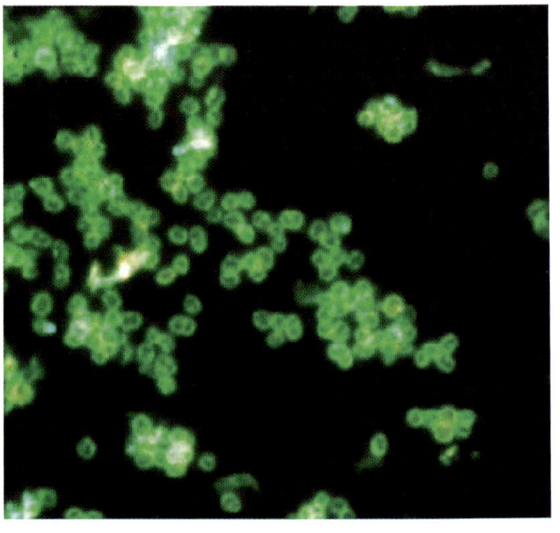

그림 9-1. 임질균(*Neisseria gonorrheae*)의 형광항체 사진

(3) 전염경로

생식기(음경과 질), 목, 직장, 눈 등이 가장 감염되기 쉬운 부위로 모든 성접촉(구강성교, 키스, 성기접촉, 항문성교 등)과 감염된 손을 통해 전염된다. 자궁목 감염이 90%, 요도 감염이 70%, 항문 감염이 30~40%, 인후 감염이 10% 정도로 나타난다. 인후 감염은 음경에서 인후로, 인후에서 음경으로 교환 전염되고, 감염된 여성의 성기에서 남성의 인후로 전염되기도 한다.

그러나 임균성인두염이 키스에 의해서 전염되었다는 보고는 없다. 임균성인두염만이 단독으로 발병되는 예는 거의 없고 대개 성기와 함께 감염된다. 전염률은 여성의 경우가 40%, 남성의 경우가 20~25%로 여성에게 더 높은 전염률을 보인다. 그러나 변기, 수건, 문손잡이 등 세균이 붙어 있는 구조나 물건에 의해서 전염되는 일은 극히 드물다.

(4) 증 상

임질은 어느 나라나 가장 흔한 성병으로 기록되고 있으나, 5%만이 심각한 증상을 보여 대부분의 경우에는 감염되었어도 증상을 느끼지 못한다. 남성의 경우 10% 정도는 무증상이며, 요도를 통하여 고름과 같은 노란색의 분비물이 분비, 빈뇨현상, 배뇨 시 타는 듯한 통증, 소변에 피가 섞이기도 하고, 귀두가 빨개진다(그림 9-2a).

여성의 경우 50%가 무증상이거나 미약한 증상을 보이며, 초록 또는 황록색 질분비물 증가, 외부성기에 자극을 느낌, 방뇨 시 통증 및 빈뇨, 비정상적인 월경, 골반통, 직장의 불쾌감, 저열 등이 나타난다. **흑색임질**(black gonorrhea)은 피가 섞인 농루가 나오는 임질이다.

(5) 진 단

남성의 경우 요도분비물, 인후, 항문의 시료로부터 임균을 현미경으로 확인하거나(90%) 세균배양검사(100%)로 진단한다. 여성의 경우에는 자궁목, 항문, 인후에서 시료를 채취하여 세균배양검사를 통해 진단한다.

(6) 치 료

항생제(페니실린) 처방으로 완치 가능하며, 의사의 처방을 빨리 받으면 받을수록 쉽게 치료될 수 있다. 또한 성 파트너와 같이 치료를 받아야 하며, 완치가 될 때까지는 성적 접촉을 피해야 한다.

많은 사람과 성관계를 갖는 사람은 정기적으로 임균검사를 받는 것이 좋다. 독신여성과 동성애를 하는 여성이 자기도 모르는 사이에 보균자가 되는 경우도 있다. 임질은 면역이 생기지 않으므로 치료해도 재감염이 될 수 있으나, 임질에 저항성을 가

(a)

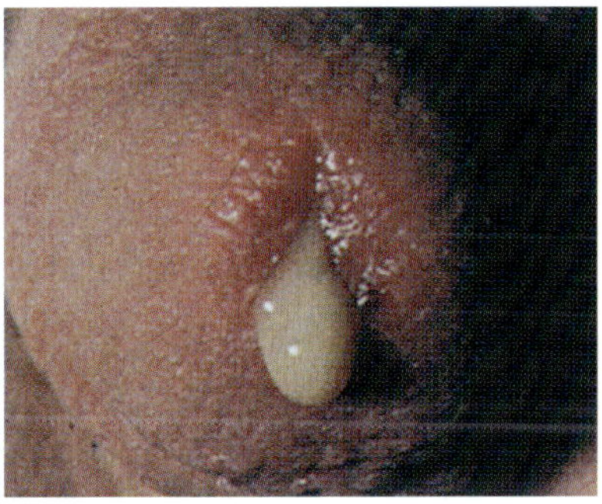

(b)

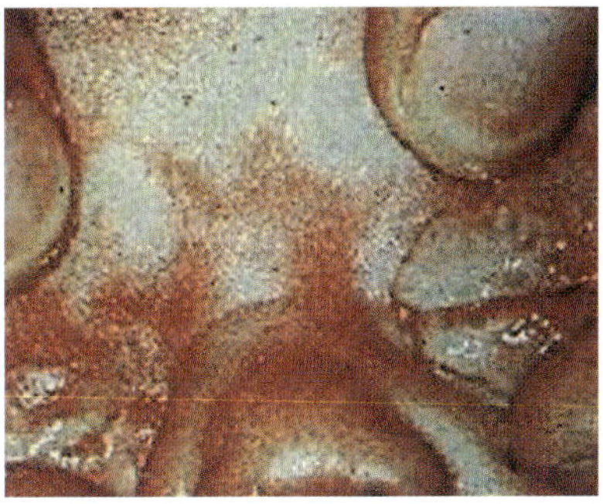

그림 9-2 . 임질의 증상
(a) 요도를 통해 분비되는 노란색 분비물. (b) 신생아의 눈에 전염된 임균성 결막염.

진 창녀들이 많이 발견되기도 한다.

(7) 합병증

임질은 그렇게 걱정하지 않아도 되는 성병이라는 속설이 널리 퍼져 있지만, 실제로 방치해 두면 일생 동안 장애로 남을 수 있거나 치명적일 수도 있는 병이다. 임균은 대개 생식기관과 비뇨기관을 통해서 들어가 몸 속에 머물면서 결국 생식기관 내부를 파괴하는 무서운 세균이다.

남성의 경우 방치 시에는 전립샘, 음낭에 전염되어 심한 통증, 고열, 불임을 야기한다. 전립샘이 침범되면 남성은 사정을 빨리 하게 되고, 정액에 피가 섞여 나오기도 하며 통증도 있게 되고 더 발전하여 전립샘암으로 이어지기 쉽다. 또한 요도염으로 진전이 되고, 요도가 막혀 방광이 터지거나 오줌이 몸 안으로 역류하여 신장이 침범되므로 생명에 치명적일 수도 있다.

여성의 경우 방치 시에는 자궁목, 자궁, 자궁관, 난소로 전염되어 골반내감염(아랫배의 통증, 고열, 구토, 성교시의 통증)을 야기하고 여성불임증(female sterility)과 자궁외임신의 주 요인이 되기도 하며, 때로는 자궁을 적출해야 되는 경우도 발생한다. 임질은 조산의 원인이 되기도 하며, 분만 시에는 신생아의 눈에 전염되어 안질(임균성 결막염)을 일으켜 눈에서 진한 고름이 섞인 분비물이 나오고 눈꺼풀이 빨갛게 부어오르다가 선천성 맹인으로 발전하기도 한다(그림 9-2b). 그러나 아기를 낳은 지 수초 이내에 질산은 용액이나 페니실린을 눈에 한 방울 떨어뜨림으로써 100% 방지될 수도 있다. 또한 유아의 경우는 임균이 수막염과 관절염을 일으킬 수도 있다.

임균이 혈액을 통해 여러 기관으로 전염되면, 파종성 임질이 되어 발열, 권태감, 관절통 등의 증상을 보인다. 팔과 다리의 피부에도 병변이 생기고, 임균성 관절염이 무릎, 손목, 복사뼈에 생기기도 한다. 2~3일 후에 한 곳의 관절에 국한하여 다소 간 부으면서 순식간에 관절 전체가 침범되고 만다. 임질은 임균성 심내막염을 일으켜 울혈성 심부전이나 발작을 야기할 수도 있다. 임균은 뇌에는 수막염, 간장에는 간염의 원인이 될 수도 있다. 또한 임질은 2차 감염을 쉽게 야기해서 에이즈(AIDS)와 같은 성병에 쉽게 감염되거나, 감염된 에이즈를 쉽게 전염시킨다.

2) 매 독

(1) 원인균

매독(syphilis)은 15세기 말경에 유럽에서 발병하여 전세계로 전파되었으며, 그 원인균으로 *Treponema pallidum*이라는 세균(spirochetes)이 1905년에 확인되었다(그림 9-3). 이 매독균은 따뜻하고 습한 곳에서 생존하나 인체 밖에서는 곧 사멸하며, 사람에게만 특이하게 질환을 일으킨다.

(2) 잠복기

1주~3달, 평균적으로 3주 정도가 지나면 증상이 나타나기 시작한다.

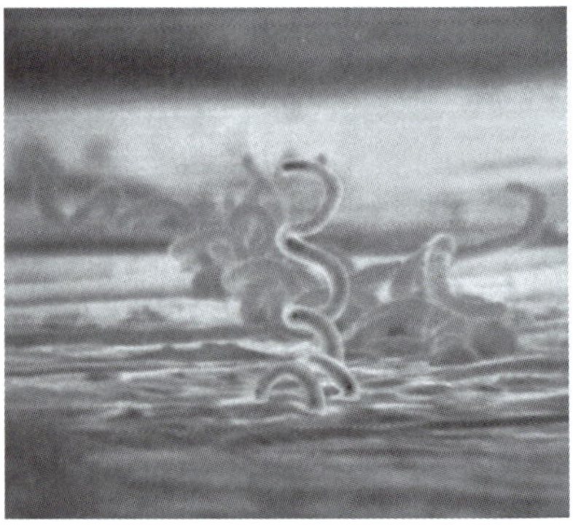

그림 9-3. 매독균(*Treponema pallidum*)의 전자현미경 사진

(3) 전염경로

주로 성행위에 의해서 감염되며, 침(키스)이나 정액 또는 질의 분비액과 같은 체액에 의해서도 쉽게 감염된다. 드물게 수혈에 의해서도 감염되고, 출산 시에 임신부로부터 신생아로 수직 감염되어 **태아매독**(fetal syphilis)을 야기하기도 한다. 가벼운 피부 접촉에 의해서는 감염이 안되는 것으로 보이나, 아주 드물게 감염되는 수도 있다.

(4) 증 상

매독은 성병 중에서도 사망률이 매우 높은 병으로, 제1기의 초기 증상의 특징은 하감(작은 피부궤양)이라는 수종이 나타나는 것인데, 감염 후 10~90일 사이(평균 21일간)에 출현한다. 이 궤양은 남성의 경우 음경, 요도 안쪽, 음낭에 발생할 수 있으며, 여성의 경우에는 질의 안팎이나 자궁목, 요도에서 발생할 수 있다. 또한 입술, 혀, 입, 눈꺼풀, 얼굴, 손, 가슴, 기타 매독균이 최초로 체내에 침투한 부위이면 어디든지 형성된다. 처음에는 기미처럼 보일 때도 있는가 하면, 수포 혹은 진무름증처럼 보일 때도 있다. 단단해서 찰공기로 뚫어버린 듯한 상처가 생기는 경우도 있으나, 75%는 아프거나 가려움증을 동반하지는 않는다(그림 9-4a).

초기 궤양은 가장 전염성이 강한 수종으로 수백만 개의 매독균을 갖고 있어서 이것에 어느 누구의 점막조직이 접촉만 되었다 하면 영락없이 균이 전염된다. 초기 궤양이 때로는 너무 작게 형성되기 때문에 눈에 보이지 않는데, 특히 여성의 외음부나 질 내부에 있으면 발견하기가 여간 힘든 게 아니다. 그러므로 초기 궤양은 다른 것으로 오해되기 쉬워 무시될 때가 많아 연고나 고약을 바르면서 자가치료를 해보는 사람이 많다.

초기 궤양은 치료하지 않더라도 4~6주 후에는 저절로 사라지나, 이것은 치유된 것이 아니라 스피로헤타(spirochete)가 그 특정한 장소로부터 이동해 갔음을 의미할 뿐이며, 계속 매독은 잠행되어 병이 계속 진행되고 있는 것이다. 곧 증상이 나타나지 않는 이 기간은 보통 2~10주 정도 지속되지만, 길 때는 6개월간이나 지속될 때도 있다. 이 기간에 있는 사람도 매독을 다른 사람에게 전염시킬 수 있다.

(5) 진 단

초기 매독인 항문 안쪽이나 목에 생긴 아주 작은 궤양은 발견하기가 어려울 뿐만 아니라 혈액검사로도 100% 검진이 불가능하나 제2기 매독은 100% 검진이 가능하다.

(6) 치 료

매독은 전문의에 의한 항생제(페니실린) 처방으로 쉽게 완치될 수 있으나, 다량의 페니실린이 필요하므로 반드시 의사의 감독 하에 사용해야 한다. 특히 페니실린이 함유된 유성 또는 수성연고제를 연성하감 부위나 발진 부위에 바르는 치료행위는 오히려 징후를 은폐시킴으로써 진단하기 힘들게 할 뿐 아니라 후에 매독균이 항생제에 대한 저항성을 가지게 되어 치료하기가 더욱 힘들어질 수도 있다. 제1기와 2기 그리고 잠복기에서는 이러한 약효가 효과를 볼 수 있지만 제3기 매독에서는 쉽게 치료되지 않으므로, 증상이 보이면 전문의를 찾아가 초기에 치료받는 것이 중요하다. 또한 매독은 면역이 생기지 않아 재감염이 가능하므로 치료 후에도 주의를 해야 한다. 과거에는 초기 매독의 증상이 나타나고 4~6주 후에 궤양이 저절로 사라지는 점을 이용하여 심령치료술사나 엉터리 치료사들이 돈을 벌기도 하였다.

(7) 합병증

초기 매독의 증상이 사라진 후 1주~6개월 동안

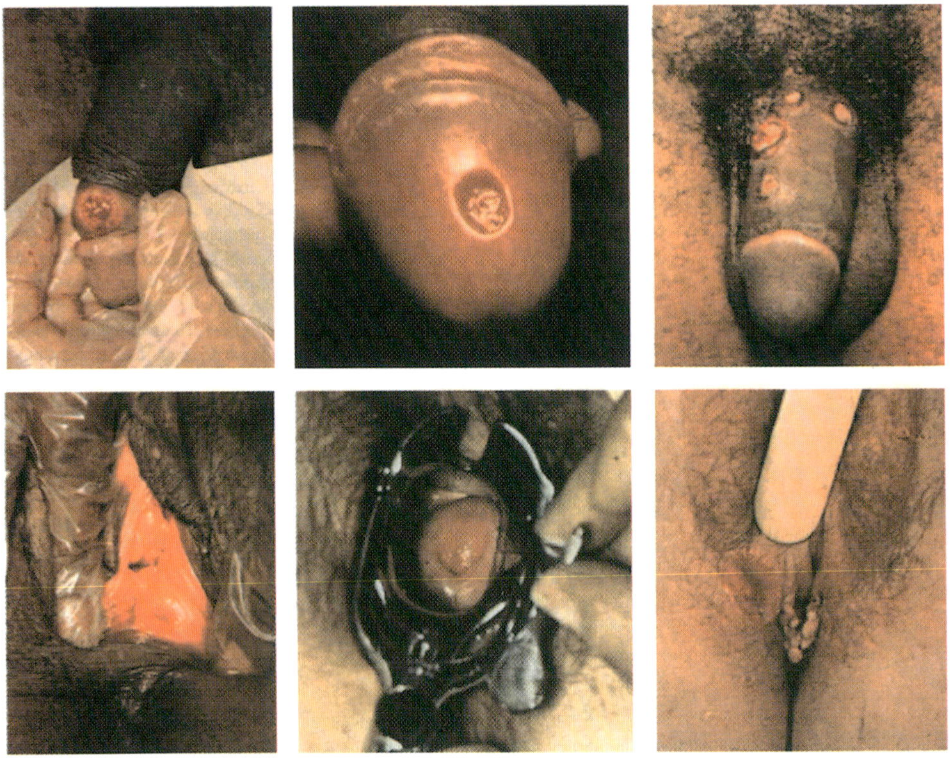

(a)

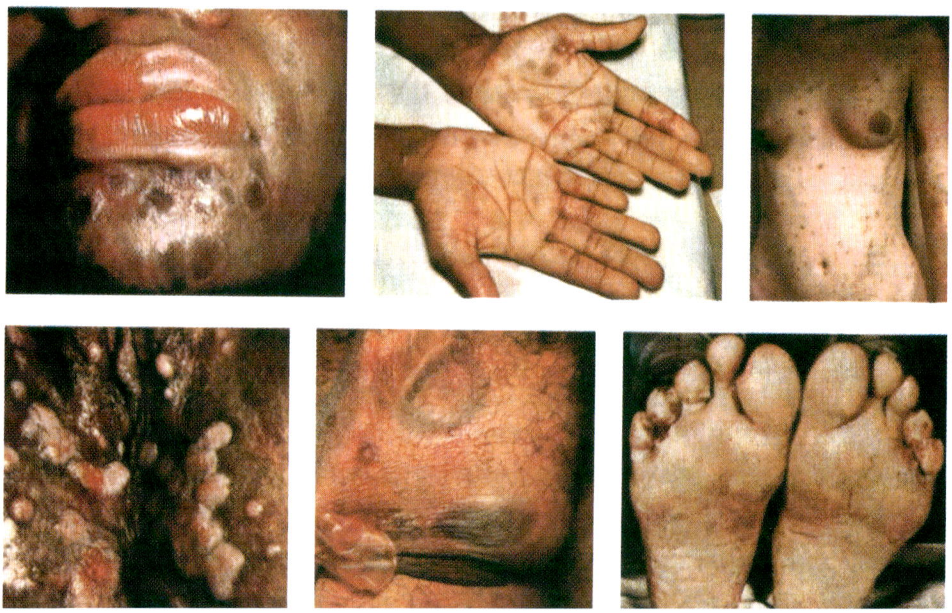

(b)

그림 9-4. 매독의 증상
(a) 매독의 초기 증상. (b) 매독의 제2기 증상.

— 다음 페이지에 계속 —

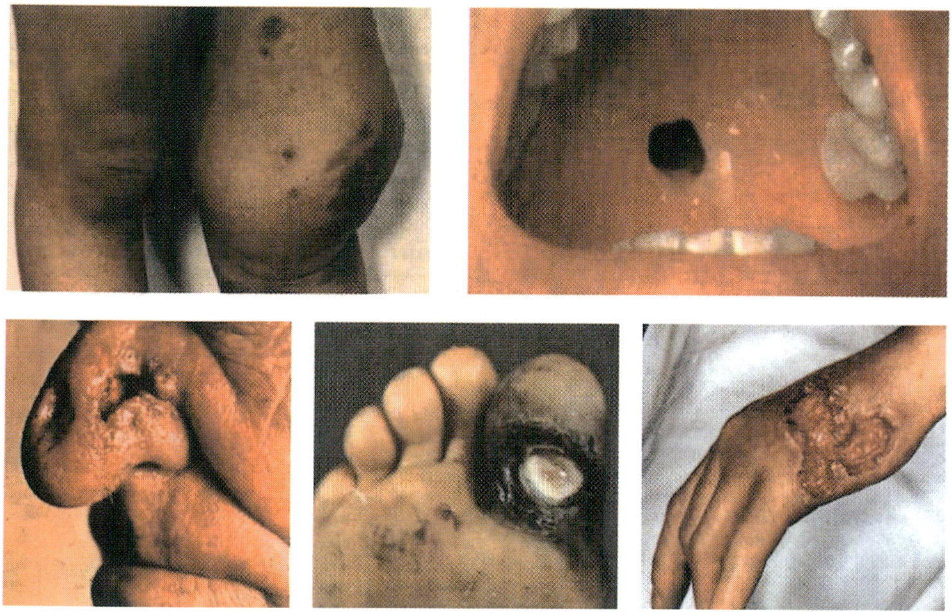

(c)

그림 9-4 . 매독의 증상
(c) 매독의 말기 증상.

에 제2기 매독증상이 나타난다. 이 단계가 되면 매독균은 충분히 번식하여 전신에 많은 염증, 손바닥과 발바닥에 붉은 발진, 모세혈관 출혈, 감기 증상, 고열, 목의 통증, 심한 두통, 관절통, 식욕감퇴, 체중감소, 성기나 항문 주위에 축축한 피부염증이 나타난다(그림 9-4b). 또 머리털이 반점 모양으로 빠지기도 하여(원형탈모증) 유럽지방에서는 매독에 따른 용모의 훼손을 가리기 위해 귀족이나 법원의 판사들이 가발을 쓰기 시작했다고 한다.

매독 제2기 증상도 미처 눈치채지 못하고 무시될 수도 있는데, 그것은 발진이 생겨도 가렵거나 아프지도 않고 저절로 낫기 때문이다. 제2기 증상은 흔히 땀띠나 알레르기반응 정도로 가볍게 보아 넘길 수도 있다. 왜냐하면 이것과 비슷한 피부병이 아주 많기 때문이다. 그래서 매독을 가리켜 일명 '간쪽같은 모방병'이라고 부르는 이유가 여기에 있다. 이러한 제2기 매독증상들이 3~6개월 동안 사라지고 나타나는 것이 반복하다가 증상이 완전히 사라지고 잠복기로 들어간다.

잠복기는 수년이 될 수 있고, 때로는 일생이 될 수도 있어서 잠복기 환자의 50~70%는 자기가 건강한 사람이라고 생각하고 생을 마치기도 한다. 매독이 체내에 남아 있어 다른 사람에게 전염시키며, 세균이 혈류와 림프샘을 따라 계속해서 이동하고 있기 때문에 잠복기 동안에 각 기관에 침투하여 피부, 심장혈관계, 중추신경계, 눈, 뇌, 뼈, 폐를 감염시킨다. 치료받지 않고 방치한 환자의 30~50%는 제3기(말기)로 접어들게 된다.

잠복기에서 말기로 진전되면 신체 여러 기관에 여러 가지 손상이 나타난다. 치료를 받지 않는 말기 환자의 약 23%는 불구가 되거나 치명적인 운명을 맞이하게 된다. 증상으로는 심각한 심장질환, 안과질환, 중추신경계 장애, 매독성 정신장해(부전마비), 졸도, 발광, 실명 그리고 사망에까지 이른다

(그림 9-4c).

임산부의 경우에는 매독이 태아에 전염될 가능성이 크기 때문에 가능한 속히 의사에게 진찰을 받아야 한다. 감염된 태아는 대부분 사산되지만, 생존하여 출생되더라도 곧 사망하게 되거나 선천성 결함을 갖는 심각한 기형아가 된다. 콧잔등이 주저앉고 말안장 같이 생긴 코, 표면에 주름이 있고 끝이 울퉁불퉁한 이빨, 구부러진 다리뼈 등 골격과 치아에 이상이 생기고, 빈혈증, 신장염, 실명, 귀가 먹는 장애, 만성 염증 등의 심각한 장애가 발생한다. 매독은 치료될 수 있으나 기형은 완치되지 않는다. 임신 16주 이전에 치료하면 이러한 태아매독을 방지할 수 있다. 또한 매독은 2차 감염을 쉽게 야기해서 에이즈(AIDS)와 같은 성병에 쉽게 감염되거나, 감염된 에이즈를 쉽게 전염시킨다.

3) 클라미디아증

(1) 원인균

클라미디아증(chlamydiosis)은 *Chlamydia trachomatis*라 불리는 보기 드문 병원균(bacterium)에 의하여 감염되며, 미국에서 발생하는 성병 중 가장 많은 것으로 보고되고 있다.

(2) 잠복기

1~2 주 후.

(3) 전염경로

매우 쉽게 전염이 되어서, 직접적인 성적 접촉뿐만 아니라 단순한 생식기관의 접촉에 의해서도 전염된다. 또한 애무나 전희와 같은 간접적인 접촉에 의해서도 전염이 된다. 감염된 손이나 파리(몇몇 나라에서 발생)를 통하여 눈에 감염되기도 한다. 감염된 산모에 의한 신생아로의 수직감염은 60~70%의 높은 전염률을 보여 매우 큰 문제로 여겨지고 있다. 클라미디아증의 발병률은 임질의 약 5배 정도이며, 매독보다 10배나 더 높다.

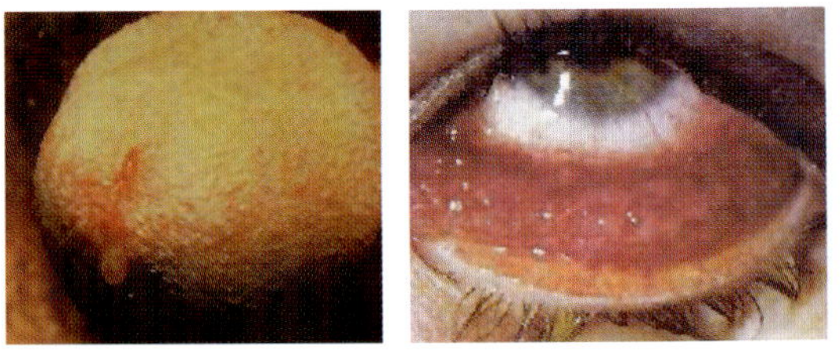

그림 9-5 . 클라미디아증의 증상

(4) 증 상

클라미디아 균은 요도와 눈, 그리고 여성의 골반에서 상주한다(그림 9-5). 일반적인 증상은 붉은 발진(redness)과 염증(irritation)이며, 증상이 보이지 않는 경우도 있다.

(5) 치 료

여러 항생제 처방으로 쉽게 치료 가능하나, 감염시에 요도나 눈에 발생한 흉터가 남아서 지속적으로 염증을 야기할 수 있다. 의사의 처방을 빨리 받으면 받을수록 쉽게 치료될 수 있고, 성 파트너와 같이 치료를 받아야 하며, 완치가 될 때까지는 성적 접촉을 피해야 한다.

(6) 합병증

남성의 경우에는 비임균성요도염의 절반을 차지하며, 급성고환염을 야기하기도 한다. 여성의 경우에는 요도염, 자궁목 감염, 자궁외임신을 유발시키며, 자궁내막염, 조기양막파괴, 조산, 산후자궁내막염, 불임, 만성골반통을 야기할 수 있다. 신생아의 경우는 임산부로부터 수직감염되어 안질이나 폐렴을 야기할 수 있다. 또한 클라미디아 감염은 2차 감염을 쉽게 야기해서 임질이나 에이즈와 같은 성병이 동반되기도 한다.

4) 연성하감

(1) 원인균

연성하감(chancroid)은 *Haemophilus ducreyi*이라 불리는 음성간균에 의해서 감염되며(그림 9-6), 우리나라의 경우 최근 증가 추세에 있다.

(2) 잠복기

12시간~5일.

(3) 전염경로

입, 목, 입술, 항문, 혀, 질, 음경을 통한 직접적인 성적 접촉이나, 손과 딜도(dildo)에 의한 간접적인 접촉에 의하여 전염된다. 또한 감염이 되었으나 증상이 나타나지 않는 여성을 통하여 쉽게 전염될 수도 있다.

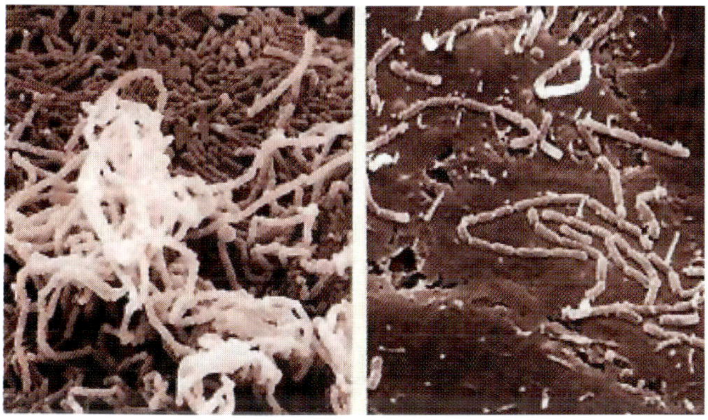

그림 9-6. 연성하감 원인균(*Haemophilus ducreyi*)의 전자현미경 사진

(4) 증 상

감염되면 부드럽고 울퉁불퉁한 궤양이 되어 심한 통증을 느끼고, 그 주위가 빨개지며 회색빛깔의 고름즙이 나온다(그림 9-7). 가끔 서혜림프선이 붓고 때로는 농양이 되기도 한다. 이 궤양의 특징은 얕고, 아프며, 부드럽고, 더럽다는 것이다.

남성의 경우, 가장 감염되기 쉬운 장소는 음경꺼풀이나 포피소체, 음경 부분인데, 때에 따라서는 항문, 대퇴부, 음낭, 하복부가 감염되기도 한다. 여성의 경우에는 대개 음순이나 음핵, 회음이 감염된다. 남녀 모두 감염되는 장소는 입술, 혀, 손가락이며 여기에 궤양이 형성되는 것이다. 종종 고열을 수반하며, 외음부가 부어 보행이 곤란해지기도 한다. 이 증상은 흔히 여성보다 남성에게 더 고통스럽다.

(5) 진 단

진단은 원인균을 찾아야 가능한데 피부 반응검사로도 75% 정도 가능하며 조직검사도 진단에 유용하다.

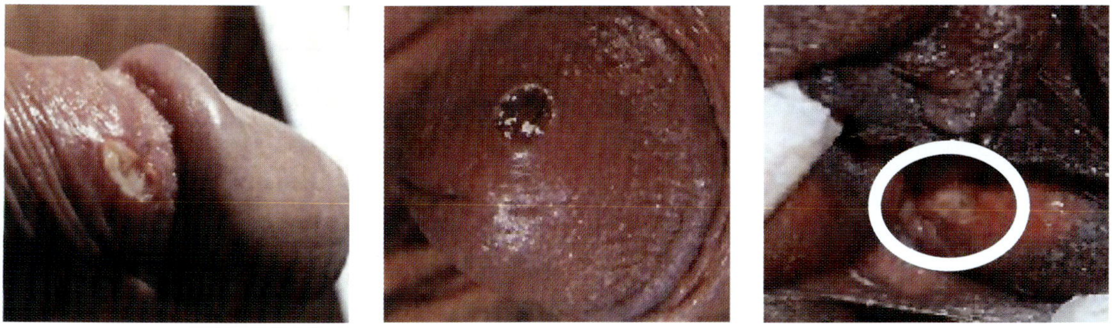

그림 9-7. 연성하감의 증상

(6) 치 료

항생제 처방으로 완치 가능하며, 의사의 처방을 빨리 받으면 받을수록 쉽게 치료될 수 있다. 또한 성 파트너와 같이 치료를 받아야 하며, 완치가 될 때까지는 성적 접촉을 피해야 한다. 음경과 관련이 많아 에이즈에 쉽게 감염되기 때문에 초기에 진단하여 치료하는 것이 중요하다.

(7) 합병증

2차 세균감염이 되는 것이 일반적인 현상이며, 이때 특유한 고약한 냄새를 풍긴다. 남성의 요도에 감염된 경우에는, 음경에 누관이 형성되고 이곳을 통하여 소변이 새어나올 수 있을 뿐만 아니라 다른 병원균에 쉽게 감염될 수도 있으며, 심한 경우에는 음경을 절단해야 하는 경우도 있다.

3. 바이러스에 의한 성병

1) 음부포진

(1) 원인균

음부포진(herpes genitalis)의 원인균은 단순헤르페스바이러스(herpes simplex virus; HSV)라 불리는 바이러스이며(그림 9-8), 지속성 혹은 잠복성 감염을 일으키는 것이 특징이다. 이 바이러스는 DNA 바이러스로 두 종류가 존재한다. **입술헤르페스**(cold sores)라 불리는 '제1형 포진(herpes type I)' 은 주로 입주위에 포진을 유발하나, **성기헤르페스**(genital herpes)라 불리기도 하는 '제2형 포진(herpes type II)' 은 성기 주변에 포진을 유발하며 1970년대 이후 급속히 성행하고있다. 그러나 그 형에 관계없이 어느 부위에나 감염될 수 있으며, 헤르페스 증상 중 10~25%는 제1형에 의해 발병된다.

(2) 잠복기

5일~10일 (드물게 4주 이상).

(3) 전염경로

모든 성접촉(성기접촉, 키스, 구강성교, 항문성교), 피부의 상처(자상, 발진)를 통해서 전염되며, 매우 드물지만 변기, 옷, 침대를 경유하여 전염되거나 손을 통해 눈이나 입으로 전염될 수도 있다. 외음부의 접촉뿐만 아니라 이미 감염된 신체 부위의 접촉에 의해서도 전염되기 때문에 음부포진의 전염부위를 만졌다면 손을 철저히 씻고 자신의 신체의 다른 부위를 만져서는 안 된다. 따라서 감염되지 않도록 청결하고 안전한 생활 태도가 가장 중요하다.

성교에 의한 감염률은 여성의 경우 80~90%, 남성의 경우 50%로 여성의 감염률이 더 높다. 여성의 경우 아무런 증상을 보이지 않아도 생식기 속에 잠복하고 있어서 타인에게 쉽게 감염시킨다. 또한 모유의 수유나 뽀뽀에 의해서 어린아이에게 전염될 수도 있다.

(4) 증 상

대체로 아무런 징후 없이 진행되나 때로는 입 주

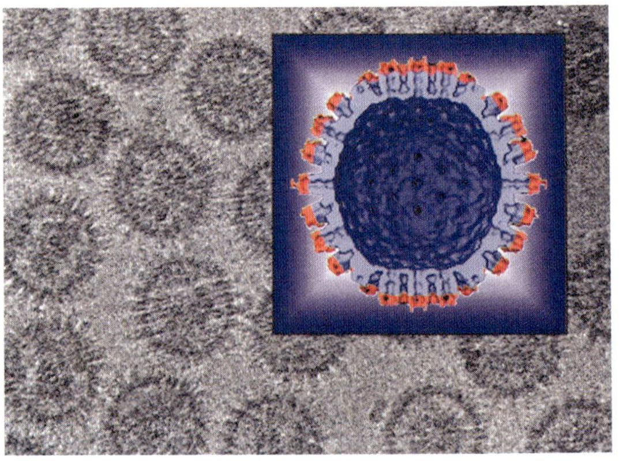

그림 9-8. 단순헤르페스바이러스(HSV)의 전자현미경 사진

위, 눈, 음경, 요도, 항문, 회음, 질, 대음순, 자궁목에 포진, 수증, 대상포진이 나타나고 타는 듯한 피부의 따가움을 야기한다. 이러다가 포도송이와 같은 물집이 나타나 발진과 통증을 야기하고 궤양으로 발전하여 걷거나 방뇨 시의 통증, 음경이나 질로부터의 고름이 나오기도 한다(그림 9-9).

이러한 포진과 궤양은 1~3주 후에 흔적만 남기고 사라져 잠복기에 들어간다. 감염자의 10%는 증상의 재발이 일어나지 않지만, 나머지는 매달 내지 몇 년에 한 번씩 재발한다. 재발의 원인은 스트레스, 햇빛의 과다 노출, 몸살, 특정 음식(예 땅콩, 커피, 술 등)의 섭취를 들 수 있으며, 이것은 사람마다 다양하게 나타난다.

(5) 진 단

성기에 난 포진을 검사하여 정밀하게 진단하며, 무증상인 경우에는 정액, 자궁목의 점액, 질 분비액으로부터 채취한 시료의 배양으로 진단한다. 음부포진은 주기성을 가지고 나타나므로, 적어도 일주일의 간격을 두고서 세 번 이상 반복하여 검사를 해야 하며, 여성의 경우 암이 전이될 가능성이 있으므로 6개월마다 자궁진단이 필요하다.

(6) 치 료

물집과 통증을 완화시키거나 재발 횟수를 감소시킬 수는 있으나 완전히 치료되지는 않는다. 보통 오랫동안 잠복하며, 대부분 재발한다. 의사의 처방을 빨리 받으면 받을수록 쉽게 치료될 수 있고, 성 파트너와 같이 치료를 받아야 하며, 좋아질 때까지는 성적 접촉을 피해야 한다.

(7) 합병증

단순헤르페스바이러스(HSV)는 눈, 코, 입, 후두, 폐, 장관, 뇌 등에 감염되며, 신열, 두통(뇌막염),

(a)

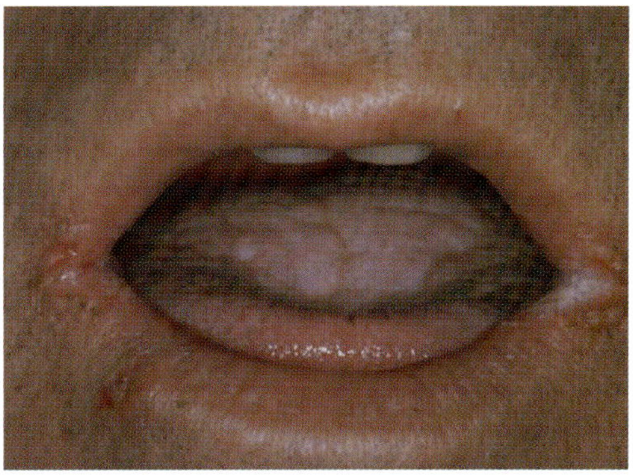

(b)

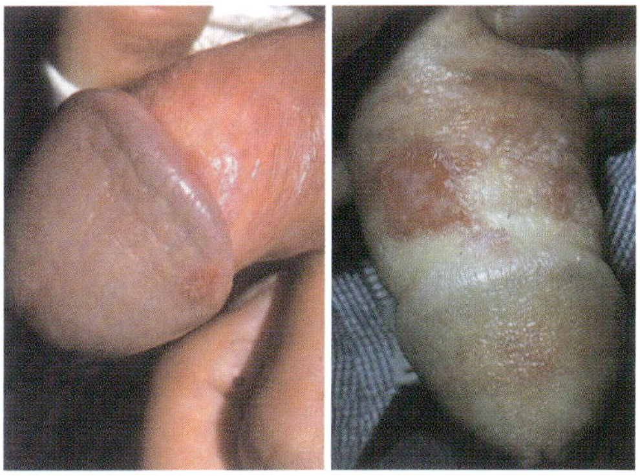

그림 9-9 입술헤르페스(a)와 성기헤르페스(b)에 의한 증상

근육통, 요통이 생기고 서혜부의 림프절이 부어오른다. 때때로 잠을 이룰 수 없을 만큼 통증이 심하며, 그 통증이 다리 부위까지 전달되기도 한다. 에이즈(AIDS)에 걸려 면역체계가 약해진 경우에는 물집이 온 몸에 번지며 몇 달 동안 계속되는 심각한 증상을 보이기도 한다. 엉덩이에 헤르페스의 상처가 있다면 배변 시에 통증을 느낄 수도 있다.

산모의 경우 면역체계가 약한 신생아의 뇌와 같은 신경세포에 전염되어 사산이나 유산을 가져오거나 태아에 헤르페스성 뇌염을 일으켜 지체부자유증에 이르게 하고 때로는 뇌가 완전히 괴멸되기도 한다.

여성의 경우 자궁목염(88%), 뇌막염(8%), 안질(1%)을 야기하며, 자궁목과 질에서 암을 야기해 사망에 이르게 하기도 한다. 이러한 이유로 자궁암을 일종의 성병이라고도 하는데, 자궁암은 저연령 때 성경험을 하거나 많은 남성과 성행위를 한 여성에게 훨씬 큰 발병률을 보이며, 수녀나 금욕주의 여성에게는 발병 예를 거의 볼 수 없을 정도이다.

2) 성병사마귀

(1) 원인균

성병사마귀(venereal wart)의 원인균은 사람유두종바이러스(human papilloma virus; HPV)라 불리는 바이러스이며(그림 9-10), 일상의 사마귀를 야기하는 바이러스도 이러한 부류의 바이러스에 속하나, 성병사마귀를 야기하는 바이러스와 같은 바이러스는 아니다.

(2) 잠복기

1달~1년. 더 긴 시간 동안 성병사마귀에 감염된 사실을 모르고 지낼 수도 있다.

(3) 전염경로

구강성교, 항문성교를 포함한 성교행위와 생식기 접촉과 같은 성적 접촉에 의하여 전염된다. 또한 애무와 같은 간접적인 접촉에 의해서도 매우 잘 전염되며, 몸의 다른 부위에도 단순한 접촉에 의하여 감염될 수 있다. 임산모로부터 태아로 감염될 수 있으며, 생식기에 감염시키는 경우는 드물고 주로 목 부위에 감염이 된다. 경구피임약의 사용으로도 발생가능성이 높다.

(4) 증 상

입, 목(인후 내면), 외음부, 요도 안, 질, 성기나 항문에 딱딱한 사마귀를 형성한다(그림 9-11). 통증이 없으며, 방치하면 요도, 질, 항문, 인후의 구멍을 막는다. 성병사마귀의 색깔은 핑크색, 백색 또는 흰빛깔 나는 갈색일 때가 많으며, 의심이 가는 부분에 식초를 처리하면 사마귀가 하얗게 변하여 눈에 잘 보인다.

여성의 경우 성기에 생긴 사마귀가 임신이 되거나 질분비물에 의해 자극되면 더욱 확대된다. 또한 항문에 있는 사마귀는 치질이 아닌가 의심될 때도 있다. 항문에 사마귀가 생기는 경우가 많기 때문에, 대부분의 사람들은 치질로 오해하게 된다. 더욱이 그 징후와 상태가 아프지 않을 때, 가끔 간지럽고 출혈도 되기 때문이다. 특히 배변을 하거나 항문성교를 한 후에는 그런 증상이 꼭 나타난다.

(5) 치 료

레이저(lazer)로 치료를 하거나, 액체질소를 사

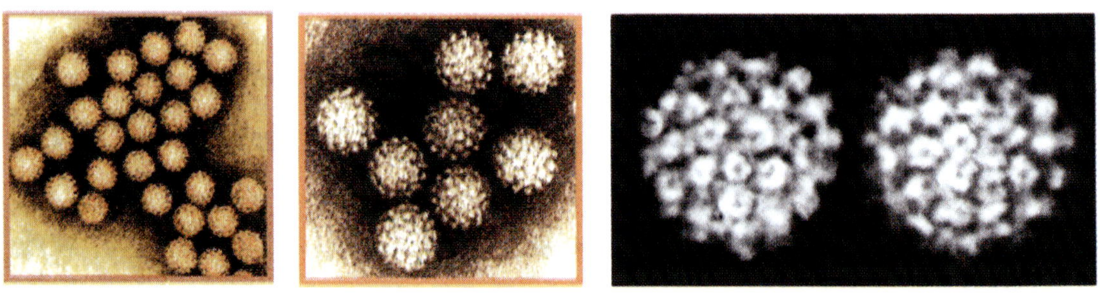

그림 9-10 . 사람유두종바이러스(HPV)의 전자현미경 사진

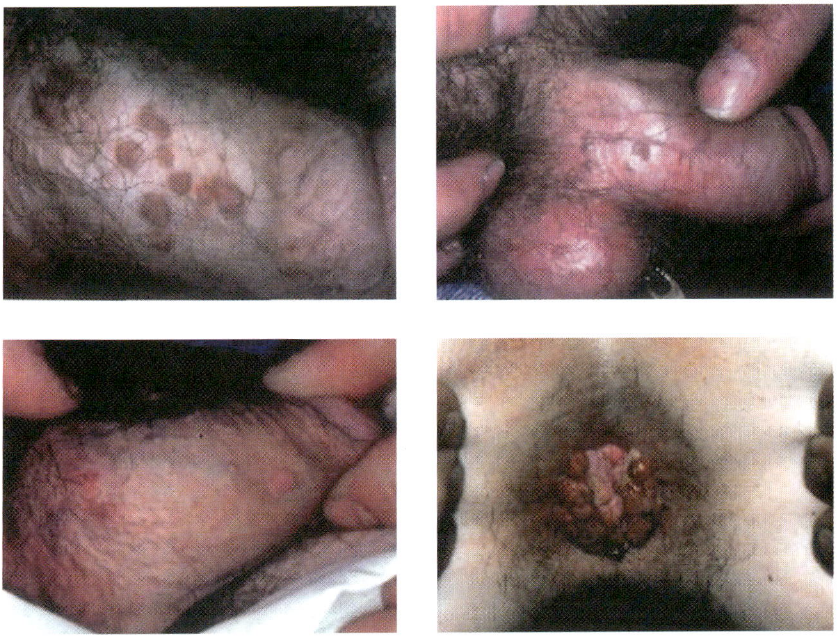

그림 9-11. 성병사마귀의 증상

용하여 얼리거나, 약물 처리를 하면 잠시 동안 사라지나, 몸에 잠복되어 있어서 곧 다시 재발한다. 의사의 처방을 빨리 받으면 받을수록 쉽게 호전될 수 있다. 또한 성 파트너와 같이 치료를 받아야 하며, 완치가 될 때까지는 성적 접촉을 피해야 한다.

(6) 합병증

여성에게 자궁목암을 유발하는 것으로 알려져 있으며, 음경이나 항문과 같은 다른 부위의 암 발생에도 관여하는 것으로 추측된다.

3) 바이러스간염

(1) 원인균

에이형간염바이러스(hepatitis A virus; HAV)와 비형간염바이러스(hepatitis B virus; HBV)라는 두 종류의 바이러스가 간에 감염되어 **바이러스간염**(viral hepatitis)을 일으킨다(그림 9-12).

(2) 잠복기

감염된 후 2주~20주(5개월).

(3) 전염경로

혈청간염이라고도 하는 B형 간염은 혈액, 타액, 정액, 질분비액, 모유 등과 같은 체액을 통하여 전염되고, A형 간염은 배설물이나 항문과 입을 연결하는 경로로 전염된다. 많은 경우가 구강성교 및 항문성교를 포함하는 성행위 경로로 전염된다. 체액이 교환되지 않은 안마, 포옹, 전희, 가벼운 키스를 통해서는 전염되지 않는다. 감염률은 이성애자의 경우 4~18%이고, 동성애자의 경우는 40~60%에 달한다.

(4) 증 상

메스꺼움, 구토, 복부통증, 두통, 식욕감퇴, 소화불량, 설사 등의 증상을 보이다가, 심해지면 림프

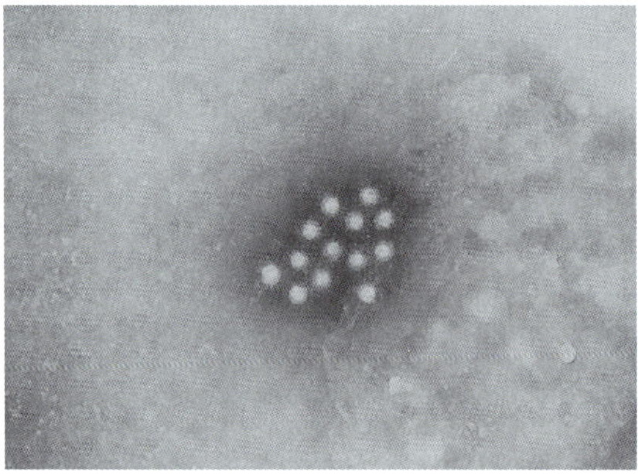
(a)

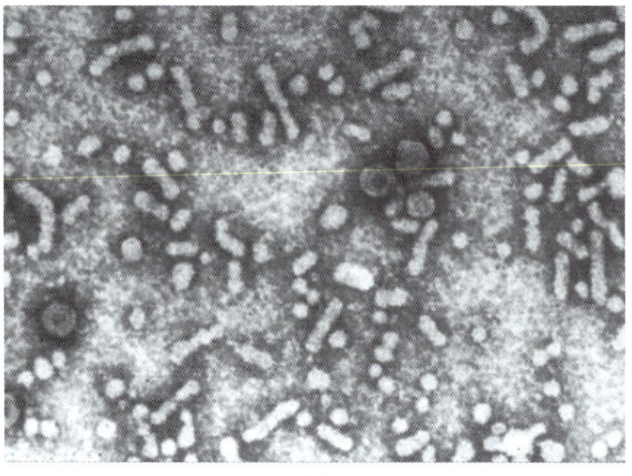
(b)

그림 9-12 . 간염바이러스의 전자현미경 사진
(a) 에이형간염바이러스(HAV). (b) 비형간염바이러스(HBV).

절이 붓고, 간 손상이 일어나며, 심한 복부통증, 눈과 피부의 황달 증상이 나타난다.

(5) 진 단

혈액에서 분리해 낸 효소를 측정하거나 항체테스트를 수행하는 혈액검사로 진단이 가능하다.

(6) 치 료

충분한 휴식을 취해야 하며, 영구적인 간 손상이 남아 있어 회복 후에도 항상 피로를 느낄 수 있다. 인터페론(interferon)과 같은 약물치료를 할 수 있으나, 항상 효과가 있는 것은 아니다. 항원과 항체가 모두 음성일 경우에는 간염백신을 접종하여 예방할 수 있다.

(7) 합병증

간염환자는 간암에 걸릴 확률이 정상인의 800배에 달하며, 간염보균자도 간암에 걸릴 확률이 정상인의 100배나 된다.

4) 에이즈

후천성면역결핍증후군(Acquired Immuno Deficiency Syndrome; AIDS)이란 감염에 따른 세포성 면역결핍과 그로 인해 야기되는 일련의 기회감염 및 악성종양 그리고 전신증상으로 이루어진 증후군을 말한다. 즉, **에이즈**(AIDS)란 인체의 면역체계를 파괴시키는 일종의 바이러스 감염으로 이것에 감염되면 환자는 면역기능이 없어지기 때문에 일상에서는 대수롭지 않게 그냥 지나쳐 버릴 감염에 의해서도 치병적인 결과에까지 이르게 되는 것이다.

에이즈(AIDS)는 1981년에 알려진 20세기의 페스트로, 1979~1981년경에 미국 캘리포니아(California)주와 뉴욕(New York)시에서 몇 명의 젊은 남성이 갑자기 사망하면서 의학적 관심이 생기기 시작하였으며, 이후 사망자의 숫자가 폭발적으로 계속 증가하고 있다. 우리나라의 경우도 이미 에이즈의 안전지대가 아니며, 1987년에 처음 발생한 이후에 1988년 30명, 1989년 50명, 1997년 124명으로 계속 증가하여 2005년에는 680명, 2006년에는 751명에 이르렀으며, 2006년까지의 누적감염자수가 4,580명, 사망자수가 830명에 이른다고 보고되었다(그림 9-13).

(1) 에이즈의 원인

에이즈(AIDS)를 발병시키는 원인균은 **사람면역**

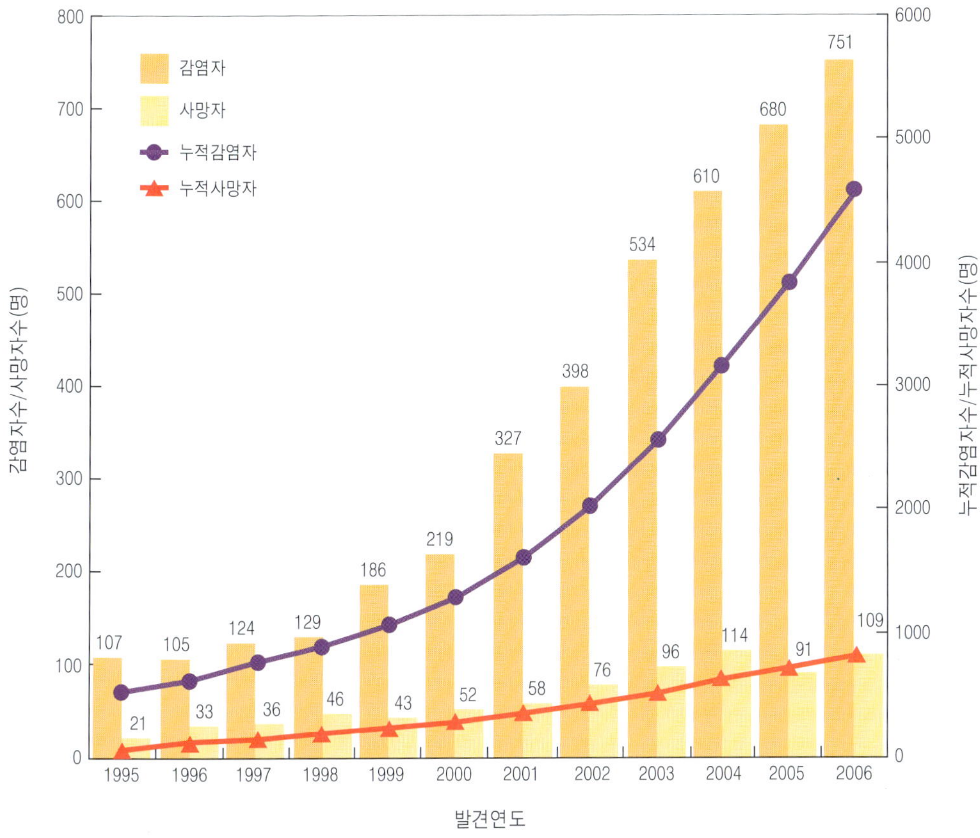

그림 9-13. 연도별 에이즈 감염자 및 사망자 현황
※보건복지부 질병관리본부 보도자료 (2007.1.18)

결핍바이러스(human immunodeficiency virus; HIV)라 불리는 레트로바이러스(retrovirus)계의 RNA 바이러스로 밝혀져 있으나, 변종들이 나오고 있어 연구가 계속되고 있다(그림 9-14). HIV 바이러스는 원인균이고 에이즈는 HIV 바이러스에 감염된 사람에게 나타나는 증상을 의미하나, 이것이 혼동되어 에이즈를 HIV 질환이라고도 한다. HIV 바이러스는 1983년에 분리되어 인체 면역계와의 관계가 규명되었다. HIV 바이러스는 림프구에 대한 조직 선호를 가지며 선택적으로 **T세포**(T4 helper)라는 백혈구 세포를 감염하여 파괴시킨다(그림 9-15). 그 결과 면역계가 완전히 파괴되어, 세균, 바이러스, 기생충, 암세포가 몸 안에서 동시다발적으로 쉽게 성장하는 것이다. HIV 바이러스 자체가 사람을 죽이지는 않지만, 많은 다른 감염을 가능하게 하여 "증후군(syndrome)"이라 불리는 에이즈를 야기한다.

에이즈(AIDS)의 기원이 어디에서 유래된 것인지는 확실하지 않으나, 많은 과학자들이 HIV 바이러스는 중앙아프리카의 야생 녹색원숭이에 있는 전염성 바이러스인 SIV(simian immunodeficiency virus)로부터 세계로 퍼져나간 것으로 생각하고 있다. 즉, 이 원숭이의 60%가 에이즈 바이러스에 감염되어 있으나 에이즈(AIDS) 증상을 발병시키지

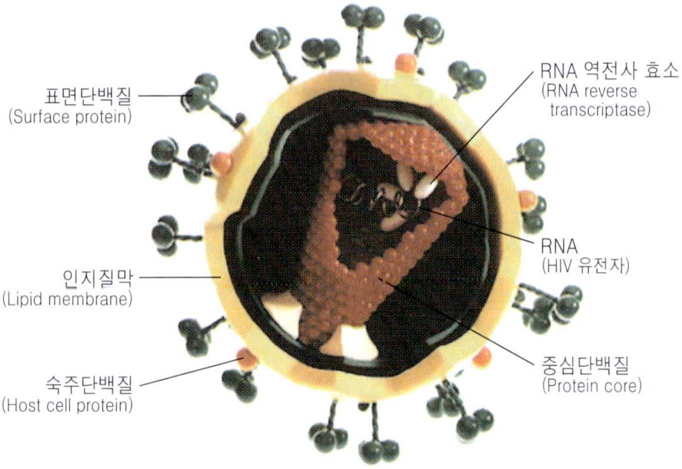

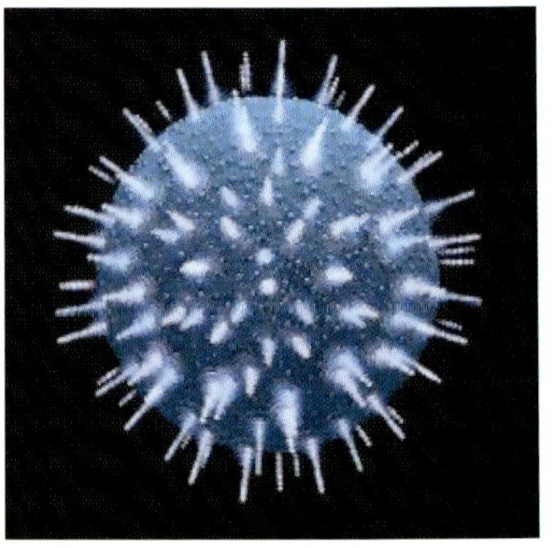

그림 9-14 . 사람면역결핍바이러스(HIV)의 모델

않고 아시아의 마카크(macaques) 원숭이에 발병시켜, 이것이 사람에게 전염된 후에 돌연변이에 의하여 치명적인 HIV 바이러스가 생겨난 것으로 추정하고 있는 것이다. 원숭이의 SIV와 사람의 HIV를 연결해 줄 수 있는 중간형으로 사람에게 감염은 되나 병원성이 없는 바이러스가 확인되어 이를 지지하고 있다.

(2) 에이즈의 감염경로

1985년에서 2006년 9월까지 국내의 에이즈 감염자 감염경로별 누적분포현황(표 9-1)을 살펴보면, 국내에 발생한 3,729명의 에이즈 환자 중 59.4%가 이성간 성접촉자이고, 39.1%가 동성간 성접촉자, 1.2%가 수혈이나 혈액제제를 통한 감염자, 0.1%는 수직감염자, 나머지 0.1%는 마약사용

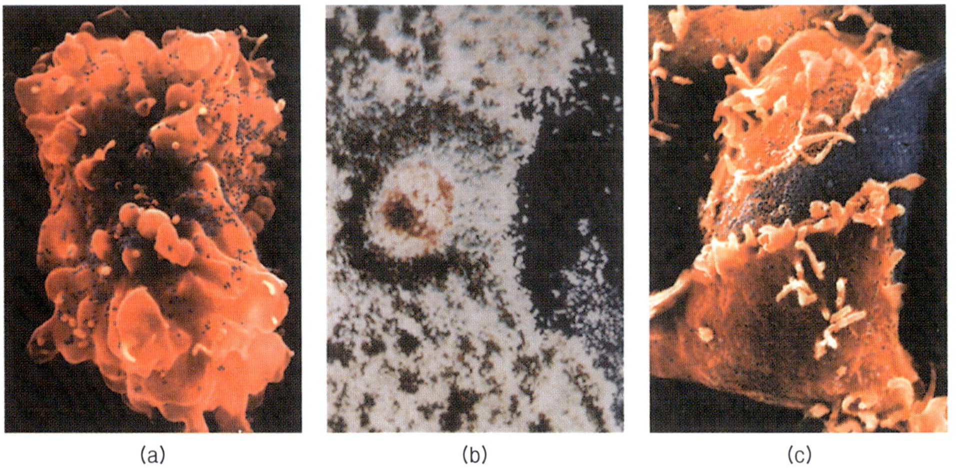

그림 9-15 . 사람면역결핍바이러스(HIV)가 백혈구에 감염하여 파괴하는 모습
(a) HIV 바이러스가 백혈구에 접근하고 있는 모습. (b) HIV 바이러스가 백혈구의 세포막을 통과하고 있는 모습. (c) HIV 바이러스에 의해서 파괴된 백혈구의 모습.

표 9-1. 에이즈 감염자 감염경로별 누적분포현황 (1985~2006. 9)

구 분	계		남 성		여 성	
	감염인수(명)	백분율(%)	감염인수(명)	백분율(%)	감염인수(명)	백분율(%)
계	3729	100	3379	100	350	100
이성간 성접촉	2215	59.4	1874	55.5	341	97.4
동성간 성접촉	1461	39.1	1461	43.2	0	0
수혈/혈액제제	46	1.2	40	1.2	6	1.7
혈액제제	17	0.5	17	0.5	0	0
국내수혈†	16	0.4	11	0.3	5	1.4
국외수혈	13	0.4	12	0.3	1	0.3
수직감염	5	0.1	2	0.1	3	0.9
마약사용자	2	0.1	2	0.1	0	0

※감염경로가 밝혀진 3,729명에 대한 통계임(기타, 무응답 등은 제외)
※보건복지부 질병관리본부 보도자료임(2006.11.21).
†국내수혈 : 헌혈액 모두 HIV 선별검사에서 음성으로 나온 경우임

자였다. 에이즈 발견 초기에는 에이즈가 주로 동성애자의 성행위로 전염되는 것으로 생각했으나, 현재는 모든 성행위에 의해서 전염될 수 있는 것으로 밝혀졌다.

에이즈의 환자 비율은 남성이 90.6%(현재 아프리카에서는 남성과 여성의 감염률이 거의 동일)이며, 연령층으로 보면 20~49세까지의 활동기 연령층이 전체의 74.5%를 차지하였다. 30대가 30.8%로 가장 많았고, 다음으로 40대 24.1%, 20대 19.6% 순이었다(표 9-2). 에이즈는 주로 체액(혈액, 정액, 척수액, 질분비액, 젖)이 교환되었을 때 전염되며, 침이나 눈물, 오줌에도 HIV 바이러스가 존재할 수 있으나 감염을 야기하기에 충분하지는 않다. 더군다나 악수나 문고리, 변기, 음료수로 에이즈가 전염된다는 생각은 근거가 없는 우려이다. 구체적인 에이즈 감염경로를 살펴보면 다음과 같다.

a. 성적 접촉에 의한 전파

한번의 성기 접촉으로 에이즈에 전염될 확률이 여성은 1/1,000이고 남성은 1/2,000이나, 한번의 항문성교로 전염될 확률은 1/50~1/100로 상당히 높다. 이 이유는 항문의 점막이 매우 얇아서 항문성교 중에 쉽게 상처가 나고, 이 상처를 통해서 사정시 정액에 섞여 있던 HIV 바이러스가 쉽게 혈액 속으로 침투할 수 있기 때문이다. 타액(침)에는 HIV 바이러스의 농도가 극히 낮으나 타액을 교환하는 깊은 키스로 에이즈가 전염되기도 하며 그 확률은 1/100,000이다. 그 이유는 입 속의 잇몸이나 입술, 또는 입안 벽에 작은 상처가 나 있을 때가 많아 이 상처를 통하여 바이러스가 침투하기 쉬워지기 때문이다. 입술을 대는 것 정도는 염려할 것이 못되나, 미국 에이즈협회의 보고에 의하면 키스에 의한 감염 사례가 보고되어서 키스를 통한 에이즈 감염 위험성을 경고하고 있다. 또한 입으로 성기를 자극하여 성 흥분을 일으키는 구강성교의 경우에도 HIV 바이러스가 많이 분포한 정액이나 질 분비액이 입 속의 상처를 통해 감염된 경우가 보고되었다.

b. 수혈이나 혈액제제에 의한 전파

수혈로 인해서 혈우병 환자에게 많이 전염되며, 특히 어린아이들에게 전염되기도 한다. 1985년 이

표 9-2. 2006년 내국인 신규 에이즈 감염인 성별 · 연령별 분포 (2006. 1~9)

연 령†	계		남 성		여 성	
	감염인수(명)	백분율(%)	감염인수(명)	백분율(%)	감염인수(명)	백분율(%)
계	572	100	527	100	45	100
14~19	11	1.9	11	2.1	0	0
20~29	112	19.6	105	19.9	7	15.6
30~39	176	30.8	162	30.7	14	31.1
40~49	138	24.1	130	24.7	8	17.8
50~59	79	13.8	70	13.3	9	20
60세 이상	56	9.8	49	9.3	7	15.5

※보건복지부 질병관리본부 보도자료임(2006. 11. 21).
† 발견당시 연령임(만연령)

후에 실시해 온 채혈 시 HIV 바이러스에 대한 항체 검사가 수혈 시에 일어나는 감염을 훨씬 줄이게된 것은 사실이지만, 이것도 완벽한 방법은 되지 못한다. 그래서 어떤 환자들은 수술이 있기 전에 몇 주간이나 한달 동안에 자신의 피를 뽑아 놓았다가 수술에 이용하는 **자가수혈**(autologous transfusion)을 시행하고 있다.

적혈구, 혈소판, 전혈 및 응고인자가 HIV 바이러스를 함유하고 있으나, 혈액제제인 알부민, 감마글로불린, B형 간염 백신은 감염 위험이 없는 것으로 알려져 있다.

c. 오염된 주사기나 주사바늘에 의한 전파

마약과 같은 항정신성 약물을 습관적으로 투여하는 약물중독자들은 일반적으로 건강상태와 영양상태가 나빠져 있고 면역체계도 이미 다른 질병들에 의해서 떨어져 있는 상태에서 주사기를 공동으로 사용함으로써 HIV 바이러스에 대한 감염률을 더욱 촉진시킨다. 그러나 모기에 의한 전염은 불가능한 것으로 알려져 있다(그림 9-16a~d).

d. 산모에서 신생아로의 전파

신생아가 에이즈에 감염되는 경우, 전체 아이의 78%가 어머니에게서 수직감염된 것이다(그림 9-16e, f). 임신 자체가 에이즈의 진행을 촉진시킬 뿐만 아니라 에이즈 보균자인 산모에서 출생한 신생아 중 20~50%가 에이즈에 전염된다. 에이즈에 감염된 신생아들 중 몇 명이나 에이즈 증상이 발생하는지는 아직 알려진 바가 없으나 전문가들은 에이즈 감염이 확인된 임산부의 경우에는 유산을 해야 하며 더 좋은 방법은 확실히 피임을 하는 것이라고 주장하고 있다.

e. 감염된 사람으로부터 장기조직 및 정액을 제공받는 경우

에이즈에 감염된 사람으로부터 장기조직을 제공받아 장기이식을 하거나 정액을 제공받아 시험관아기를 출산하는 경우에도 에이즈에 감염될 수 있다.

(3) 에이즈의 증상

에이즈의 잠복기는 평균 3년~10년(몇몇 사람의 경우에는 15년)이며, 에이즈는 단계별로 다음과 같은 증상을 보인다.

a. 항체 형성

감염경로가 무엇이었든 간에 일단 HIV 바이러

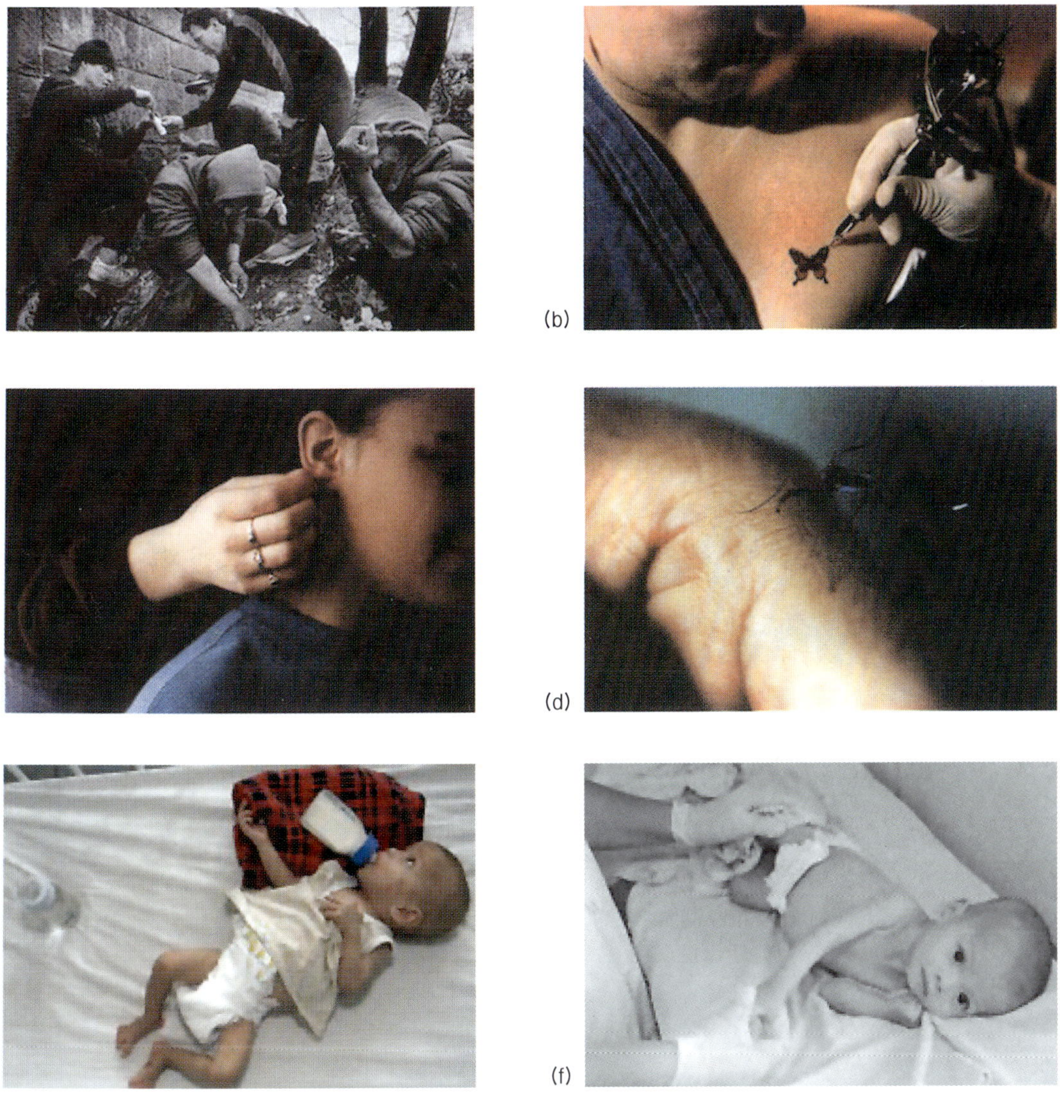

그림 9-16 . 에이즈의 감염 경로

(a) 에이즈는 오염된 주사바늘을 사용하여 마약을 투여하는 경우 감염될 가능성이 매우 높다. (b-c) 에이즈는 오염된 바늘을 사용하여 문신을 하거나 귀를 뚫는 행위로도 감염될 수 있다. (d) 에이즈는 모기에 의해서는 감염되지 않는다. (e-f) 산모에서 신생아로 에이즈가 수직감염된다.

스가 혈액으로 침투한 다음에는, 면역체계는 이 바이러스에 대한 항체를 만들기 시작한다. 이 바이러스에 대한 항체는 초기 감염의 두 달 이내에 나타나나, 때로는 6개월 혹은 그 이후에도 항체가 나타나지 않는 경우도 있다.

b. 초기 증상

대부분의 사람들은 최초의 감염 시에 아무런 증상을 보이지 않으나, 10~25%의 감염자는 감염된 후 2~5주 후에 간단한 병세를 나타낸다. 즉, 신열, 오한, 메스꺼움, 피로, 근육통, 림프절의 부어오름, 가벼운 발진들이 나타난다.

c. 무증후성 잠복상태

무증후성 잠복상태(asymptomatic carries state)의 시기에는 병다운 증상은 전혀 나타나지 않는다. 그러나 여전히 바이러스는 체내에 존재하며 항체도 만들어지고 있다. 이 시기에 해당하는 감염자들은 대개 그들의 혈액 속에 존재하는 T세포가 이미 감소되어 있다. 이런 무증상의 시기에 있는 보균자는 아무것도 모르는 상태로 타인에게 바이러스를 전염시킬 수 있다. 즉, 이들은 HIV 바이러스는 가지고 있으나 에이즈가 발병되지 않은 사람들이다.

이런 무증상기간을 얼마나 길게 가지는지는 확실하지 않으나, 많은 사람들이 에이즈 증상을 나타내기 이전에 3년~5년 동안의 이런 기간을 갖는다. 현재 나타난 통계로는 감염자의 30%가 3년 이내에 증상을 보이기 시작하고 70%가 10년 이내에 증상을 보이기 시작하는 것으로 추산하고 있다.

d. 에이즈관련증후군

어떤 사람들에게는 HIV 바이러스 감염이 에이즈 증상보다 가벼운 증상으로 나타나기도 한다. 일반적으로 **에이즈관련증후군**(AIDS-related complex; ARC)라고 불리는 이런 증상은 몸의 여러 부위에서 나타나는 림프절의 종창(목이나 겨드랑이)과 이와 함께 나타나는 합병증들로 특징지워진다. 가장 흔한 합병증은 설사, 신열, 체중감소, 피로 등이다. 이밖에도 생명에는 지장이 없는 것들로서, **대상포진**(herpes zoster)이나 **아구창칸디다**(*Candida albicans*)라는 아구창의 원인이 되는 균류의 감염이 자주 생긴다(그림 9-17a).

현재까지 알려진 바에 의하면 ARC 환자의 20%가 2년 후에는 에이즈로 진전되고, 5년 후에는 30%가 에이즈 환자로 전환된다. 그리고 ARC 증상을 나타낸 환자의 모두가 종국에는 에이즈 환자가 된다.

e. 에이즈 증상

에이즈라는 질병에 관한 한 모든 환자에게 일관된 증상은 없다. 환자마다 다르게 나타나는 다양한 증상들을 종합해 보면, 알 수 없는 이유로 계속되는 체중의 감소, 계속되는 신열(어떤 때는 취침 후

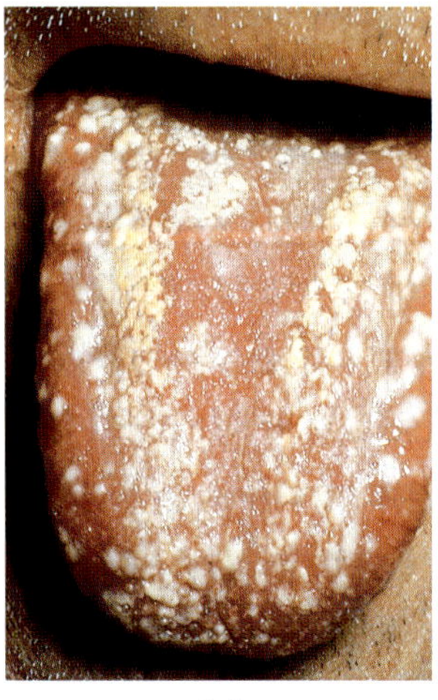

(a)

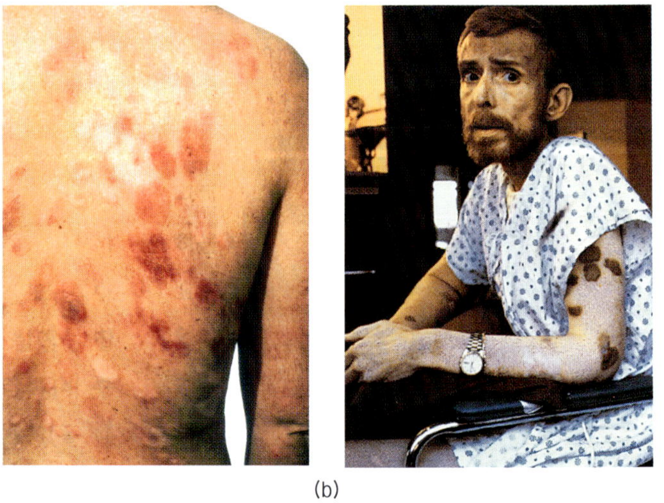

(b)

그림 9-17. 에이즈 증상
에이즈 환자에서 자주 발생되는 아구창칸디다(a)와 카포시육종(b)

의 발한을 수반), 부어오르는 림프절, 약간 솟아오르는 붉은 보라색의 동전 만한 반점들이 있다. 이러한 피부염은 말초혈관의 암 증세로 발전하기도 하는데 이것을 **카포시육종**(Kaposi sarcoma)이라고 부른다(그림 9-17b). 미국의 에이즈 감염자 중에서 1/4이 이 카포시육종을 보이고 있다.

이런 증상들이 생겼을 때 환자는 한두 달간 별 다른 변화가 없을 수도 있고, 때로는 다른 감염증상이 몇 가지 더 나타나기도 한다. 이것은 면역기능이 떨어져서 합병증이 생기기 때문이다. 그 중에 가장 흔한 것은, **뉴모시스티스 카리니**(*Pneumocystis carinii*)라는 원충에 의해서 발병하는 일종의 원충성 폐렴증상이며, 미국의 에이즈 환자 중 2/3가 이런 증상을 보이기 때문에 에이즈 진단의 한 방법이 되기도 하는 병발증이다. 그 다음에 흔한 것이 균류의 심한 감염으로 두뇌피막에 나타나는 뇌막염, 결핵, 보통보다 더 심하게 자주 포진이 나타나는 헤르페스, 뇌염들이 있다. 에이즈 바이러스들은 뇌의 혈관을 타고서 이동할 수 있으므로, 직접적인 뇌감염을 일으킬 수 있으며, 30~65%의 에이즈 환자에게서 뇌 및 신경계통의 손상을 일으키고 있는 것이 확인된다. 그 결과로 나타나는 증상은 기억상실, 정신분열, 정서불안, 보행곤란, 발작, 그리고 혼수상태 등이다.

비록 치료가 일시적으로 증상을 줄이기도 하나, 이런 증상들은 하나하나 더 심한 것으로 진전하며 환자의 면역기능은 아주 상실되어 결과적으로 죽음에 이르게 된다. 현재에는 대부분의 경우에 에이즈의 발병 후 2년 내지 4년 내에 예외 없이 생명을 잃고 있다. 에이즈 환자들은 직장생활을 계속하려고 하지만, 몸무게의 감소, 계속되는 피로, 다발성 감염들 때문에 결과적으로는 그것이 불가능하게 된다. 마지막에는 굶은 사람처럼 보이게 되면서 육체적인 고갈뿐만 아니라, 정서적인 불안, 집중력의 해이, 고열로 인한 심한 통증이 따르고, 심한 기침, 근육통 등으로 최후의 상태에는 육체와 정신이 완전히 쇠진된 상태가 된다.

(4) 에이즈의 진단과 치료

a. 진단

① '세계보건기구(WHO)'에서 지정한 에이즈를 진단하는 주요 증상은 다음과 같다.

- 몸무게가 평소보다 10% 이상 감소
- 1개월 이상 만성적 설사
- 1개월 이상 간헐적으로 발열
- 2차 증상 : 1개월 이상 계속되는 기침, 온 몸이 가려운 피부병, 계속되는 수포진, 림프샘종창, 카포시육종(바이러스성 피부암), 뉴모시스티스 카리니 폐렴

② 면역학적 검사법

말초혈액 내의 림프구 수의 계수, T4/T8 세포의 비율 계산, 여러 면역관련 세포들의 활성 조사, 면역글로불린의 정성 및 정량 분석을 포함한다.

③ 혈청학적 검사법

감염과정을 통해 노출된 각각의 바이러스 단백질에 대하여 형성된 항체를 검출(ELISA)하는 것으로, 항체가 형성된 경우 'HIV 양성'이라고 하나 항체 형성기가 3~6개월 정도이므로 감염된 지 6개월 이내에 검사했을 경우 '음성'이 나올 가능성이 존재한다(그림 9-18a). 이러한 시간차 때문에 '음성' 판정을 받고도 타인에게 에이즈를 전염시킬 수 있다. 더욱이 HIV 바이러스에 감염된 직후 60일간이 전염력이 가장 높은 시기이다.

④ 바이러스학적 검사법

환자로부터 바이러스를 분리 동정하거나, 바이러스성 물질들을 증명하는 것으로, 바이러스의 감염성을 측정하는 방법, 바이러스 항원을 조사하는 방법, 바이러스의 핵산을 검사하는 방법

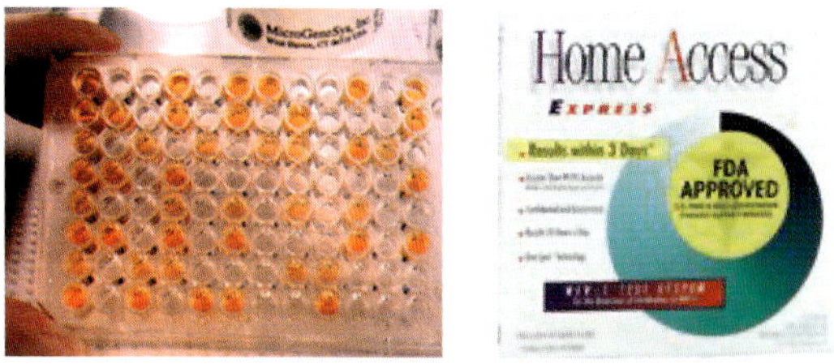

(a) (b)

그림 9-18. 에이즈의 진단
(a) 혈청학적 검사(ELISA). (b) 구강타액 검사.

등이 있다.

⑤ 구강타액 검사(OraScreen HIV rapid test)
약물 처리된 시험지를 입안에 넣어 에이즈 감염 여부를 진단하는 최근에 개발된 방법으로, 값이 싸고(10달러 미만) 빠른 진단(15분만)이 특징이다(그림 9-18b).

b. 치 료

유엔에이즈계획(UNAIDS)에 따르면, 1981년 에이즈 감염사례가 처음 발견된 이후 2006년까지 2,500만 명이 관련 질병으로 숨졌고 감염자는 4,000만 명에 달한다고 한다. 또한 2006년 한해에만 430만 명이 새로 에이즈에 감염됐으며, 그 중 65%가 사하라 이남 아프리카 지역에서 발생했다고 한다(국민일보, 2006.12.1). 이와같이 심각한 상황의 현시점에서 에이즈의 치료를 위해 많은 의학자와 과학자들이 치료약을 개발하기 위해 노력하고 있다. 약물치료로 HIV 바이러스의 증식을 늦추거나 고통을 덜게 하고 증상을 완화시켜서 수명을 연장할 수는 있지만, 원인 치료는 아직 불가능한 실정이다. 미 코넬대 의대 연구팀에 따르면, 1993년까지는 HIV 보균자의 평균 생존기간이 7년에 불과했지만 최근에는 평균 24년으로 늘어났다고 한다.

최근에는 에이즈를 유발하는 바이러스의 종류도 변종들이 나와서 과학자들을 긴장하게 하고 있으나, 조만간에 에이즈 백신이 개발될 것으로 기대하고 있다. 20세기의 마지막 질환이라고 생각되는 암과 에이즈는 인간의 노력으로 인해 결국 정복될 것으로 보이나, 아직은 시간이 많이 걸릴 것이므로 무엇보다 예방을 하는 데 보다 많은 신경을 써야 할 것으로 보인다.

(5) 에이즈의 예방

에이즈에 대한 교육의 필요성이 대두되기 시작하면서 일부 에이즈 환자가 직접 에이즈에 관련된 생활과 건강에 대한 경고와 교육을 베푸는 경우도 있다(그림 9-19). 그러나 이러한 교육을 초등학교에 도입할 경우 아이들이 자라서 정상적인 사랑과 책임감 있는 성애의 즐거움을 알기도 전에 성행위와 죽음을 연관시킬 수 있으므로, 교육의 정도는 상당히 주의해야 한다. 어쨌든, 이러한 노력의 결과로 동성애나 혼외성관계가 현저하게 줄어든 것은 사실이나, 감염경로에 대한 무지로 에이즈는 계속 번져나가는 추세이며, 최근의 자료에 따르면 (표 9-1 참조) 정상적인 이성애를 하는 사람의 감염률이 59.4%에 달하는 것으로 알려졌다. 따라서 에이즈는 이제 특정 계층에서만 감염되는 위험한 병이 아니라 일반인에게도 쉽게 옮겨질 수 있는 병이라는 사실을 간과해서는 안될 것이다. 이러한 상황에서 에이즈를 예방하기 위한 가장 안전한 방법은 부부가 다 에이즈 검사를 해보고, 부부 이외의 어떤 사람과도 성행위를 하지 않는 방법 밖에는 없다. 어쩔 수 없이 이 원칙에서 벗어날 수밖에 없는 사람들을 위하여 전문가들은 다음과 같은 지침을 제안하고 있다.

a. 체액이 교환되지 않는 방법으로 성행위를 한다

오랄 섹스, 정액, 질분비액의 접촉을 막는 방법으로 성행위를 하는 것이다. 또 타액이 교환되는

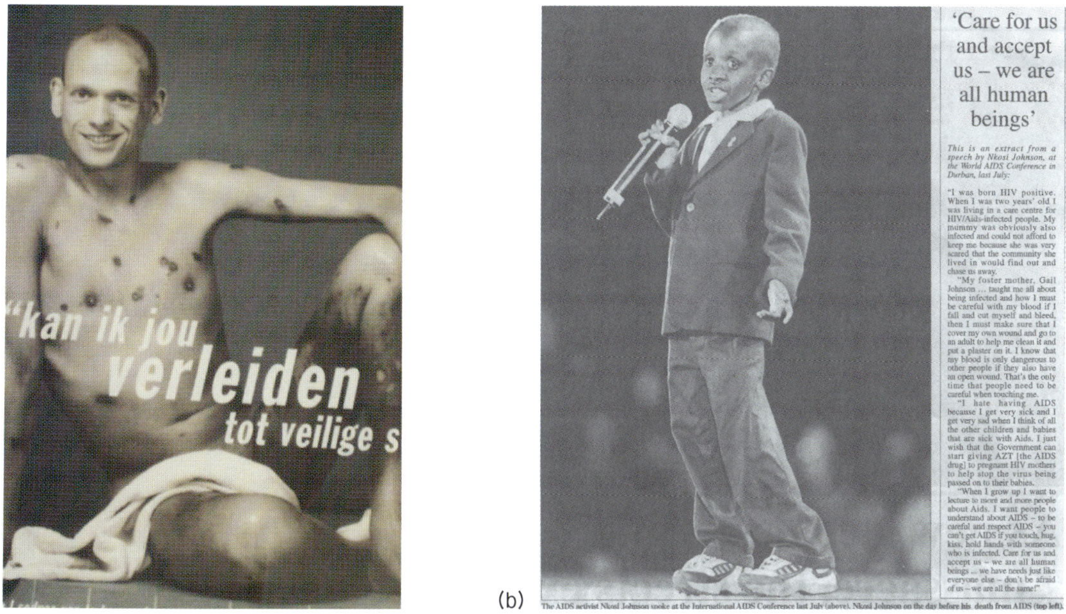

(a) (b)

그림 9-19 . 에이즈 예방을 위한 에이즈 홍보
(a) 에이즈 예방을 위한 에이즈 포스터. (b) 미성년자 에이즈 감염의 홍보를 위한 에이즈 소년.

깊은 키스를 피하고, 피부 조직에 상처를 낼 수 있는 강렬한 성교는 피하는 것이다.

b. 콘돔을 사용한다

한 연구에 의하면 HIV 바이러스의 크기는 콘돔을 통과할 수 없다고 밝혀져 있다(그림 6-8b 참조). 그러나 콘돔을 잘못 사용하면 정액이 흘러나와서 전염을 막는 데 도움이 안 된다는 것을 알고 주의해야 한다.

c. 성교상대를 신중히 고른다

에이즈는 감염이 되었다해도 증상이 나타나기 위해서는 몇 년이 걸린다. 따라서 증상이 나타나기 이전에 대개 감염된 사실을 본인도 모르고 있는 것이다. 성교상대를 자주 바꾸면 바꿀수록 에이즈 감염의 가능성은 그에 비례해서 커지는 것을 알아야 한다. 그러므로 가장 좋은 방법은 오래 친숙한 선택된 상대자하고만 성행위를 하는 것이 안전한 것이다.

그러나 미국 사회학자들의 조사연구와 질병통제예방센터(CDCP)의 통계자료를 따르면, X세대(70년대 이후 태어난 자유분방한 세대)는 '모르는 사람'과는 성관계를 하지 않고 중·고교 친구나 대학동창, 회사동료 등을 섹스파트너로 삼았지만, 미국에서 에이즈 등 갖가지 성병에 감염돼 있는 1,200여 만 명의 환자 중 75%가 30세 이하의 X 세대였으며, 1995년도 25~44세 사망자의 가장 큰 사망원인이 에이즈였다는 것은 다시 한번 생각해 볼 일이다.

4. 기타 성병

1) 질 염

(1) 원인균

질염(vaginitis)은 가장 흔히 볼 수 있는 부인병 중의 하나로서 여러 원인으로 인해서 생기는데, 병원체로는 임균·연쇄상구균·대장균·녹농균 등의 세균을 비롯하여, 질칸디다(*Candida albicans*)·질트리코모나스(*Trichomonas vaginalis*)·마이코플라스마·클라미디아 등이 있으며, 그 밖에 결핵·매독·디프테리아·장티푸스·홍역 등 전염병의 한 증상으로 나타나는 경우도 있다. 특히 폐경 후의 여성이나 어린이의 경우는 질점막이 얇고 저항력이 약하므로 걸리기 쉽다. 또 외음염과 합병되기 쉬우며, 이것을 외음질염이라 한다.

(2) 감염경로

질염은 너무 꼭 끼는 팬티스타킹이나 거들 또는 나일론이나 합성섬유제품의 팬티를 상용하였을 때에 흔히 발생한다. 이러한 팬티류는 음부의 체온을 상승시키고 땀 발산을 저해하여, 따뜻하고 습한 조건에서 유기물질이 빨리 부패하기 때문에 좋지 않다. 질염에 걸리지 않으려면, 가능한 한 꼭 끼는 나일론 팬티보다는 보통의 스타킹이나 넉넉한 면제품 팬티를 입는 것이 좋다.

질 내의 환경이 병원균의 활동을 촉진시키기 때문에 질염에 걸릴 때도 있다. 배란중이거나 월경중 또는 임신중일 때 감염되기 쉬우며, 질세척을 자주 하는 경우에는 질 내 산성과 알칼리성의 비율이 변하여 질병에 감염되기 쉬운 상태가 된다. 또한 경구피임약을 먹고 있는 여성은 먹지 않는 여성에 비하여 질염에 걸릴 확률이 높다고 한다. 항생제를 복용하거나 당뇨가 있는 여성의 질 속에서는 진균이 더 잘 번식되고 칸디다(*Candida*)성 질염에도 감염되기 쉬워진다.

질염이 있는 여성 중에는, 성교 시 감염된 경우도 있다. 항문성교를 한 다음에, 질성교를 번갈아 하는 경우 여성의 항문에서 오염된 음경이 질에 대장균을 전염시켜 여성이 질염에 걸릴 가능성이 있다.

(3) 증 상

질염은 대하를 주증상으로 하는 질점막의 염증성질환으로, 질염의 전형적인 증상은 질의 가려움증, 엷은 녹백색 혹은 황갈색의 과다한 질 분비물, 불쾌한 질 냄새, 방뇨 시의 몹시 아픈 통증 등이며 질 성교 시 통증이 동반된다. 비특이성 질염의 증상으로는 요통이나 월경통, 복강과 대퇴부에 있는 림프절의 비대현상 등을 들 수 있다.

진균인 칸디다로 인한 질염의 대하는 술지게미와 같은 모양이며 가려움이 심하다. 원충의 트리코모나스질염에서는 가려움증이 없고, 대하는 수양성이며, 더러움이 심해서 질 안에 거품이 인다. 또 질염은 혼합감염인 경우도 많다.

(4) 치 료

질염을 치료하는 데는 대체로 정제와 연고, 좌약, 세정액 등이 사용되는데, 대부분의 질염은 항생제의 처방으로 잘 치료될 수 있으나, 조기에 산부인과의사의 진찰을 받아야 한다. 남성이 감염되어 있으면 둘이 모두 함께 치료를 받아야 한다. 남성이 자각증상을 못 느끼더라도 전립샘이나 남성요도 등이 감염되어 있으면 완치된 여성에게 다시 재감염시키는 수가 있다. 환자는 적어도 2주일간은 질성교를 피하는 것이 좋다. 일반적으로 질염을 예방하기 위해서는 국부를 청결히 하고 타월·내의·양식변기·공중목욕탕 등의 이용에도 주의하여 오염을 피해야 한다.

(5) 합병증

질염이 경우에 따라 자궁이나 자궁관으로 번질 위험성도 있다. 만성인 경우, 자궁목의 세포가 이상 비대하여 자궁암으로 발전되기 쉽고, 성적 흥분 상태나 오르가즘 시에 생기는 출혈로 인해서, 병균이 혈관으로 전이되어 신체의 다른 기관이나 조직으로 운반될 가능성도 있다.

2) 옴과 이

(1) 원 인

옴(scabies)은 개선이라고도 하는 진드기의 일종인 거미모양의 원충(몸의 길이가 0.5mm 이하)이며(그림 9-20a), **이**(louse)는 이과에 속하는 곤충으로서 사람이나 동물피부에 기생하고 발진티푸스, 재귀열을 매개한다(그림 9-20b). 사람에게 기생하는 종류는 머릿니(*Pediculus humanus capitis*) 또는 옷이(*P. humanus corporis*), 털이(*Phthirus pubis*)가 있다. 머릿니(head louse)는 머리털에 기생하고 옷이는 옷에 부착한다. 또한 털이(crab louse)는 사면발이라고도 하는 깨무는 이(biting lice) 속에 속하는 이로서 머리카락, 특히 치모나 항문 주위에 많고, 때로는 겨드랑 밑, 심지어는 눈썹이나 수염 속에서도 발견되며, 여간해서는 떼어내기가 힘들고 보통피부에 **사면발이증**(pediculosis pubis)을 일으킨다. **서캐**(nit)는 이의 알인데 머리카락 밑에 부착하여 작고 까만 반점을 형성한다.

(2) 전염경로

옴(scabies)은 성교나 기타 육체적 접촉에 의해서 전염되며, 성교 중에 전염된 옴은 외부생식기나 항문을 통해서 침입한다고 볼 수 있으나, 가끔 손가락 사이나 손목 주위의 피부에도 나타나고, 팔꿈치의 주름, 겨드랑이 밑, 유방, 발에도 침범한다. 이 기생충성 질환은 같은 침대에서 잠을 자는 것만으로도 전염될 수 있고, 키스, 포옹, 악수, 심지어는 오염된 세면장 등을 통해서도 이 사람에서 저 사람으로 전염된다. 옴이 잘 번식되는 장소는 많은 사람이 섞여 살면서도 목욕도 하지 않는 곳으로서, 흔히 한 가족이 모두 함께 걸리는 경우가 많다. 환자에게 접촉된 옷이나 침구는 철저하게 세탁하는 것이 바람직하다.

이(louse)도 성교행위에 의해서 전염되지만 때로는 옷이나 침대 타월 등에 의해서 매개되기도 한다.

(3) 증 상

옴에 감염되면 불그레한 지그재그 모양의 흔적

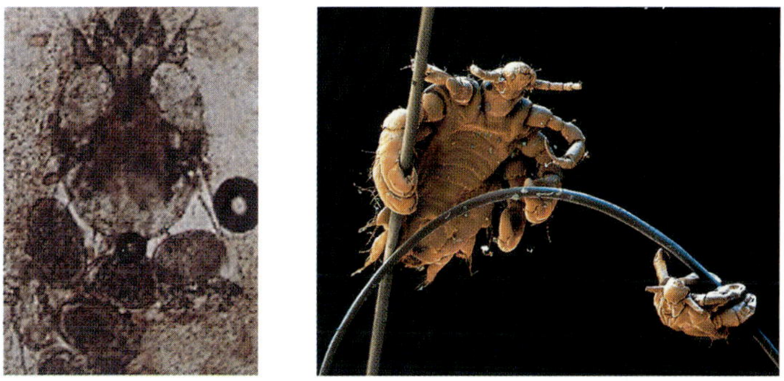

(a) (b)

그림 9-20 . 옴(a)과 이(b)

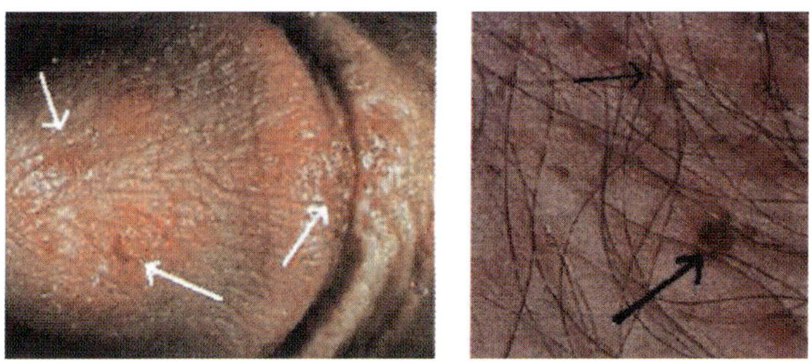

(a) (b)

그림 9-21 . 옴(a)과 이(b)의 증상

이 관찰되며, 보통 참을 수 없는 가려움증에 시달리게 되고 흔히 알레르기 반응을 동반한다. 아무리 긁어도 가려움증이 낫지 않고 결국 작은 농포가 나타나는 전염성 피부병을 일으키는 것이 보통이다 (그림 9-21a). 한편, 털이가 피를 빨아먹은 곳은 회청색의 반점을 이루어 몹시 가렵고 과민반응을 보인다(그림 9-21b).

10_

성행동과 성기능장애

대부분의 포유동물군에서는 신경과 내분비의 조절로 발정주기가 일어나기 때문에, 암컷의 성적 행동인 교미와 배란현상이 발정기에만 국한되어 일어난다. 그러나 영장류나 더 고등한 인간에 있어서는 호르몬의 조절에서 비롯된 성적 흥분이나 성적인 동기유발이 감소하는 것으로 나타난다. 특히 남녀의 인간관계에서 보여지는 성적인 흥분상태는 성호르몬의 주기적인 균형변화와는 무관하여 자손의 번식과 관계없이 이루어지고 있는데, 이것은 호르몬이 인간의 성생활에 미치는 영향이 별로 중요하지 않다기보다는 호르몬 이외의 다른 요인들이 보다 큰 역할을 하기 때문인 것으로 해석된다. 즉, 사람은 종종 즐거움과 휴식을 위해서 또는 친밀한 관계의 정서적 유대감을 유지하기 위해서 성행동을 취하기도 하는 것이다.

이러한 성행동이 적절하게 이루어지지 않아 성기능이 완전치 못한 것(증상)을 성기능장애(sexual dysfunction)라고 하며, 매스터즈와 존슨(Masters & Johnson)의 통계에 의하면 부부의 거의 절반이 성기능장애를 겪고 있다는 놀라운 사실을 발견하게 된다. 다시 말하면, 성적인 만족을 얻고 있는 부부가 절반밖에 안 된다는 것이다.

가장 흔한 성기능장애는 발기부전, 조기사정, 오르가즘부전, 성욕감소장애(불감증) 등이다. 사람에 따라서는 남녀를 불문하고, 질병이나 약물복용, 수술, 비뇨생식기계의 선천적 기형 등의 기질적인 장애 때문에 성기능장애를 가져올 수 있지만, 현대적 생활과정에서 받게 되는 정신적인 스트레스 때문에도 성기능장애가 올 수 있다. 그리고 치료와 효력을 성공적으로 완수하려면 남성과 여성이 서로 협조적이어야 하는 것은 당연하다.

일반적으로 사람들은 남녀를 불문하고 비록 부부지간이라고 할지라도, 여러 가지 요인으로 인해서 성기능장애가 있는 것을 혼자 또는 공통으로 인식하고 있으면서도 해결이 불가능하다고 미리 단정하거나 의심과 불확실성 사이를 오가면서 고민하게 되는 경우가 많다. 그러나 행복한 결혼생활은 금실 좋은 부부가 되기를 함께 마음으로부터 바라고, 서로의 육체적이고 정신적인 만족을 얻기 위해 구체적인 의사를 표현함으로써, 이에 대한 적절한 치유, 보상, 보충, 충족(오르가즘)을 향유하는 생활이라고 할 수 있다.

1. 인간의 성행동

인간의 성행동을 이해하기 위해서는 성에 대한 개념을 명확히 할 필요가 있다. 성은 섹스, 젠더, 섹슈얼리티라는 세 가지 개념으로 대별된다. **섹스**(sex)는 흔히 생물학적 성이라 불리며 신체구조, 특히 성기의 생김새에 따른 남녀간의 성정체감을 지칭한다. 어원상 섹스라는 용어 자체는 라틴(Latin)어의 '섹서스(Sexus)'에서 유래했는데, 이는 '자른다' 또는 '나눈다'는 뜻의 세코(seco, cut)라는 동사에서 파생하였다고 한다. 우리 사회에서는 주로 남녀간의 성기 결합이나 성관계란 의미로 사용된다. **젠더**(gender)는 우리말로 '성별', '성차', '성역할' 등으로 번역되고 있는데, 이는 여성성과 남성성에 대한 사회문화적 구분 혹은 사회문화적으로 여성과 남성에게 부과된 일련의 특징 및 행동 유형을 의미하는 것으로 일반적으로 '사회적 성'이라고 이해된다. **섹슈얼리티**(sexuality)는 성적 욕망, 실천들, 정체성 등을 의미하며, 여성 혹은 남성으로서 우리 자신이 가지고 있는 의식까지를 포함한다. 또한 성적인 관계뿐만 아니라 우리의 성적인 느낌이나 관계들, 우리 자신을 정의하는 방식, 타인이 우리를 정의하는 방식을 모두 포괄하는 개념이다(이나영, 1999). 이것은 성(性)이라는 글자가 지니는 원래의 의미에서도 볼 수 있는데, 성(性)이 마음(心)과 몸(生)의 양면을 동시에 가지고 있으므로 성이란 전체적인 인간 그 자체를 뜻하는 것이지, 결코 성행동이나 성적인 쾌락만을 의미하는 것은 아니다. 그러므로 한 개인의 섹슈얼리티는 살아가면서 환경으로부터 많은 영향을 받고 개인의 행동변화에 지대한 영향을 미치는 것으로 보기 때문에 섹슈얼리티를 성격(性格, sexual personality)으로 보는 학자도 있다(윤가현, 1990). 섹슈얼리티 관점에서 인간의 성행동은 다음과 같다.

1) 생물학적 성행동

성적인 행위나 성충동은 성호르몬에 의해 조절되는 본능적인 행동이며, 내분비계의 분비샘인 난소와 고환이 이러한 화학적 신호인 성호르몬을 분비하여 성기능에 중요한 역할을 한다. 뇌에 위치한 시상하부(hypothalamus)는 뇌하수체 호르몬의 분비를 촉진하는 호르몬을 생산하고, 뇌하수체(pituitary gland) 호르몬은 남성의 사춘기 때에 남성 생식구조의 성숙과 남성 성호르몬인 테스토스테론의 분비를 증가시키고, 여성의 사춘기 때에는 난소의 성숙을 야기해서 여성 성호르몬인 에스트로겐과 프로게스테론을 분비시킨다.

(1) 사춘기의 성

사춘기는 내분비계(호르몬)와 생식계가 성숙되는 발생 단계이다. 사춘기는 10~11세 정도에 시작하며 약 5~6년 후에 끝난다. 여자아이는 남자아이보다 보통 2년 정도 일찍 사춘기를 경험한다. 이러한 발생과정이 시작되는 요인이 무엇인지는 아직 알려져 있지 않다.

유년시절에, 남성과 여성 성호르몬의 분비를 자극하는 호르몬의 생산이 억제되어 있다가, 사춘기가 시작되면 그 억제가 멈추게 되고, 뇌에서 테스토스테론(남성)이나 에스트로겐(여성)을 생산하도록 조절하는 호르몬이 분비되기 시작한다. 사춘기가 진행됨에 따라, 뇌는 점점 더 많은 양의 테스토스테론이나 에스트로겐을 분비하도록 한다. 이러한 성호르몬들이 사춘기의 신체적 변화를 자극한다. 이러한 변화에는 골격의 성장에 따른 빠른 성장, 음모와 겨드랑이 털의 발생, 생식기의 성장과 성숙을 포함한다.

남성에게는 테스토스테론의 분비가 고환과 음경을 확대시키고, 후두의 확대로 인해서 목소리를 굵게 하고, 수염이 나고, 어깨가 넓어지고, 팔, 가슴, 다리의 근육이 커진다. 테스토스테론의 자극에 따라, 정세관이 정자를 만들기 시작한다. 사춘기 소년의 중요한 발달 결과는 수면중에 정액을 방사하는 **몽정**(nocturnal emission, wet dream)이며, 초기에는 정액 내에 정자가 존재하지 않는다.

여성에게는 에스트로겐의 분비로 자궁과 질이 성숙하고, 유방이 발달하며, 체지방의 분포가 변화되어 엉덩이가 둥그렇고 통통해진다. 여성은 12살 즈음에 **초경**(menarche)을 경험한다. 8~15세 사이에 경험하는 초경은 정상이지만, 당뇨와 같은 만성 질병을 가진 여성, 거식증(anorexia nervosa)과 같은 영양 상태에 영향을 미치는 질병을 가진 여성, 올림픽 우승을 노리는 선수처럼 격렬한 훈련을 받는 여성에게서는 초경이 늦어지기도 한다.

(2) 갱년기의 성

갱년기란 여성이 45~55세가 되어 생식가능기에서 생식불능기로 이행하는 시기로, 노화가 시작되는 시기라 할 수 있다. 난소의 난포가 대부분 성숙되어서 남아 있는 난포가 노화된다. 몇 달 동안 이러한 노화된 난포는 성숙하지 못하게 되고 배란이 일어나지 않게 된다. 성숙된 난포가 없게 되면, 에스토로겐과 프로게스테론의 정상적인 주기적 분비가 일어나지 않게 되어 월경이 불규칙하게 되고 **갱년기출혈**(월경이상)이 발생한다. 결국에는 모든 난포가 성숙하는 것을 멈추게 되고, 에스트로겐과 프로게스테론이 더 이상 분비되지 않게 되어 월경이 멈추게 된다. 이러한 월경의 종료를 **폐경**(menopause)이라 부르며, 폐경 여성은 더 이상 자손을 낳을 수 없게 된다. 폐경이라는 용어는 마지막 월경을 의미하지만, 여성이 생식능력이 있는 나이에서 생식능력이 없는 나이로 접어드는 과도기 몇 년을 의미하는 것으로 널리 사용되기도 한다.

폐경으로 인한 호르몬 변화가 일어나면, 여성은 보통 피부의 홍조와 같은 증상과 얇은 질벽과 질 건조와 같은 생리적 변화를 경험한다. 이러한 내분비 변화에 수반되는 여성다움의 쇠퇴에 대한 초조감과 폐경에 대한 쇼크를 비롯하여 가정환경의 변화 등 사회적·심리적 스트레스도 가중되어 신체적·정신적 장애를 일으키는 경우가 있는데, 이를 **갱년기장애**라 한다. 추가적으로, 에스트로겐의 소실로 골다공증과 심장병의 위험이 증가한다. 이에 따라, 이러한 증상을 경감하도록 **호르몬치환요법**(hormone replacement therapy; HRT)을 시행하기도 한다. 처방된 호르몬은 에스트로겐만 함유하고 있거나 프로제스틴과 에스트로겐이 복합 처방되기도 한다. 프로제스틴과 복합 처방된 에스토로겐은 유방암과 심장혈관계 질환, 난소암의 위험을 증가시킬 수 있으며(Beral et al., 2002; Anderson et al., 2003), 또한 65세 이상의 여성에서 인식 기능에 해로운 효과를 나타낼 수 있다(Espeland et al., 2004; Shumaker et al., 2004). 그러나 낮은 용량의 에스트로겐은 폐경 후 여성에게서 부작용을 최소로 하면서 골밀도를 증가시키고(Prestwood et al., 2003), 프로제스틴의 추가는 자궁내막암의 위험을 감소시키는 것으로 나타났다.

한편 남성의 경우에도 나이가 들면서 생식샘 기

능이 쇠퇴함에 따라 생기는 생체의 반응을 갱년기 징후로 고려할 수 있다. 이때 테스토스테론의 감소로 건강하고 활성이 있는 정자의 수가 감소하고(Feldman et al., 2002), 극치감 후 발기를 회복하는 데 오랜 시간이 걸리며, 전립샘은 보통 비대해진다. 또한 사고력과 집중력이 감퇴되고, 불안·고독감·불면(不眠) 등 정신적 상실이 나타나기는 하지만, 대부분의 건강한 남성은 일생을 통해서 항상 생식 능력을 가지고 있을 뿐만 아니라 성에 대한 관심과 성행동이 지속된다.

(3) 노년기의 성

일반적으로 성욕과 성행위는 연령이 증가함에 따라 자연히 줄어들고, 또 노화에 따라 쇠퇴하는 대표적인 생물학적 현상으로 믿어 왔다. 그러나 실제로는 나이가 들면서 감소하는 여러 능력 중에서 가장 오래 남는 기능 중 하나가 성기능이라고 한다(그림 10-1). 많은 연구에 따르면, 연령이 높아짐에 따라 성적 능력이 쇠퇴하고 성에 대한 관심도도 낮아지지만, 70대까지 성에 대해 꾸준한 욕구와 성행위 능력을 가지며, 이들 중 39%가 현재도 성적으로 왕성하다고 한다(Smith, 2003). 우리나라 노인의 67.2%가 성에 대한 욕구가 있거나 욕구가 있지만 억제하는 것으로 나타났다(김주희, 이창은, 1999). 또한 홀로된 노인의 경우, 75.8%가 성적충동을 느껴본 경험이 있으며, 45.4%가 성적욕구가 높은 것으로 나타났다(이수은, 2001; 배나래, 2002). 65세 이상의 남녀노인에서 성생활빈도는 최소 1년에 2회에서 최대 1주일에 1회까지 다양하게 나타났으며, 한달에 1회가 47.6%로 가장 많은 비율을 보였다. 60~74세인 경우 남성의 30%와 여성의 24%가 1주일에 적어도 1회의 성관계를 갖는다고 한다(Jacoby, 1999). 평균적으로 전체 노인의 19.5%가 현재 성생활을 하고 있으며, 성생활 빈도는 한달에 평균 1.37회이고, 현재 성생활을 하지 않는 경우 마지막 성생활 평균 연령은 61.3세, 현재 성생활을 하는 경우 평균 연령은 68.4세로 나타났다(이창은, 1999). 성행위 유형에 대한 연구결과에 따르면, 노인들의 63~68%가 성교를 가장 선호하지만 21%는 껴안거나 애무를 선호하였고, 5%는 키스를, 2%는 자위행위를 선호하는 것으로 나타났다(Mulligan & Palguta, 1991). 대부분의 노인들은 성생활이 육체적 접촉을 통해 이루어진다고 생각하며, 특히 남성이고 연령이 높을수록 이러한 경향이 높다. 또한 남성들의 경우는 성생활 만족도가 장수에 영향을 주며, 성생활이 인간관계를 원만하게 한다고 생각한다.

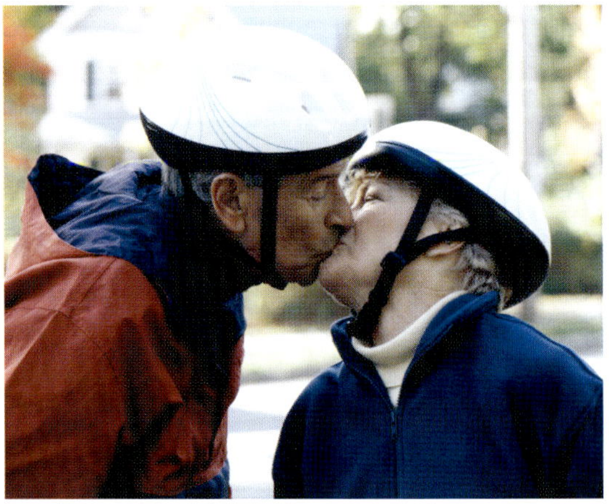

그림 10-1. 나이와 상관없는 자연스런 성적 표현

이러한 상황임에도 불구하고, 노인들의 성생활을 저해하는 심리적 요인과 사회적 요인을 살펴보면 다음과 같다. 김현철(2001)의 연구에 따르면, 심리적 요인으로 "건강에 대한 두려움"이 32.3%, "점잖지 못하다는 의식"이 27.8%이었으며, 다음으로 "성교시 실패의 두려움"과 "상대방의 거절에 대한 두려움"이 각각 10.5%로 동일하게 나타났다. 사회적 요인으로는 "도덕적 갈등"이 33.8%, "노인의 성행위에 대한 사회적 무시"가 24.8%, "이성을 만날 기회의 부재"가 16.5%로 나타났다. 한편, Kuhn은 사회에 만연한 노화와 성에 대한 다섯 가지 편견을 규명하였다. 첫째, 노인에게 성은 중요하지 않다. 둘째, 노인의 성적활동에 대한 관심은 비정상적이다. 셋째, 노인의 재혼은 권장되어서는 안 된다. 넷째, 남성노인이 젊은 여성을 찾는 것은 합당하나 그 반대가 되어서는 안 된다. 다섯째, 장기요양시설에서의 노인들은 성별로 분리되어야 한다. 이러한 편견은 보건의료 전문가, 젊은이, 중년층, 노인 모두에게 만연되어 왔으며, 노인의 성에 대한 상투적이고 부정적인 사회인식을 가져왔다. 결국 노인들의 성행동을 저해하는 요인이 연령보다는 주로 사회적인 체면이나 도덕적인 압력, 사회전반의 노인에 대한 편견으로 노인 자신의 성적 욕구를 죄악시하기 때문인 것으로 나타났다(오세근, 1997).

2) 심리학적 성행동

특정한 생각이나 느낌, 정서는 성호르몬처럼 성행동을 조절한다. 자신의 신체에 대한 만족감, 건강한 신체와 정서, 성에 대한 호감이나 즐거움, 이전에 경험한 긍정적인 성경험, 높은 자아존중감과 같은 심리적인 요인들이 성적 행동에 긍정적으로 영향을 미친다.

사람의 성욕(sexuality)을 연구하는 많은 성과학자(sexologist)들의 견해에 따르면, 높은 자아존중감을 갖는 사람이 낮은 사람보다 자신의 성욕에 대해서 더 높은 긍정적인 태도를 갖는다. 그러나 사람은 대중 매체에서 보이는 비현실적인 신체적 매력과 성적 능력을 기준으로 자신의 신체와 성적인 능력을 자주 판단한다. 이러한 결과로 일부 사람들은 자신이 성적으로 매혹적이지 않거나 서투르고 무능하다고 느끼면서 성적 무능감과 낮은 자아존중감을 갖게 된다. 이러한 감정을 가진 사람은 자신의 성욕을 인정할 수 없고 친밀한 관계를 잘 형성하지도 못한다.

2. 성행동의 다양성

1) 질성교

대부분의 이성애자는 남성의 음경을 여성의 질에 삽입하는 **질성교**(vaginal sex, coitus)를 친숙한 성교행위(sexual intercourse)의 가장 일반적이고 대중적인 형태로 인식한다(그림 10-2). 평균적으로, 미국 성인은 대략 1주일에 1회 정도 질성교를 한다고 알려졌다. 결혼한 사람은 미혼자나 이혼자 또는 미망인보다 질성교 횟수가 높고, 부부가 결혼한지 오래되면 될수록 질성교 횟수가 감소하는 것으로 나타났다(Smith, 2003).

2) 구강성교

질성교만큼 보편적이지는 않지만, 입으로 생식기를 자극하는 **구강성교**(oral sex)도 일반적인 성

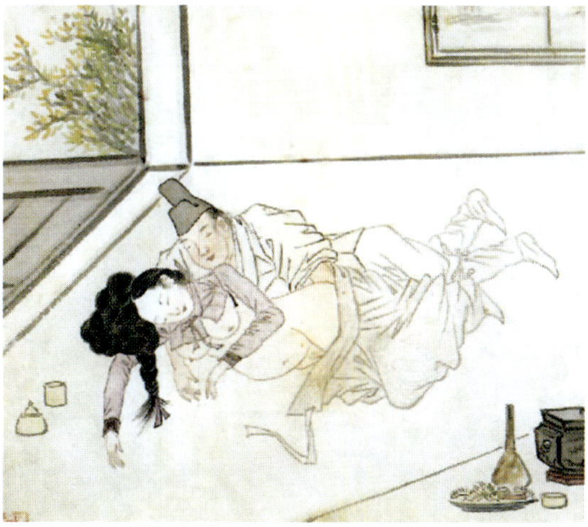

그림 10-2. 성행위를 묘사하는 신윤복의 춘화

BOX

성행동에서의 잘못된 속설

남성의 음경이 클수록 여성에게 만족감을 줄 수 있다

남성에 따라 음경의 크기가 차이가 있는 것은 사실이나, 여성의 질은 매우 부드러운 점막조직으로 유연성이 커서 음경의 길이와 굵기에 관계없이 항상 빡빡하게 감싸기 때문에 어떤 경우든 기본적으로는 같은 자극(만족감)을 여성에게 줄 수 있다.

여성의 음핵이 클수록 여성은 극치감을 잘 느낀다

여성의 음핵 크기와 극치감과는 아무런 관계가 없으며, 극치감에 이르는 데는 입이나 질이나 유방의 크기도 아무런 상관성이 없다.

남성은 항상 능동적이고 여성은 수동적이다

공격적인 남성과 방어적인 여성이라고 하는 생리적인 터부 때문에 의례 성행위는 남성이 여성에 대해서 하는 것으로 알려져 온 것이 사실이다. 그러나 매스터즈와 존슨(Masters & Johnson)의 주장에 의하면 마음이 원할 때, 여성이 능동적으로 해도 남성이 능동적으로 했던 것과 똑같은 성적인 만족감을 얻을 수 있다는 것이다. 오히려 많은 여성들이 더 성적인 쾌락을 요구하고 나서는 세대가 되면서, 이제는 남성들이 여성을 위해서 뭔가 하지 않으면 안되는 책임감을 느끼기 보다는 남성과 여성이 공동으로 협조하여 만족스러운 성을 이루어야 하겠다.

성교시에는 반드시 동시에 극치감에 도달해야 된다

남성과 여성이 본질적으로 구조상 및 기능상 큰 차이가 있음을 전제한다면, 성기능(극치감에 이르는 과정)이 서로 다르다고 해서 이상할 것은 하나도 없다. 그런데도 인간은 미신처럼 동시에 극치감에 도달하기를 원한다. '동시'라고 하는 것이 길어야 '몇 초' 정도인데 이 동시성에 실패한다고 낙심천만할 필요는 하나도 없다. 쌍방이 모두 상대가 성적 만족을 느꼈다는 것을 아는 것만으로도 충분하다.

전희에서부터 각각의 극치감에 이르는 전과정에서 이삭 줍듯이 얻는 즐거움을 희생(경시)한 채 오로지 동시적이고 순간적인 극치감에만 매달리는 것은 오히려 참다운 의미의 성문화에 역행하는 것이다. 사실상 대부분의 부부와 연인은 극치감을 전혀 동시에 느끼지 못한 채, 쌍방이 매우 만족스러운 성교를 하게 되는 것이 현실이며 가장 자연스러운 것인지도 모른다.

남성이 여성보다 일반적으로 성적 능력이 세다

생리학적 연구결과에 의하면, 성적으로 반응하는 능력은 대체로 여성이 남성보다 더 크다고 한다. 여성이 성적 자극에 대해서 더 강하고 더 길게 반응한다는 증거가 있다.

정상적인 성생활은 일정한 성교횟수를 지켜야 된다

성교횟수도 성문화의 다른 면과 마찬가지로 개개인에 따라 다른 것이 정상이다. 대부분의 남녀가 서로 다른 여건 속에서 생활하게 되는 것이 보통이므로, 육체적 및 정신적으로 일치와 합일이 필요한 성교를 어떤 특별한 규칙에 따라 할 수는 없다. 말하자면 1주에 몇 회, 1개월에 몇 회와 같은 성교횟수를 가지고 그 부부나 개인의 사랑의 밀도를 판정하려고 하는 것은 잘못된 것이며, 문제는 횟수가 아니라 질(정신적인 사랑)이다. 서로 바쁠 때나 스트레스가 쌓일 때는 거의 제로이지만 서로의 심신이 원하고 여건이 허락하면, 상식적인 횟수보다 더 많다고 해서 해로울 것은 하나도 없다.

성교를 멋지게 하려면 특별한 성기교를 배워야 된다

남성이나 여성이나 공통적으로 가지고 있는 소원은, 성교를 하는 마당에 최고의 스태미나와 테크닉으로 상대방에게 최고의 극치감을, 자신에게도 최고의 절정감을 맛보게 하는 것이라고 할 수 있다. 그러나 특별한 성적인 기교를 개발하기보다는 즐겁고 편하게 서로를 아껴 주면서 몰입하는 것이 더 최상의 결과를 얻을 수 있다는 것이 전문가들의 의견이다. 존슨 여사에 의하면 '섹스의 유별난 테크닉은 중요하지 않으며, 섹스는 자연스럽게 즐겨야 한다'는 점을 강조하였다.

행위가 되어가고 있다. **외음핥기**(cunnilingus)는 입과 혀를 사용하여 여성 생식기를 자극하는 행위이고, **음경빨기**(fellatio)는 남성 생식기를 구강으로 자극하는 행위를 말한다. 20세기 초기에만 해도, 결혼한 사람조차 이성애자가 구강성교를 하는 경우는 거의 없었다. 그러나 1970년대 즈음에, 성관련 도서들이 구강성교를 일상적인 성행위로 포함하기 시작하면서, 20세기 후반에는 미국 남성과 여성의 75% 이상이 구강성교를 받아보았거나 시행해 보았다는 보고가 있다(Michael et al., 1994). 질성교를 통해 극치감을 느낄 수 없었던 여성이 종종 구강성교로 극치감을 느낄 수 있었다.

3) 항문성교

몇몇 부부는 항문 주변을 음경이나 입 또는 손가락으로 자극하는 **항문성교**(anal sex)가 좋았다고 말한다. 항문성교가 게이 남성들의 일반적인 성 형태이긴 하지만 이성애의 부부가 이러한 성행위를 시도하는 숫자가 증가하고 있다. 즉, 이성애자의 10~20%가 적어도 한 번은 항문성교를 해본 적이 있다는 보고가 있다(Michael et al., 1994). 그러나 여성들에게 선호하는 성행위의 순위를 매겨보라고 요청했을 때, 항문성교는 여성들이 가장 선호하지 않는 순위의 성행위이었다.

항문성교는 통증을 수반하기 때문에, 많은 여성들이 항문성교를 선호하지 않는다. 항문 입구 주변의 근육은 자극을 받았을 때에도 단단하게 죄어져 있기 때문에, 큰 단단한 물체가 항문으로 들어가는 것이 어렵다. 따라서 이러한 물체를 억지로 항문으로 삽입하면, 항문의 연약한 조직이 찢어져서 통증을 유발할 수 있다. 또한 항문성교는 감염을 퍼뜨릴 수 있다. 만일 항문성교 후에 질성교가 이루어진다면, 세균이 직장에서 질이나 요도로 감염되고 더 나아가 방광을 감염시킨다. 이러한 세균의 감염을 예방하기 위해서는, 항문성교 후에 질이나 또 다른 사람의 직장으로 음경이나 손가락을 삽입하기 전에 이들을 깨끗이 씻어야 한다. 여성은 질성교 후에 소변을 배설하여 요도로 들어온 세균에 의한 방광 감염을 최소화할 수 있다. 또한 항문성교는 감염된 배우자로부터 에이즈나 다른 성병의 감염 위험을 증가시킨다. 항문성교 시에 라텍스 콘돔을 사용하면 이러한 위험을 상당히 감소시킬 수 있다.

4) 애 무

부부는 종종 질성교 대용이나 전희를 목적으로 **애무**(petting)를 한다. 애무는 키스와 유방 쓰다듬기에서부터 구강성교(oral sex)에 이르기까지 여러 가지 성행위를 포함한다. 또한 이성애를 하는 부부는 남성의 음경을 여성의 질 내로 삽입하지 않고 생식기를 서로 문지르기도 한다. 임신이나 성병의 위험을 걱정하는 사람에게 애무는 질성교 보다 안전할 수 있다.

5) 자 위

성을 통해 즐거움을 얻기 위해서 반드시 성파트너가 필요한 것은 아니다. 자신의 성에 민감한 몸의 부분(특히, 생식기)을 쓰다듬고 문지르는 **자위**(masturbation)를 통해 극치감에 도달할 수도 있다. 자위를 행함으로써 사람들이 죄의식을 느끼거나 부끄럽게 느낄 수도 있지만, 이러한 행위는 일반적이어서 18~59세의 연령층에서 남성의 60%와 여성의 40% 정도가 과거에 적어도 한번은 자위를 경험했다고 한다(Michael et al., 1994). 또한 거의 모든 남성은 인생의 특정 시기에 자위를 경험한 것으로 나타났다.

사람들은 청소년기의 소년과 미혼 남성만이 자위를 한다고 생각하지만, 여성과 결혼했거나 동거하는 사람 또한 자신들의 파트너가 여의치 않을 때 자위를 행한다. 몇몇 여성은 질성교로는 극치감을 느끼지 못하기 때문에 자위를 하기도 한다. 이러한 여성은 자신의 가장 민감한 성감대나 가장 자극적인 성체위에 대해서 자신의 파트너와 대화하기를 꺼리기도 한다. 자위를 하는 이유가 무엇이든지간에, 자위를 통해 성적 긴장감을 아무 문제없이 완화시킬 수 있다. 자위는 생리적으로 아무런 해가 없으며, 성관계에 부정적 영향을 끼치지도 않는다(Greenberg et al., 2004).

6) 금 욕

금욕(sexual abstinence)은 보통 스스로의 선택에 의하여 성행위를 억제하는 것이다. 몇몇 종교의 성직자는 성적 절제를 연습하여 금욕의 삶을 살기도 한다. 몇몇 금욕하는 사람은 애무와 자위와 같은 성행위로 성적 욕구를 대체하기도 한다. 여성의 최대 임신가능시기에 일시적으로 금욕하는 것은 자연피임법의 하나이다('자연피임법'에 대한 자세한 내용은 "제6장 피임" 참조). 임신 후반부에 성행위가 너무 거북하고 불편하다면, 질성교를 피할 수도 있다.

3. 남성의 성기능장애

1) 발기부전

발기부전(impotence)이란 **발기불능**(erectile impotence) 또는 **발기기능장애**(erectile dysfunction)라고도 하며, 여성 질 내로 삽입하기에 충분한 발기 상태를 발달시키는 능력이 없거나 성교를 완료할 때까지 계속해서 발기상태를 유지하는 능력이 없는 상태를 말한다(그림 10-3a). 매스터즈와 존슨(Masters & Johnson)에 따르면, 일차 발기부전이란 성교를 완전히 끝마칠 수 없는 남성의 경우를 지칭하며, 때로 자위 행위에 의해서는 발기가 가능하기도 하다. 이차 발기부전은 불규칙적인 발기부전으로 한두 번은 완전한 성교가 가능하다가 후에 성교불능이 되어 전체 성교 횟수의 25%에 해당하는 성기능장애를 보이는 경우를 말한다.

모든 남성들은 거의 예외 없이 발기부전을 경험하고 있다. 아무리 건강한 남성이라 할지라도 일과성 또는 급성으로 발기부전을 경험하고 있는 것이 정상 남성상이다. 음경은 보통 성교하는 도중에서조차 수회씩 팽대되기도 하고 연축되기도 하며, 두려움과 발기는 공존할 수 없어서 발기를 걱정하는 것만으로도 발기부전 상태가 되기도 한다. 그러나 거짓말을 하거나 원인을 은폐하거나 축소하고 치료를 늦추면 오히려 문제가 더 심각해져 최악에는 여성과의 결별까지도 초래할 수도 있게 된다.

발기를 유도하고 유지하기 위하여, 혈액이 음경의 해면조직에 채워져 있고 음경으로부터 혈액이 빠져나가는 정맥 혈관이 압착되어야 한다. 만일 남성이 음경의 동맥을 막는 지방 침전물을 가지고 있다면, 음경으로의 혈액 유입이 불충분해서 발기를 유도하고 유지시킬 수가 없을 것이다. Viagra (sildenafil), Levitra(vardenafil), Cialis(tadalafil), rub-on cream(Alprox-TD)과 같은 약물은 음경의 혈관을 확장하여 혈액의 유입을 증가시키는 작용을 한다(그림 10-3b). 중년 이후에 성적 능력을 유지하기 위해서 남성들은 저지방 식품을 먹고 규칙적으로 운동하고 금연하는 것이 좋다(Esposito et al., 2004).

발기부전의 기질적 원인과 심인성 원인을 구별하도록 도울 수 있는 중요한 관찰은 남성이 파트너와 성관계를 가질 때가 아니라 잠자는 동안 정상적인 패턴의 발기를 가지고 있는지를 보는 것이다(**수면중 음경발기검사**, Nocturnal Penile Erection Test). 남성의 발기부전 치료는 의사의 진단을 통

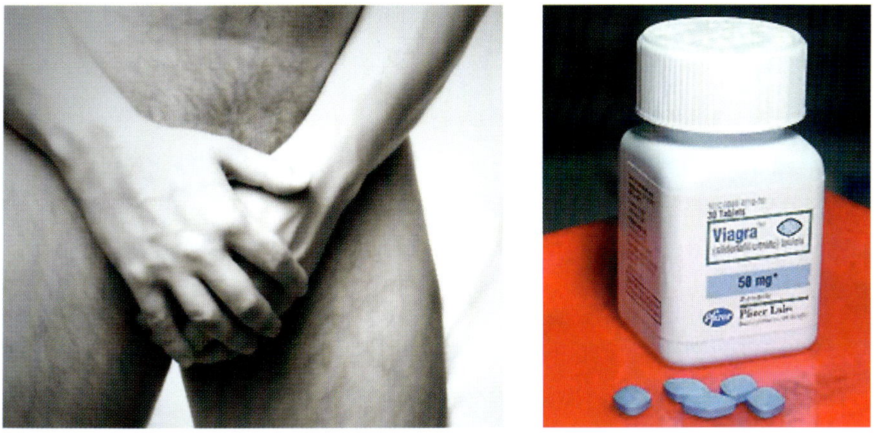

(a) (b)

그림 10-3 . 남성의 발기부전(a)과 치료제인 비아그라(b)

해서 저변에 있는 기질적 손상을 진단하고 치료해야 한다. 만일 기질적 문제가 원인이 아니라면, 주변 사람들과의 관계와 심리적 안정에 어떠한 문제가 있는지를 탐색해야 한다.

(1) 발기부전증의 다양성

① 혼자 있을 때만 발기.
② 자위행위는 문제없이 할 수 있는데 질 속에 삽입하면 발기가 소실.
③ 호텔에서는 발기가 되는데 자기 집에서는 안돼는 경우와 그 반대의 경우.
④ 자기가 몹시 원하는 여성 앞에서는 발기능력을 소실.
⑤ 가벼운 애무를 할 때에는 발기했다가 옷을 벗을 때에는 발기를 소실.
⑥ 구강성교에 의해서는 지장이 없다가 질에 삽입을 시도할 때 발기를 소실.
⑦ 성교를 시작할 때에는 발기를 했다가 성교도중에 발기를 소실
⑧ 자기의 배우자와는 성교가 가능하나 배우자 이외의 여성과는 불가능하거나 그 반대의 경우.
⑨ 성교 후 20~60분간 발기불능은 정상(불응기)이나 15~20분 안에 발기가 안되면 불안해 하는 경우.
⑩ 발기부전으로 고생하고 있는 남성이 성기가 몸속올 들어가고 있다는 강박관념에 사로잡히는 경우(구루).

(2) 발기부전증의 원인

a. 질병으로 인한 발기부전

기질적인 원인에 의해서 생기는 발기부전은 전체 발기부전의 약 10%에 불과한 것으로 알려져 왔으나, 현재 질병이나 약물의 영향으로 생기는 발기부전이 점차 증가 추세에 있으며, 최근의 결과에 따르면 약 70~80%가 기질적 문제에 기인하는 것으로 발견되었다. 기질적인 것에 근거한 발기부전의 가장 일반적인 원인은 혈관계질환이다. 미국에서는 당뇨병이 동반된 발기부전이 200만 명 이상이나 된다고 보고되었고, 그 절반이 자기의 발기부전이 당뇨병 때문이라는 사실을 모르고 있다고 한다. 또한 발기부전의 원인이 될 것이라고는 생각하지 않았던 신체상의 장애가 원인으로 밝혀진 예가

반수 이상인 사실이 발견되었다. 몸이 허약할 때 급성질환(예 악성감기)에 걸리면, 이것이 충분히 회복될 때까지 성교가 불가능할 때가 있는 것이다.

발기부전은 또한 척수신경이나 발기와 관련한 다른 신경계통의 손상, 음경으로 혈액을 유입하는 동맥의 손상, 음경을 손상시키는 질병이나 상해, 그리고 호르몬 불균형과 같은 여러 다른 조건에 의하여 야기될 수 있다. 최근 연구 결과에 따르면, 호르몬 불균형의 증상이 나타나는 50~70세의 남성에서 테스토스테론(testosterone) 패치를 사용하면 성 기능을 개선시킬 수 있다.

b. 약물복용으로 인한 발기부전

고혈압을 낮추기 위해서 먹는 약의 부작용으로 보통 발기부전이 될 수 있으며, 신경안정제나 항우울제의 복용도 역시 발기부전을 초래할 수 있다. 이러한 약물복용을 중지하면 정상 상태로 급속히 회복되는 것이 보통이다. 또한 마리화나, 헤로인, 코카인과 같은 불법 마약도 음경의 기능에 부정적으로 영향을 미친다.

c. 과로 때문에 생기는 발기부전

과도한 피로, 사회성 스트레스 및 기타의 상황요인들의 복합적 작용에 의해서도 발기부전이 발생한다. 너무 일에 열중하여 과로하고, 매일의 피로가 누적되는 것이 발기부전의 원인이 되는 것이다. 스트레스가 작동하는 동안 몸에서 분비되는 물질인 에피네프린(epinephrine, adrenaline)은 남성의 발기능력을 방해한다. 이것은 수면을 충분히 취하고, 느긋한 마음으로 휴식을 취하면 쉽게 회복될 수 있다.

d. 과음으로 인한 발기부전

술 두 잔밖에 먹지 않았는데도 음경이 잘 발기되지 않을 때가 있다. 대부분의 남성들은 가볍게 술 한 잔 곁들여 분위기를 잡은 다음, 심리적인 억제심이나 성행동의 장애를 극복하고자 하는데, 사실 마술과 같은 술의 장애 효과는 여전히 남아 주량은 점점 늘어나게 마련이다.

e. 과식으로 인한 발기부전

음식을 너무 많이 섭취하면 혈액이 이것을 소화 흡수하는 일에 급격히 동원되어야 한다. 말하자면 위장과 간장, 그리고 소장과 대장에 가는 혈류량이 증가되어 결과적으로 음경발기를 지속시키는 능력이 저하될 수 있다.

f. 심리적 부담에 의한 발기부전

발기가 잘 되지 않으면 안 된다는 심리적 부담은 수의적 조절이 불가능한 음경발기에 오히려 역효과를 불러일으켜 발기부전을 가져오게 할 수 있다. 마찬가지 맥락에서 여성에게서 아무런 성적 매력을 느끼지 못하면서 어떻든 성교를 해야 된다는 압박감을 받을 때 발기부전의 원인이 될 수 있다. 남성의 성적인 충동은 개인차가 매우 심한 것이어서 일률적으로 그 빈도를 말할 수는 없지만, 생리적으로 1주간에 1~2회 성교하면 만족될 수 있는 사람이 1주간에 3~4회 계획하고 실행하려고 할 때 무리한 결과가 초래될 수가 있는 것이다.

g. 강렬한 목적의식으로 인한 발기부전

남성 중에는 섹스를 일종의 '끝마무리'와 같은 일련의 과제로 생각하는 사람이 있다. 행여 이러한 남성은 애무, 발기, 사정과정을 하나하나 스스로 음미하면서 관찰하기를 바란다. 왜냐하면 성관계라고 하는 것은 끝마무리만을 위한 것이라기보다는 오히려 과정 과정을 하나씩 향유하는 작업이어야 하기 때문이다.

h. 할 기분이 안 되는 데서 오는 발기부전

사업이 잘 안 풀려 아직 긴장이 남은 상태에서 성행위를 한다는 것은 아무래도 얼른 내키지 않고 할 기분이 안 된다. 발기부전은 회사에서 생긴 좌절감이나 패배감 때문에 생길 수가 있다. 또한 여성이 바라는 성적 기대에 남성이 못 미치는 것에서 오는 좌절감 때문에 발기부전이 되는 경우도 있다. 점차 성개방으로 성에 관한 지식이 많아진 여성이 증가되면서 성적 만족을 추구하게 됨으로써 남성이 강한 의무감에 가까운 압력을 받게 되기 때문이다.

i. 나이에 신경을 쓰는 데서 오는 발기부전

발기부전은 남성이 나이가 듦에 따라 시작되는데, 18~29세의 남성에게서는 7%, 50~59세의 남성에게서는 18%가 발생한다(Laumann et al., 1999). 이와 같이 일정한 나이(40~60세)가 되면, 심인성 발기가 불가능해져서 발기를 위해서 음경의 직접적인 자극과 긴 시간이 필요할 뿐만 아니라 성교 때마다 사정이 불가능하거나 때로 사정 후 수 시간이 경과해야 발기가 회복되는 일이 많은데, 이것은 자연스러운 일이다. 그러나 어떤 원인이든 간에 일단 상당한 발기부전을 경험한 중년 남성은 '나는 이제 한물 갔구나' 하고 포기해 버리는 것이 보통이다. 말하자면 몇 번이고 발기부전의 수치스러운 경험을 반복하기보다는 아예 성교 태세를 취하지 않는다는 것이다. 그러나 성행위의 양과 질의 차이는 있지만 실제로 남성은 적어도 80세 후반까지는 성생활을 즐길 수 있다.

j. 우울증으로 인한 발기부전

자기 자신은 마음 속에 결코 우울증에 걸린 것이 아니라고 부인할지도 모르지만 사실은, 이 우울증 때문에 성욕을 밀리하게 되는 수가 있다. 이러한 증상은 대개 40~50대 중년남성에 흔히 나타나는데 이때 사업의 성공도 경험해 보고 가정생활, 건강, 직장에서의 직위 등 모든 것이 이제부터는 내리막길이라고 하는 하향감을 느끼게 되는 때이다. 기타 정신적인 우울증으로 인해서 정력이 감퇴됨을 느끼고, 잠자리에 들기와 일어나기가 불규칙해지고, 물건을 깜빡 잊어버리기 일쑤이고, 별안간 화를 내면서 야단치기도 한다.

이상의 우울증과는 다른 심리적인 원인(스트레스)으로 발기부전이 생기기도 한다. 예를 들면, 사랑하는 사람이 병고에 시달리거나 혹은 죽었거나, 새 집으로 이사를 가거나, 법률적인 문제가 생기거나 또한 경제적으로 중대한 파탄을 맞았을 때 등이다.

k. 심인성 발기부전

일시적으로 발기되지 않음이 심리적으로 작용하고 또 다시 발기하지 않으면 어떻게 하나하고 두려워함으로써 그 결과 심인성 발기부전을 일으키는 남성도 있다. 심인성 발기부전은 음경에 혈액을 충만시키는 신경반사와 혈관반사가 정신적 요인에 의하여 억제되기 때문에 오는 성기능장애로 불안할 때에는 발기를 했다가도 음경이 위축하거나 아예 발기하지 않는 경우도 있다. 보다 전형적인 경우에는 흥분하고 발기하기는 하지만 그 후에 억압이 생겨 삽입 직전이나 성교중에 발기가 소실되는 경우도 있다.

2) 조기사정

조기사정(premature ejaculation)이란 조루증이라고도 불리며, 여성을 극치감에 도달하게 하지 못하고 급하게 사정하는 현상이다. 일반적으로 조기사정이란 삽입 후 30초 내지 60초 이내에 사정하거나 삽입 후 5분내지 10분을 넘기지 못하고 사정하는 현상으로 이해하고 있으나, 시간의 길이로 조기사정을 정의하는 것은 잘못이다. 대신에 여성이 성적인 극치감에 이르기 이전에 남성이 사정해 버리는 횟수가 50% 이상인 경우(Masters & Johnson, 1970)이거나 사정을 인위적으로 조정하는 능력의 부재(Kaplan et al., 1974)를 조기사정이라고 정의한다. 조기사정 증상을 가진 남성은 일단 극치감에 도달하기만 하면 자신이(그녀가 아니라) 사정하기를 바라지 않지만 참아낼 수 없어서 즉시 사정해 버리기 때문에 이들은 성교에서 오는 극치감의 손실을 얻을 뿐만 아니라 상대자에게 성기를 통한 성교로는 극치감을 갖게 해주지 못 한다. 그러나 이러한 조기사정이 전체적인 인간관계와 개인적인 기능에는 영향을 주지 않는다(Byers & Grenier, 2003). 이러한 성기능장애의 발병률을 조사하기는 어렵지만, 남성의 약 1/4에서 1/3까지 조기사정을 경험하는 것으로 조사되었다(Grenier & Byers, 2001; Laumann et al., 1999).

(1) 조기사정의 다양성

① 좋아하는 여성의 나체 사진만 보아도 사정.
② 자신의 음경을 여성의 질 속으로 삽입하기도 전에 사정.
③ 자신의 음경을 여성의 질 속으로 삽입하자마자 사정.
④ 여성이 자기의 성기를 만지자마자 사정.
⑤ 성적 결합을 한 여성이 엉덩이를 움직이기만 해도 사정.
⑥ 어떤 여성과 섹스를 할 것이라는 생각만으로도 사정.

(2) 조기사정의 원인

조기사정의 원인을 의학적으로 정확히 지적하기는 사실상 어렵다. 그 원인이라고 하는 것이 복합적인 조건에 의해서 변할 수 있기 때문이다. 그러나 일반적으로 조기사정을 보이는 남성은 불안과 관련되어 있거나 기질적으로 성적 자극에 더 민감하다는 가설이 있다. 원인이 무엇이든지 간에, 조기사정은 보통 약물 치료를 포함한 적절한 치료를 받으면 극복되어질 수 있다(Evanoff & Newton, 1998).

a. 남성의 성적인 우월성의 표현

남성은 대부분의 경우 여성이 성적으로 만족하는 것엔 아랑곳하지 않고 육체적 성감이 무의식적인 생리 반응에 방치하기 때문에, 간단히 전희를 끝내고 성교가 시작되자마자 자기만 사정하고 만족하는 경우가 있다(Kinsey). 그러나 근래에는 남성이 여성을 기쁘게 해주어야 한다는 사회 문화적인 기대 때문에 조기사정이 생기기도 한다.

b. 억압된 환경의 스트레스

차 속이나 부모가 가까이에 있는 거실 등에서 젊은이가 재빠르게 성교를 하는 경험을 가진 부부의 경우, 아마도 '빨리 끝내기'가 습관이 될 가능성이 있다. 질외사정을 피임법으로 하는 커플의 경우에, 질 외에 사정하지 않으면 안 된다는 급박한 정신적인 부담이 조기사정을 초래하는 경우도 있다.

또한 어린 나이에 주위 분위기에 휩쓸려 매춘부에게 동정을 빼앗겼던 성경험이 조기사정의 원인될 수도 있다. 매춘부는 가능한 한 빨리 성교를 끝내고 또 다른 손님을 받아야 하므로, 남성이 느긋하게 정담이나 전희를 시작하면서 무드를 잡기도 전에 사정을 유도하기 때문이다.

c. 심각한 심리적 갈등

남성에 따라서는 조기사정이 여성과의 사이에 심각한 성적 갈등이 있거나 자기만이 아는 숨겨진 정신적인 문제가 있을 때에도 나타난다. 어떤 때는 상대방의 여성에게 무의식적인 적대감을 품었을 때, 여성이 극치감에 도달하기 전에 먼저 사정함으로써 화풀이 감정을 표출하기도 한다.

3) 사정부전

사정부전(ejaculatory incompetence)은 조기사정의 반대 현상으로 성교 시에 극치감을 갖지 못하는 남성의 증상이다. 성욕이 충분하고 발기력도 왕성하지만 극치감을 느낄듯하면서도 사정이 안되고, 극치감도 없다. 매스터즈와 존슨(Masters & Johnson)의 조사 보고에서는 이러한 증상을 보이는 남성은 드물다고 쓰여 있으나, 헬렌 카플란에 의하면 이런 증세를 갖는 남성의 수가 점점 증가하고 있다고 한다(성기능장애 남성의 3~4% 정도).

(1) 사정부전의 다양성

① 특정 여성과의 관계에서만 이런 증상이 나타나고 다른 여성과의 관계에서는 아무 문제가 없는 경우.

② 부모가 집에 있을 때에 배우자와 성교를 하면 극치감을 갖지 못하는 경우.

③ 성교나 자위, 기타의 어떤 방법으로도 극치감을 갖지 못하는 경우.

④ 인위적인 자극이나 구강성교로만 극치감을 느끼는 경우.

⑤ 시각적인 자극으로만 극치감을 느끼는 경우.

(2) 사정부전의 원인

① 대부분 불안이나 죄책감 같은 정신적 갈등이나 무의식 중에 사정을 자제하게 하는 인간관계에서의 문제가 원인이 될 수 있다.

② 척수손상, 척수질환, 교감신경계 손상, 당뇨병, 약물복용(아편 등의 최면제, 알코올 등의 진정제, 교감신경 차단제, 항정신성 약물, 항우울제, 신경안정제 등) 등의 기질적 원인이 있을 수 있다.

4) 지속발기증

지속발기증(priapism)은 **음경강직증**이라고도 하며, 성욕과는 무관하게 발기가 소실되지 않아 끊이없이 성교를 원해 나중에 지쳐야 그만 하는 증상으로 심각한 통증이 수반된다. 빨리 의학적 처치를 하지 않으면 음경발기조직이 손상될 뿐 아니라 성기능을 회복하기도 힘들게 된다.

이러한 지속발기증은 발기부전을 치료하느라고 약물을 투여하여 발생하거나, 낫적혈구빈혈(sickle cell anemia), 만성 골수성 백혈병이나 적혈구증가증과 같은 증상이 겹칠 때, 척추손상이나 종양으로 인해서 혈관이 폐쇄되었을 때, 포경, 요도폴리프, 요도결석, 전립샘염에 의해서 발생한다. 때로는 음경이 외상을 당했을 때나 이것으로 혈액이 응고되고 종창이 생겼을 때, 정맥혈류가 정체되었을 때에도 발생한다.

5) 무쾌감사정

무쾌감사정(pleasureless ejaculation)이란 일명 **사정성 쾌감소실증** 또는 **오르가즘부전**(orgasmic dysfunction)이라고도 하는 것으로서 사정 시 아무런 극치감을 느끼지 못하는 증상이다. 이러한 증상은 당뇨병이나 신경질환 등의 기질적 증상을 갖고 있는 남성에서 볼 수 있으며, 요도염이나 전립샘질환이 기본적인 원인일 때도 있고, 임질로 인해서 생긴 요도창이 있을 때도 나타난다. 심리적인 요인이 원인이 되는 경우도 있는데, 성에 대한 불안감, 공포감 또는 반감을 갖고 있는 상태에서 성교하게 되면 사정이 될 때에도 성적 흥분이 억제되기 때문이다.

6) 역행사정

역행사정(retrograde ejaculation)에서 성반응은 정상이어서 사정의 극치감도 있지만 사정할 때 정액이 외요도구를 거쳐 체외로 사출되지 않고 거꾸로 방광을 향해 분출되기 때문에 **건조 쾌감**, **건조사정**(dry ejaculation)이라고도 한다. 전립샘이나 방광 수축, 골반 수술로 교감신경을 다쳤을 때 흔히 나타나며, 고혈압 치료제, 향정신성 약물을 복용하거나 척수 손상, 당뇨병과 같은 질병을 가지고 있을 때 나타날 수 있다.

4. 여성의 성기능장애

1) 오르가즘부전

오르가즘부전(orgasmic dysfunction)이란 아무리 성적인 자극을 주어도 흥분하지 않는 여성의 만성적 장애를 말하며 대개 극치감에 도달하지 못하는 것이 상례이다. 매스터즈와 존슨(Masters & Johnson)의 정의에 따르면 오르가즘부전이란 모든 성교 중에서 50% 이상이 극치감 없이 끝날 때로 정의하며, 이 경우에 성교 상대자는 성기능이 완전했을 때를 말한다.

세상에는 극치감을 수반하지 않는 성교를 계속하고 있는 여성도 적지 않다. 한번도 극치감을 경험하지 못했다고 하는 여성이 전체의 10~30%나 존재한다는 것은 모든 남성이 사춘기가 되자마자 흥분, 발기, 만족이라는 방식으로 대부분 100% 극치감에 도달하게 되는 것에 비하면 매우 큰 차이라고 할 수 있다.

(1) 오르가즘부전의 다양성

① 성교가 남편에 대한 불쾌한 의무이자 모욕적인 것으로 여겨서 극치감에 도달하기 어려운 경우.

② 성교 시에 극치감은 못 가지나 상대와 가까워진다는 밀착감에 의한 심리적인 충족감을 얻기 위하여 극치감에 도달하지 못한 채로 성교행위 자체만을 즐기는 경우.

③ 강렬한 전희 혹은 지속적인 성교로 어느 정도 극치감에 가까운 느낌을 가질 수는 있으나, 어떤 이유로 해서 진정한 극치감에는 이르지 못하는 경우.

④ 전혀 극치감이 없는 경우(일차 오르가즘부전)와 드물게는 극치감을 느낄 수 있는 경우(이차 오르가즘부전).

⑤ 결혼 초기에는 극치감을 가질 수 있다가 몇 년 후부터는 못 갖게 되는 경우.

⑥ 특정한 상대자와는 극치감을 느낄 수 없는 경우

⑦ 혼외 성교 시에는 극치감을 가지나 남편과의 성교 시에는 그것이 불가능한 경우.

⑧ 음경을 삽입하였을 때는 안되지만 오히려 음핵이 자극되면 극치감을 경험하는 경우.

⑨ 극치감을 느끼지 못해 다른 남성을 찾으면 처음에는 극치감을 느끼다가 진정한 어른 사이의 관계로 발전하면 극치감이 사라지는 경우(색정광).

(2) 오르가즘부전의 원인

① 임신의 두려움이나 죄책감과 같은 부정적 감정이 원인이 된다. 성에 대해 무지하거나 어렸을 때 가정과 사회의 영향으로 인해서 죄악감을 느끼거나 수치심을 갖게 되는 것에 기인될 수 있는데, 특히 성교 상대자(남성)와의 의사소통을 꺼려하거나 날쌘 성행동에 자신이 없는 것도 큰 원인이 될 수 있다.

② 막연한 불안감을 갖거나 성교상대자에 대해서 적의를 품어도 극치감에 방해가 될 수 있고, 주위가 산만하거나 피로하거나, 다른 일에 몰두하여 거기에 마음을 빼기고 있을 때도 올 수 있다. 때로는 여성이 자아를 잃고 억제력을 잃게 될지도 모를 불안 때문에 극치감에 이르지 못할 수

도 있다.

③ 성적으로 매우 억압되어 있는 여성은 윤활액을 분비하지 않고 성기도 팽창되지 않는다. 또 성적 자극에 의한 성기 외의 반응도 볼 수 없다. 이와 같은 여성들은 실제로 불감증이거나 전반적인 성기능장애로 괴로워하게 된다. 한편, 아무것도 느끼지 않는다고 호소하면서 질의 윤활화가 일어나고 그 외의 생리적 반응의 징후가 나타나는 일도 있는데, 이것은 이들 여성이 기본적으로 히스테리성 방어기전에 의하여 성적 감각이 일어나는 것을 차단하고 있기 때문이다.

④ 신체적인 요인으로는 당뇨병, 척수 손상, 알코올 중독, 다발성 경화증, 내분비 이상 등이 장애가 될 수 있다.

2) 성욕감소장애

성욕감소장애(hypoactive sexual desire disorder; HSDD)는 성에 대해 낮은 관심을 보이는 증상이다. 이러한 장애는 여성에게 더 자주 발생하지만, 남성과 여성 모두에게 발생한다. **불감증**(frigidity)이라는 용어가 성욕감소장애를 겪는 여성에게 이전에 사용되었으나, 부정적 의미 때문에 이제는 더 이상 사용되지 않는다.

(1) 성욕감소장애의 다양성

성적 욕망의 비정상(또는 정상) 정도를 정의할 기준이 아직 명확하지 않기 때문에, 성욕감소장애의 발병률을 정확히 평가하기는 어렵다. 더군다나 성욕은 개인과 파트너에 따라 다양하고, 나이가 들어감에 따라 감소한다. 그러나 미국의 한 보고에 따르면, 18세~59세 연령대의 여성의 약 30%와 남성의 약 15%가 전년에 비해 섹스에 대한 흥미를 잃는 것으로 나타났다(Laumann et al., 1999; Warnock, 2002).

(2) 성욕감소장애의 원인

성욕감소장애는 성에 대한 억압된 시각, 문란한 성 경험, 인간관계의 문제, 류마티스성 관절염과 같은 특정 만성 질환, 피로, 스트레스, 질병, 비정상적 호르몬 수치 등과 같은 다양한 심리적이고 기질적인 원인을 가지고 있다. 원인을 확인하고 경감시킴으로써 치료가 이루어질 수 있다. 인간관계에서의 문제나 오래 간직된 고질적인 감정과 신뢰에 기인한 심리적 문제는 해소를 위한 상담과 치료가 필요하다. 또한 휴식, 긴장완화, 호르몬 치료, 섭취하고 있는 약물의 변화를 통해 치료가 이루어지기도 한다(Warnock, 2002).

3) 여성성적흥분장애

여성성적홍분장애(female sexual arousal disorder; FSAD)는 여성이 성적인 자극으로부터 어떠한 성적 즐거움도 느끼지 못하고, 성교중에 홍분과 윤활에 도달하지 못하거나 이를 지속적으로 유지할 수 없는 상태를 말한다.

감염, 의학적 조건, 약물 치료, 외과수술, 스트레스, 우울, 알코올, 약물, 흡연 등이 성적 흥분에 영향을 미치지만, 이러한 장애는 기본적으로 호르몬 변화에 따른 폐경 여성에게 영향을 미친다.

비의료적 치료 전략은 에로틱한 물질의 사용, 관능적인 마사지, 체위 변화, 윤활제의 사용 등으로 이루어진다. 의료 및 약물 치료는 심리치료, 에스트로겐 교체 요법, 테스토스테론 요법, 음핵 부위에 혈액의 유입을 증가시키도록 고안된 작은 진공 펌프인 EROS 음핵 요법 기구 등으로 이루어진다. 또한, Viagra(sildenafil)가 치료에 유용하고 여성 성반응을 개선시킨다는 연구결과도 있다(그림 10-3b).

4) 질경련

질경련(vaginismus)이란 성교, 탐폰 삽입, 골반

검사가 시행될 것으로 느껴지면, 질구에서 3분의 1이 되는 부분과 질구 근육의 불수의적 수축이 지나치게 심하게 일어나, 종종 통증을 수반하면서 질 입구가 닫히게 되어 음경의 삽입이 불가능하게 되는 상태를 말한다. 질경련을 보이는 여성은 보통 다른 성기능장애를 가지고 있지 않아서 음핵을 자극함으로 극치감에 도달할 수도 있다.

(1) 질경련의 다양성

① 성교에 대한 상상이나, 오늘 성교를 해야 한다는 생각만으로도 발생하는 경우.
② 성적 접촉 자체가 대단히 불쾌해서 전혀 성충동을 느끼지 못하는 경우.
③ 성교 이외의 자극에는 매우 민감한 반응을 하나, 즉 이들은 성접촉을 원하기도 하고 음핵의 자극에 의해서는 극치감을 느끼지만, 성기에 의한 성교는 불가능한 경우.
④ 통증만 수반하는 경우.

(2) 질경련의 원인

질경련은 기질적이고 심리적인 원인으로 나타나는 여성의 건강과 관련된 문제였으나(Reissing et al., 1999), 이러한 여성의 문제가 무시되어 왔고 1861년 이름이 붙여진 이후로도 제대로 연구되지 않았다.

① 여러 가지 기질적 문제가 성교중에 통증(**성교통증**, dyspareunia)을 야기해서 질경련을 가져올 수 있다. 출산중에 질 입구를 넓히기 위해 절개한 외음절개술(episiotomy)이 불완전하게 회복된 경우, 질이나 음문의 감염이나 종기 또는 외상, 성병, 성교중 부족한 질분비액 분비 등이 성교통증의 원인이 된다. 만일 여성이 하나 이상의 이러한 원인 때문에 성교통증을 경험한다면, 남성의 성기가 삽입된 후 곧 통증이 발생할 것을 몸이 인지하여 스스로 자신을 보호하려고 무의식적인 질 수축이 일어날 수 있다. 만일 성교통증의 원인이 완전히 치유되었다 하더라도, 그 질 수축은 조건반사적으로 아직 발생할 수 있다.

② **심인성 질경련**(psychogenic vaginismus)은 보통 기질적인 원인이 없어도 발생한다. 이러한 형태의 질경련은 아동 성적학대(성폭행이나 근친상간)와 같이 몸이 통증이나 폭행을 지각한 보호반사로 일어난다(Greenberg et al., 2004). 또한 임신이나 성병 또는 암에 대한 막연한 공포감을 가지고 있거나, 엄한 가정에서 교육받아 성행위를 더럽고 부도덕한 것으로 인식하고 있거나, 최초의 성교를 매우 심한 고통을 참으며 경험했던 여성들에게 많이 나타난다. 이러한 심리적인 원인은 심리상담을 통해 치료가 이루어질 수 있다.

참고문헌

김상원 (1998) 청소년 성문제 현황과 대처 방안. **보건주보**, 1163.

김유정 (1999) 인터넷 내용물 규제에 관한 고찰. **사회과학논집**, 11, 87-109

김주희 & 이창은 (1999) 치매노인의 문제행동 빈도에 관한 연구. **노인간호학회지**, 1(2), 195-202.

김현철 (2000) **노인의 성생활 인식도에 영향을 미치는 요인에 관한 연구**. 서강대학교 석사학위논문.

박인화 & 황나미 (1994) **모유수유실태 분석과 지원정책의 과제**, 서울: 한국보건사회연구원.

배나래 (2002) **홀로된 노인의 재혼관 및 재혼태도에 관한 연구**. 대구대학교 대학원 석사학위논문.

서문희 (1997) 청소년 성문제와 약물사용 실태 및 대책. **보건복지포럼**, 10.

서미정 (2002) **인터넷을 통한 청소년의 채팅실태 조사연구**. 강원대학교 석사학위논문.

신라대학교, 여성문제연구소, 이옥란 & 부산광역시 (1998) **부산지역 여성청소년의 가출에 대한 의식과 실태 및 그 대책에 관한 연구**, 부산: 신라대학교여성문제연구소, 부산광역시청소년종합상담실.

엄혜정 & 정혜정 (2006a) 대학생이 지각한 원가족삼인군 경험이 자아존중감 및 이성관계 만족도에 미치는 영향. **대한가정학회지**, 44, 137-52.

엄혜정 & 정혜정 (2006b) Satir 이론을 활용한 집단상담 프로그램이 대학생의 개인 및 관계 성장에 미치는 효과. **상담학연구**, 7, 647-68.

엄혜정 (2007) **대학생 이성커플의 관계성장을 위한 집단상담 프로그램 개발 및 적용효과 -Satir 가족치료이론을 기초로-**. 전북대학교 박사학위논문.

오세근 (1997) 노인의 성적 권리에 대한 복지철학적 이해. **사회복지정책**, 5, 81-92.

유영주, 김순옥 & 김경신 (2000) **가족관계학**, 교문사.

윤가현 (1990) **성심리학**, 서울: 성원사.

이나영 (1999) **포르노 섹슈얼리티 그리고 페미니즘**. 서울: 서원.

이병화 (2006) 낙태에 관한 법적 고찰 및 여대생들의 의식조사. **인문과학연구**, 12, 105-137.

이수은 (2001) **홀로 된 노인과재혼노인의 이성교제와 혼인에 대한 태도 및 경험연구**. 계명대학교 석사학위논문.

이연주 (2003) 결혼 및 출산 등의 가족형성과 여성의 경제활동. **보건복지포럼**, 86, 22-32.

이영숙, 박경란 & 전귀연 (1999) **가족문제론**, 학지사.

이창은 (1999) **노인의 성생활 인식도와 삶의 만족도와의 관계**. 한양대학교 대학원 석사학위논문.

정미향 & 김득성 (2001) 결혼 전 관계 향상 프로그램구성 및 효과검증. 한국가정관리학회지, 52, 69-83.

정　완 (2003) 사이버 음란물 피해의 심각성과 그 대책. **피해자학연구**, 11(2), 103-130.

채규만 (2001) **한국성폭력 실태와 대처방안**. 서울, 한국가정사역연구소.

통계청 (2006) **인구동태건수 및 동태율 추이**. http://kosis. nso.go.kr.

홍봉선 & 남미애 (2000) **청소년복지론**, 양서원.

American academy of pediatrics (1999) Circumcision policy statement. *Pediatrics*, 103(3), 686-93.

Anderson, G. L., Judd, H. L., Kaunitz, A. M., Barad, D. H., Beresford, S. A., Pettinger, M., Liu, J., Mcneeley, S. G. & Lopez, A. M. (2003) Effects of estrogen plus progestin on gynecologic cancers and associated diagnostic procedures: The women's health initiative randomized trial. *Jama*, 290(13), 1739-48.

Atkins, D. C., Baucom, D. H. & Jacobson, N. S. (2001) Understanding infidelity: Correlates in a national random sample. *J Fam Psychol*, 15(4), 735-49.

Barr, M. L. (1956) The sex chromatin and its bearing on errors of sex development. *Can Med Assoc J*, 74(6), 419-22.

Beral, V., Banks, E. & Reeves, G. (2002) Evidence from randomised trials on the long-term effects of hormone replacement therapy. *Lancet*, 360 (9337), 942-4.

Bradbury, J. T., Bunge, R. G. & Boccabella, R. A. (1956) Chromatin test in klinefelter' s syndrome. *J Clin Endocrinol*, 16, 689.

Bramlett, M. D. & Mosher, W. D. (2001) *First marriage dissolujtion, divorce, and remarriage: United states*, Hyattsville, MD: National Center for Health Statistics.

Byers, E. S. & Grenier, G. (2003) Premature or rapid ejaculation: Heterosexual couples' perceptions of men' s ejaculatory behavior. *Arch Sex Behav*, 32(3), 261-70.

Chapman, G. (1995) *The five love languages*, Chicago: Northfield.

Chen, A., Yuan, W., Meirik, O., Wang, X., Wu, S. Z., Zhou, L., Luo, L., Gao, E. & Cheng, Y. (2004) Mifepristone-induced early abortion and outcome of subsequent wanted pregnancy. *Am J Epidemiol*, 160(2), 110-7.

Dardano, K. L. & Burkman, R. T. (1999) The intrauterine contraceptive device: An often-forgotten and maligned method of contraception. *Am J Obstet Gynecol*, 181(1), 1-5.

Daugherty, J. E. (1998) Treatment strategies for premenstrual syndrome. *Am Fam Physician*, 58(1), 183-92, 197-8.

Duvall, E. & Miller, B. C. (1985) *Marriage and family development*, N.Y.: Harper & Row.

Edell, R. (1995) *How to save your marriage from an affair: Seven steps to rebuilding a broken trust*, Z Trade Paper.

Eichwald, E. J. & Silmser, C. R. (1955) Skin. *Transplant Bull*, 2, 148-9.

Epperson, C. N., Haga, K., Mason, G. F., Sellers, E., Gueorguieva, R., Zhang, W., Weiss, E., Rothman, D. L. & Krystal, J. H. (2002) Cortical gamma-aminobutyric acid levels across the menstrual cycle in healthy women and those with premenstrual dysphoric disorder: A proton magnetic resonance spectroscopy study. *Arch Gen Psychiatry*,59(9), 851-8.

Espeland, M. A., Rapp, S. R., Shumaker, S. A., Brunner, R., Manson, J. E., Sherwin, B. B., Hsia, J., Margolis, K. L., Hogan, P. E., Wallace, R., Dailey, M., Freeman, R. & Hays, J. (2004) Conjugated equine estrogens and global cognitive function in postmenopausal women: Women' s health initiative memory study. *Jama*, 291(24), 2959-68.

Esposito, K., Giugliano, F., Di Palo, C., Giugliano, G., Marfella, R., D' andrea, F., D' armiento, M. & Giugliano, D. (2004) Effect of lifestyle changes on erectiledysfunction in obese men: A randomized controlled trial. *Jama*, 291(24), 2978-2984.

Evanoff, A. & Newton, W. P. (1998) Treatment of premature ejaculation. *J Fam Pract*, 46(4), 280-1.

Fehr, B. (1988) Prototype of analysis of the concepts of love and commitment. Journal of Personality and Social Psychology, 55, 557-579.

Feldman, H. A., Longcope, C., Derby, C. A., Johannes, C. B., Araujo, A. B., Coviello, A. D., Bremner, W. J. & Mckinlay, J. B. (2002) Age trends in the level of serum testosterone and other hormones in middle-aged men: Longitudinal results from the massachusetts male aging study. *J Clin Endocrinol Metab*, 87(2), 589-98.

Fromm, E. (1956) *The art of loving*, Harper & Row.

Glass, C. A. & Bruner, J. P. (2000) Postpartum depression, in: M. Rivlin & R. W. Martin (Eds) *Manual of clinical problems in obstetrics and gynecology*. 5th ed., 204-208.

Grafenberg, E. (1950) The role of urethra in female orgasm. International Journal of Sexology, 3(3), 145-148.

Green, R. & Young, R. (2001) Hand preference, sexual preference, and transsexualism. *Arch Sex Behav*, 30(6), 565-74.

Greenberg, J. S., Bruess, C. E. & Haffner, D. W. (2004) *Exploring the dimensions of human sexuality*, (2nd edn) Sudbury, MA: Jones & Bartlett.

Grenier, G. & Byers, E. S. (2001) Operationalizing premature or rapid ejaculation. Journal of Sex Research, 38, 369-378.

Hamer, D. (1993) Sexual orientation. *Nature*, 365(6448), 702.

Hamer, D. H., Hu, S., Magnuson, V. L., Hu, N. & Pattatucci, A. M. (1993) A linkage between DNA markers on the x chromosome and male sexual orientation. *Science*, 261(5119), 321-7.

Hill, C. T., Rubins, Z. & Peplau, L. A. (1979) Breakups before marriage: The end of 103 affairs, in: G. Leninger & L. O. Holes (Eds) *Divorce and seperation*. N.Y.: Baric, 64-82.

Jacobs, P. A. & Strong, J. A. (1959) A case of human intersexuality having a possible xxy sex-determining mechanism. *Nature*, 183(4657), 302-3.

Jacoby, S. (1999) Great sex: What' s age got to do with it? *Modern Maturity*, 42(5), 40.

Johnson, M. E., Brems, C. & Alford-Keating, P. (1997) Personality correlates of homophobia. *J Homosex*, 34(1), 57-69.

Jones, K. P. (1999) Oral contraception: Current use and attitudes. *Contraception*, 59(1 Suppl), 17S-20S.

Kaplan, H. S., Kohl, R. N., Pomeroy, W. B., Offit, A. K. & Hogan, B. (1974) Group treatment of premature ejaculation. *Arch Sex Behav*, 3(5), 443-52.

Kerchoff, A. C. & Davis, K. E. (1962) Value consensus and need complementarity in mate selection. American Sociological Review, 27, 295-303.

Kinsey, A. C., Pomeroy, W. B. & Martin, C. E. (1948) *Sexual behavior in the human male*, W B Saunders Co.

Kinsey, A. C., Pomeroy, W. B., Martin, C. E. & Gebhard, P. H. (1953) *Sexual behavior in the human female*, Philadelphia: Saunders.

Klinefelter, H. F. J., Reifenstein, E. C. J. & Albright, F. (1942) Syndrome characterized by gynecomastia aspermatogenesis without a-leydigism and increased excretion of follicle-stimulating hormone. *J Clin Endocr Metabl* 2, 615-624.

Kreider, R. M. & Fields, J. M. (2002) *Number, timing, and duration of marriages and divorces: 1996*. Report for U.S. Census Bureau (Washington, DC).

Kuhn, M. E. (1976) Sexual myths surrounding the aging, in: W. W. Oakes, G. A. Melchiode & I. Filcher (Eds) *Sex and the life cycle*. New York: Grune & Stratton, 117-124.

Lalumiere, M. L., Blanchard, R. & Zucker, K. J. (2000) Sexual orientation and handedness in men and women: A meta-analysis. *Psychol Bull*, 126(4), 575-92.

Laumann, E. O., Paik, A. & Rosen, R. C. (1999) Sexual dysfunction in the united states: Prevalence and predictors. *Jama*, 281, 1537-1544.

Lech, M. M. (2002) Spermicides 2002: An overview. *Eur J Contracept Reprod Health Care*, 7(3), 173-7.

Levay, S. (1991) A difference in hypothalamic structure between heterosexual and homosexual men. *Science*, 253(5023), 1034-7.

Masters, E. H. & Johnson, V. E. (1969) Undue distinction of sex. *N Engl J Med*, 281(25), 1422-3.

Masters, W. H. & Johnson, V. E. (1960) The human female: Anatomy of sexual response. *Minn Med*, 43, 31-6.

Masters, W. H. & Johnson, V. E. (1962) The sexual response cycle of the human female. Iii. The clitoris: Anatomic and clinical consideration. *West J Surg Obstet Gynecol*, 70, 248-57.

Masters, W. H. & Johnson, V. E. (1963) The sexual response of the human male. I. Gross anatomic considerations. *West J Surg Obstet Gynecol*, 71, 85-95.

Masters, W. H. & Johnson, V. E. (1966) *Human sexual response*, Lippincott Williams & Wilkins.

Michael, R. T., Gagnon, J. H., Laumann, E. O. & Kolata, G. (1994) *Sex in America*, Boston: Little, Brown.

Mulligan, T. & Palguta, R. F., Jr. (1991) Sexual interest, activity, and satisfaction among male nursing home residents. *Arch Sex Behav*, 20(2), 199-204.

Munkelwitz, R. & Gilbert, B. R. (1998) Are boxer shorts really better? A critical analysis of the role of underwear type in male subfertility. *J Urol*, 160(4), 1329-33.

Mustein, B. I. (1980) Mate selection in the 1970' s. Journal of Marriage and the Family, 42(3), 777-792.

Popenoe, D. & Whitehead, B. D. (2002) *Should we live together? Whatyoung adults need to know about cohabitation before marriage. A comprehensive review of recent research.*,Piscataway, NJ: Rutgers University and The National Marriage Project.

Prestwood, K. M., Kenny, A. M., Kleppinger, A. & Kulldorff, M. (2003) Ultralow-dose micronized 17beta-estradiol and bone density and bone metabolism in older women: A randomized controlled trial. *Jama*, 290(8), 1042-8.

Project, N. M. (2004) *The state of our unions: The social health of marriage in America*, Piscataway, NJ: Rutgers University.

Reissing, E. D., Binik, Y. M. & Khalife, S. (1999) Does vaginismus exist? A critical review of the literature. *J Nerv Ment Dis*, 187(5), 261-74.

Rice, G., Anderson, C., Risch, N. & Ebers, G. (1999) Male homosexuality: Absence of linkage to microsatellite markers at xq28. *Science*, 284 (5414), 665-7.

Rivlin, M. E. (2000) Toxic shock syndrome, in: M. E. Rivlin & R. W. Martin (Eds) *Manual of clinical problems in obstetrics and gynecology*. 5th ed., 306-310.

Rubin, Z. (1973) *Liking and loving*, New York: Holt, Rinehart, & Winston.

Satir, V. (1988) *The new peoplemaking*, Mountain View, CA: Science and Behavior Books

Sell, R. L., Wells, J. A. & Wypij, D. (1995) The

prevalence of homosexual behavior and attraction in the united states, the united kingdom and france: Results of national population-based samples. *Arch Sex Behav*, 24(3), 235-48.

Shumaker, S. A., Legault, C., Kuller, L., Rapp, S. R., Thal, L., Lane, D. S., Fillit, H., Stefanick, M. L., Hendrix, S. L., Lewis, C. E., Masaki, K. & Coker, L. H. (2004) Conjugated equine estrogens and incidence of probable dementia and mild cognitive impairment in postmenopausal women: Women's health initiative memory study. *Jama*, 291(24), 2947-58.

Smith, J. S., Green, J., Berrington De Gonzalez, A., Appleby, P., Peto, J., Plummer, M., Franceschi, S. & Beral, V. (2003) Cervical cancer and use of hormonal contraceptives: A systematic review. *Lancet*, 361(9364), 1159-67.

Smith, T. W. (2003) *American sexual behavior: Trends, socio-demographic differences, and risk behavior*, Chicago, IL: National Opinion Research Center.

Sprecher, S. (2002) Sexual satisfaction in premarital relationships: Associations with satisfaction, love, commitment, and stability. *J Sex Res*, 39(3), 190-6.

Sternberg, R. J. (1986) A triangular theory of love. *Psychological Review*, 93, 119-135.

Sternberg, R. J. (1997a) Construct validation of a triangular love scale. European Journal of Social Psychology, 27, 313-335.

Sternberg, R. J. (1997b) *Cupid's arrow: The course of love through time*, Cambridge, UK: Cambridge University Press.

Stinnett, N. & Defrain, J. (1985) *Secrets of strong families*, Boston: Litte Brown.

Subotnik, R. & Harris, G. (1993) *Surviving infidelity: Making decisions, recovering from the pain*, Adams Media Corp.

Thys-Jacobs, S., Starkey, P., Bernstein, D. & Tian, J. (1998) Calcium carbonate and the premenstrual syndrome: Effects on premenstrual and menstrual symptoms. Premenstrual syndrome study group. *Am J Obstet Gynecol*, 179(2), 444-52.

Turner, H. H. (1938) A syndrome of infantilism, congenital webbed neck, and cubitus valgus. *Endocrinology*, 28, 566-574.

U.S. Bureau of the Census (2000) *Marital status by sex, unmarried partner households, and grandparents as caregivers: 2000.* http://www.census.gov.

Ugarriza, D. N., Klingner, S. & O'brien, S. (1998) Premenstrual syndrome: Diagnosis and intervention. *Nurse Pract*, 23(9), 40, 45, 49-52 passim.

Wachtel, S. S., Koo, G. C., Breg, W. R., Elias, S., Boyse, E. A. & Miller, O. J. (1975) Expression of H-Y antigen in human males with two Y chromosomes. *N Engl J Med*, 293(21), 1070-2.

Warnock, J. J. (2002) Female hypoactive sexual desire disorder: Epidemiology, diagnosis and treatment. *CNS Drugs*, 16(11), 745-53.

Whitley, B. E., Jr. & Kite, M. E. (1995) Sex differences in attitudes toward homosexuality: A comment on oliver and hyde (1993). *Psychol Bull*, 117(1), 146-54; discussion 155-8.

Wickelgren, I. (1999) Discovery of 'gay gene' questioned. *Science*, 284(5414), 571.

Wilkinson, D., Ramjee, G., Tholandi, M. & Rutherford, G. (2002) Nonoxynol-9 for preventing vaginal acquisition of hiv infection by women from men. *Cochrane Database Syst Rev*, (4), CD003936.

Wilmut, I., Schnieke, A. E., Mcwhir, J., Kind, A. J. & Campbell, K. H. (1997) Viable offspring derived from fetal and adult mammalian cells. *Nature*, 385(6619), 810-3.

한글 찾아보기

ㄱ

찾아보기

ㅁ

ㅂ

ㅅ

ㅇ

찾아보기

ㅈ

ㅊ

ㅋ

ㅌ

ㅍ

ㅎ

영문 찾아보기

A

B

C

D

E

F

G

H

I

J·K

L

M

N

O

P

R

S

T

U

V

W·X·Z

저자 소개

이종우

· 한국과학기술원 생물과학과 이학석사
· 한국과학기술원 생물과학과 이학박사
· 현재, 전주대학교 대체의학대학 대체건강관리학부 교수
· 전주대학교 "성의과학" 성교육 (1994–현재)
· 국내 최초 PC 통신 원격 성교육 실시 (1997)
· 성교육서 "성과사랑" 출판 (1998)
· 웹기반 사이버 성교육 프로그램 개발 (1999)

엄혜정

· 숙명여자대학교 가정관리학과 가정학석사
· 전북대학교 가정학과 가족치료전공 이학박사
· 현재, 배재대학교 학생생활상담소 상담교수
· 가족생활교육사, 부모교육사, 가정폭력 전문상담원, 가족상담사
· Satir 의사소통훈련 전문가, Satir 부부·가족치료 전문가
· MBTI 강사, PET 강사

성과 건강

1998년 7월 15일 1판 1쇄
1999년 9월 11일 1판 2쇄
2001년 8월 25일 1판 3쇄
2007년 3월 5일 2판 1쇄

저 자 이종우 · 엄혜정
발행자 김시동
발행처 **정문각**

서울특별시 마포구 대흥동 210-1 봉화빌딩 4층
TEL. 713-0421~3 FAX. 704-6265
전자우편 jungmunk@unitel.co.kr
홈페이지 www.jungmunkag.co.kr
등 록 1990년 10월 25일 9-246호

정가 **18,000**원

ISBN 978-89-7742-349-7 93510